Grete Meisel-Heß

Die Bedeutung der Monogamie

Salzwasser

Grete Meisel-Heß

Die Bedeutung der Monogamie

1. Auflage | ISBN: 978-3-84609-717-5

Erscheinungsort: Paderborn, Deutschland

Erscheinungsjahr: 2014

Salzwasser Verlag GmbH, Paderborn.

Nachdruck des Originals von 1917.

Grete Meisel-Heß

Die Bedeutung der Monogamie

Salzwasser

GRETE MEISEL=HESS — DIE BEDEUTUNG DER MONOGAMIE

„Niemand auf der Welt wird seine Zärtlichkeiten jemandem
zuwenden wollen, der die seinen anderwärts hinträgt.“
⟨S. 79 dieses Buches⟩

ERSTES BIS VIERTES TAUSEND

GRETE MEISEL=HESS
DIE BEDEUTUNG
DER MONOGAMIE

„EIN SUMPF ZIEHT AM GEBIRGE HIN,
VERPESTET ALLES SCHON ERRUNGENE,
DEN FAULEN PFUHL AUCH ABZUZIEHN,
DIES LETZTE WAR' DAS HÖCHSTERRUNGENE."

FAUST, ZWEITER TEIL

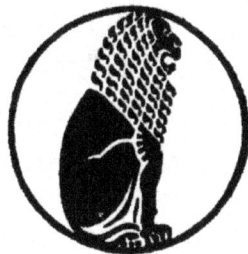

VERLEGT BEI EUGEN DIEDERICHS
JENA 1917

Z. XI

Das dreiteilige Gesamtwerk von Grete Meisel-Heß
über das Sexualproblem liegt nunmehr in 4 Bänden
abgeschlossen vor:

1. Teil

DIE SEXUELLE KRISE

Erschienen 1909, 1 Band, 5. Tausend, 430 Seiten
brosch. M 5.50, in Lwd. gebunden M 6.80

2. Teil

DAS WESEN DER GESCHLECHTLICHKEIT

Erschienen 1916, 2 Bände, 4.—5. Tausend
brosch. M 10.—, in Lwd. gebunden M 13.—
699 Seiten

3. Teil

DIE BEDEUTUNG DER MONOGAMIE

Erschienen 1917, 1 Band, 1.—4. Tausend
248 Seiten

Der dritte Teil erbringt die Synthese
zwischen dem ersten und zweiten Teil

Jeder Teil ist ein unabhängiges Ganzes für sich

• • •

VORWORT

⁘

1. „Wesen der Geschlechtlichkeit." Gesamtwerk. Das Problem und die Frau. 2. Männerhaß? Inferno. Sexualverrat. 3. Krieg und Ehe. Bürgerlich. Philister und Snob. Kritik. „Ballast." Vom Moralisieren. 4. Das Problem in psychiatrischer Beleuchtung. Literatur. Das Problem in den Religionen. Das Metaphysische an sich. Sexuelle Metaphysik. 5. Abgrenzung. Umwertung. Charakter und Liebe. Genesung.

⁘

I

Was mir schon diese kurze Zeit, die seit Erscheinen meines
Werkes „*Das Wesen der Geschlechtlichkeit*"[1] verstrichen
ist, gegeben hat, ist die Erfahrung, daß das Buch es vermochte, manch eine Ehe, die am Rande des Abgrunds, in der
der gute Wille aber noch nicht ganz geschwunden war, durch
Beleuchtung geheimer Zusammenhänge zu retten. Briefe und
Menschen haben mir das gesagt. Für sie, für die Forschenden,
für die krisenhafte Gegenwart und die sich aus ihr heraus ge-
staltende Zukunft war das Werk geschrieben.

Der vorliegende Band ist als Ergänzung des Hauptwerkes
„Das Wesen der Geschlechtlichkeit", dem vor Jahren die
sozialpsychologische Untersuchung „*Die sexuelle Krise*"[2] vor-
anging, gedacht, bildet aber ebenso wie die beiden anderen
Werke eine selbständige Untersuchung für sich.

Daß das Gesamtwerk, das ich nun, nach genau zehn Jahren[3],
abschließe, in seinen drei Teilen die Untersuchung einer
Frau ist, gibt ihm seine besondere Stellung in der Literatur.

Die Frau war der Stumme am Tisch des Solon — der endlich spricht; seit etwa 30 Jahren überhaupt öffentlich spricht,
seit etwa 15 Jahren über dieses Thema zu sprechen wagt und seit
ganz kurzer Zeit aus der Erfahrung spricht, die das Leben ge-
münzt hat und für die die systematische Forschung ihr die Möglichkeit der Beurteilung bot. Als die Untersuchung des Sexualproblems in Fluß kam, war man erst auf der Suche darüber,
was hier zu sagen sei. Zuerst suchte man die Schuld für die
Verwüstung des Geschlechtslebens in der „Gesellschaft", die
sicherlich der normalen Triebbefriedigung, der Anstrebung
normaler und günstiger generativer Ziele, immer größere
Schwierigkeiten schuf, aber — als Kollektivbegriff — nicht
die Hauptschuld an dem Übel trägt, an dem wir kranken. Es

---

[1] Zwei Bände, Verlag Eugen Diederichs, Jena 1916. [2] Ebenda 1909.
[3] „Die sexuelle Krise" erschien 1909, und die Arbeit daran wurde
1907 begonnen.

ist vielmehr der beständige Mißbrauch der Geschlechtlichkeit, der die große Naturmacht, die die Quellen des höchsten menschlichen Glückes erschließen kann, schändet und diese Quellen vergiftet.

II

Der sonderbare Vorwurf des „Männerhasses", der mir ge- Männerhaß? macht wurde, ist unhaltbar und klingt um so seltsamer, als gerade in meinem Werk der Haß zwischen den Geschlechtern, der in gewissen Literaturen und Lebensströmungen Mode geworden war, als etwas Verwüstendes, durch und durch Dekadentes gekennzeichnet und bekämpft wird. Zum Weiberhaß à la Weininger und Nachguß bilden meine Ausführungen wahrlich kein Gegenstück. Denn während dort, in krankhafter Weise, „das" Weib sozusagen schon als Begriff angefeindet wird, wodurch die unheilvollsten Verwüstungen zwischen den Geschlechtern geschaffen und perverse Triebrichtungen begünstigt wurden, sind meine Untersuchungen niemals und in keiner Weise gegen „den" Mann gerichtet, verfolgen vielmehr das ausgesprochene Ziel, glückliche und dauerhafte Sexualbündnisse, welche doch einer Kulturwelt nicht für alle Zeiten eine unerreichbare Chimäre bleiben können, anzubahnen. Ich habe das *Wesen* der Geschlechtlichkeit als solcher, als einer elementarischen, dämonischen Naturmacht, die, mehr wie jede andere, der bewußten Fesselung und Lenkung bedarf, zu erhellen gesucht, habe die Wirkung verdorbener, lasterhafter Geschlechtlichkeit in allen ihren Verzweigungen aufgezeigt, bei Männern wie bei Frauen; nur finden sie sich eben bei Männern noch öfter, weil eine hemmende kulturelle Forderung, die nur von der bewußt gewordenen Frau ausgehen konnte, hier noch nicht bestand, während die Frau dieser Forderung seit Jahrtausenden — zu ihrem Glück — unterworfen ist; widerstrebt sie ihr, so sinkt sie ins Dirnentum.

Dieses Dirnentum ist aber auch das verwüstende Element

des Mannhaften an sich. Ich habe hier die Schleier gehoben, im Interesse einer jungen Generation, der mein Werk gewidmet ist, die ihr Leben noch nach ihrer Erkenntnis zu gestalten vermag, der es galt, Richtlinien zu geben.

Inferno Alle die Ruchlosigkeiten, die höllischen Ränke, die Bosheiten und Gehässigkeiten, — alles das, was man die Wanderung durch ein Dantesches Inferno nannte, — bis schließlich zu den Verbrechen des Gattenmordes, — alles das ergibt sich aus dem Mißbrauch der Geschlechtlichkeit, aus den Verbündungen mit der Tiefe, aus der Charakterentartung, die sich daraus ergibt. Die Mordprozesse, die ich analysiere und beleuchte, die mörderischen Verfolgungen jeder Art, die ein Mensch zu erdulden hat, dessen Lebenspartner den Dämonen dieser Unterwelt, wie ich es nannte, verfiel, — alles das habe ich nicht erfunden, sondern nur in seinem Ursprung und in seinen Zusammenhängen erkannt. Einem solchen Tatsachenmaterial gegenüber, wie ich es, mit genauen Belegen, erbringe, muß jeder Vorwurf, als sei dies alles übertrieben, zunichte werden.

Sexualverrat Daß aus dem fortgesetzten heimlichen Ehebruch oder Sexualverrat überhaupt schwere Störungen zwischen Gatten (oder in freier Liebe Verbundenen) entstehen, daß dritte Personen unsichtbar in das Verhältnis eingreifen, daß die Tatsache eines solchen *Geheimlebens* von *Wirkungen* begleitet ist, — wird auch der hartgesottenste Verneiner des monogamen Prinzips nicht bestreiten können. Diese Wirkungen wurden in meinem Werke enthüllt, — in solcher Systematik geschah dies wohl zum ersten Male in der Weltliteratur. Es soll mit der Beleuchtung dieser Zusammenhänge nicht das Richtschwert geschwungen, sondern nur deutlich gemacht werden, daß jeder, der etwas Derartiges in sein inneres Leben hineinnimmt, sich klar werde über die Folgen und es sich überlegen soll, — ob es lohnt. Handelt es sich um eine andere echte Liebe, — so wird sich das monogame Prinzip unzweifelhaft nach dorthin geltend machen und zur Auflösung der Ehe führen, die unter gewissen Umständen sicher berechtigt ist,

— wobei allerdings auf die hier typischen Täuschungen und Illusionen und auf den Wert des Ehebandes aufmerksam gemacht werden muß; handelt es sich aber nur um Abschweifungen oder Ausschweifungen untergeordneter Art, so ist entschieden zu behaupten, daß der „Schaden an der Seele" und die Konsequenzen auf das Gattenverhältnis und das ganze Schicksal — durch diese flüchtigen Nervenstimulantien nicht aufgewogen werden. Ich behaupte also nicht einmal: man soll und darf unter keinen Umständen ehebrechen, sondern ich behaupte nur, daß die Ehe und die *eigene innere Einheitlichkeit* dadurch sehr schwer gefährdet wird und daß man sich's darum überlegen soll, ob diese Abenteuer — *dieses Preises* wert sind. Meine Meinung auf diesem Gebiet ist einfach die, daß erotisches Glück ohne Ausschließlichkeit, ohne daß das Verhältnis ein durch und durch monogames ist und bleibt — nicht zu denken ist und daß dies das Mindeste ist, was jeder Mensch, der sich einem anderen gibt, — mit Ausnahme der Prostitution, — von diesem anderen Menschen verlangt und erwartet.

III

War schon vor dem Krieg die Ehe bedroht, gefährdet und vielfach zum Einsturz gebracht, durch den Ansturm überzähliger, nach Geschlechtserlebnissen hungernder Frauen — so sind durch die Verhältnisse, die der Krieg geschaffen hat, sozusagen alle Ehen bedroht und alle Sexualbündnisse überhaupt. Und die allgemeine Anarchie steht bevor, wenn diese Verhältnisse nicht klar durchblickt werden. Denn wenn die Männer auf dem Standpunkt stehen, sich durch diese vielfachen Angebote eines verkehrten Werbekampfes provozieren zu lassen zu einer Mehrseitigkeit der sexuellen Beziehungen, die sich sofort als Vernachlässigungen und Reibereien nach der einen Seite hin geltend machen müssen, — so muß es dazu kommen, daß auch die Frauen dazu gebracht werden, eine bisher monogam gehaltene Beziehung, ihre Ehe, die nach

IX

und nach alles Wohltuende, alles Befriedigende verlieren muß, wenn der eine Teil dauernd abgelenkt ist, mehr und mehr nicht als bindend zu betrachten und nach neuen Erlebnismöglichkeiten auf diesem Gebiete auszuschauen. Als Resultat kommt heraus: ein allgemeines moralisches, wirtschaftliches, seelisches Chaos, eine Massenübertragung von Geschlechtskrankheiten, das Überhandnehmen der Fruchtabtreibungen mit all ihren furchtbaren Folgen, Verantwortungen, denen die Männer nicht gerecht werden können, ständiges Anwachsen der Scheidungen, ruinierte Frauenleben, ledige, unversorgte Mütter, verwahrloste, dem Frühtod verfallene, vaterlose Kinder, — Enttäuschungen, Skandale und zermürbende Kämpfe auf allen Linien, — soziale, wirtschaftliche und Gemütskatastrophen.

∴

Bürgerlich Man hat auch den Vorhalt erhoben, die Forderung der Monogamie sei eine zu bürgerliche Denkart.

Die Forderung und Voraussetzung eines inneren Bandes zwischen Gatten, welches nur monogam zu denken ist, — einer lebensvollen, erfreulichen und ästhetischen Beziehung, — ist gerade das Gegenteil vom konventionell bürgerlichen Maßstab, wo die Ehe ihre Grundbestimmung sehr oft durch die soziale Versorgung erfährt, wo *diese* Frage die Grundlage des ganzen Bundes ist. Ein vorwiegend soziales Bündnis kann man — wenn auch schwer — aufrechterhalten, falls die Verhältnisse es gebieten, auch unter Verzicht auf eine persönlich belebte innere Strömung; eine Gemeinschaft aber, die aus inneren Gründen geknüpft wurde, erhält den Todesstoß durch den Bruch dieses Bündnisses, für den Mann sowohl wie für die Frau.

Philister und Gerade der Philister ist es, der den „Seitensprung" und jeg-
Snob liche Ausschweifung in der Ehe für ein selbstverständliches „Mannesrecht" und „Naturgesetz" hält und die Ehe von vornherein mit dieser Perspektive eingeht; *der den Eros aus ihr verbannte* und sie in eine Wüste oder ein Siechenhaus für

X

Inkurable verwandelte. Das Philisterium ist es, das Philisterium aller Schattierungen — auch wenn es in der Maske des „modernen Menschen" herumläuft, — dem wir die *Mechanisierung des Geschlechtlichen* „verdanken". Und *nicht der, der anständige und gute Normen einhält*, ist ein „Philister", sondern nur der, — für den das Moralisch-Metaphysische nicht existiert. Alle erhabene Dichtung kreist einzig um *diesen* Pol, bemüht sich, hier das Entscheidende aufzufinden und wurzelt durch und durch in Gewissensfragen.

Daß sich dieser Philister, der den Eros aus der Ehe verbannte, mit dem Snob und Ästheten — seinem scheinbaren Gegenpol — auf diesem Gebiet in Übereinstimmung begegnet, („der Snob ist der pervertierte Philister" sagt ein Kritiker), bezeugt nur das völlige Chaos dieser letzten Epoche vor dem Krieg, — die allgemeine Begriffs- und Gefühlsverwirrung, die an die Zeit des Turmbaus von Babel[1] gemahnt.

⁞

Ein berufener Kritiker hat die geistige Linie meines Buches Kritik sehr deutlich mit den folgenden Worten erkannt: „Sie (die Verfasserin) ist von beiden gleich weit entfernt, von der wahllosen Promiskuität wie von der *geheuchelten Monogamie.* Nicht in der Vielheit und Mehrheit liegt das Glück, weder für den Mann noch für das Weib; noch weniger liegt für beide Teile das Glück in der Aufrechterhaltung einer Scheinehe, in der doch beide ihre eigenen Straßen ziehen. Erst durch die Vielheit, die Promiskuität, die offene oder die heimliche, wird die Ehe entweiht, wird das Geschlechtsleben zu einer *Schmach, zu etwas Unappetitlichem,* wird die höchste Hingebung zu einem Akt der Leichtfertigkeit und Gemeinheit"[2].

Es wurde auch vorgebracht, daß ich Dinge zu sagen habe,

---

[1] Das Wort Babel wurde in der Zeit der Erbauung jenes Turms, „der bis in den Himmel reichen sollte" und in der sich die *Sprache* der Menschen verwirrte, aus Babylon gebildet, um diese *Verwirrung* anzudeuten, eine Volksetymologie auf Grund des hebräischen balbel („verwirren"). [2] Dr. Justus Schönthal in der Zeitschrift „Das neue Deutschland", 15. November 1916, Heft 4. Herausgeber Dr. Adolf Grabowsky.

die die Menschen „aus meiner Gedankennähe flüchten machen". Für viele Menschen gilt allerdings der alte Spruch:

„Wahrheit ist ein bitterer Trank,
Wer ihn schenkt, hat wenig Dank."

Nun meine ich, daß wir aber doch nicht im Übermaß in der
Öffentlichkeit Gelegenheit haben, Untersuchungen und Dar-
stellungen wichtiger Fragen zu erhalten, die wirklich das For-
schungs- und Wahrheitsbedürfnis der Menschen befriedigen
können, vielmehr die Redensarten der Oberfläche überwiegen; und wenn vor der Wahrheit, wenn sie schon einmal geboten wird, einige „flüchten" und andere sogar ein Werk,
dessen *Stimme* ihnen unbequem ist, zu unterdrücken suchen,
so fehlt es doch auch nicht an der Zahl derer, die gerade hier
die höchsten Werte sehen. Das hat mir die berufene Kritik
Deutschlands, das haben mir die zahllosen Zuschriften, von
denen die meisten aus dem Felde kamen, bestätigt.

„Noch hat man keine *Anatomie des menschlichen Herzens*
geschrieben", sagt Flaubert. „Man wird Ideen wie Organis-
men studieren müssen." Diese Anatomie des menschlichen
Herzens — bietet mein Werk.

Während vorher die Meinung ausgesprochen wurde, die
monogame Forderung sei eine Selbstverständlichkeit und ich
würde damit nur Eulen nach Athen tragen, wurde später
offen zugegeben, daß ich an den wundesten Punkt gerührt
hatte, daß hier das Alpha und Omega des ganzen Sexualproblems ist und daß dieses Prinzip der Monogamie fast nur
dem Namen nach existiert, dieses Prinzip, von dem das Glück
jedes Menschen, der mit einem anderen in Geschlechtsgemeinschaft verbunden ist, abhängt.

Manche Opposition hatte auch den Ton des tiefsten Er-
staunens, etwa so, als ob ich mit dem Postulat der Monogamie
eine ganz neue Erfindung gemacht hätte, die ich der Menschheit nun aufzwingen wollte. („Monogam soll die Liebe sein?"
rief einer erstaunt aus. — Als ob es je eine andre gäbe!) Und
bei einer gewissen Art von Menschen hätte man sich durch
keinen Umsturz, durch kein Kulturattentat eine solche er-

bitterte Feindschaft machen und keine Bombe, die plötzlich zum Platzen kommt, hätte in manchen Kreisen *größeren Schrecken* erregen können, als die Tatsache, daß meine Untersuchung wirklich darauf abzielt, — das Geschlechtsleben zu reinigen. Hinter den Kulissen der Öffentlichkeit ging es ziemlich lebhaft zu. Lebemänner schrieben mir Schmähbriefe, denn der Drache Unzucht fühlte sich tödlich getroffen, — aber Mütter und *Männer* — junge Männer aus dem Felde — schrieben mir Dankbriefe.

Die Tendenzen der letzten Epoche vor dem Krieg, etwa die der letzten 20 Jahre, die ich als Verfallsepoche kennzeichne, waren dahin gerichtet, in wissenschaftlicher Form Sentenzen auszuarbeiten, die die Hemmungen unterwühlten und den Schrecken des Lebens gegenüber *nicht standhielten.* Der „Ballast" wurde entfernt und der „Geist der Schwere" verpönt, ja die Jugend aufgefordert, sich ja nicht von diesem Geiste „beschweren" zu lassen. „Ballast"

Es geschah — was immer geschieht, wenn ein Schiff nicht genug „Ballast" hat, — es tanzt allzuleicht auf den Wellen und wird ihr Spiel, bis ein Strudel es in die Tiefe zieht . . .

Es liegt mir durchaus fern, zu moralisieren. Ich halte mich dazu erstlich nicht für befugt, und zweitens wäre das — einer erwachsenen Menschheit gegenüber — auch ein müßiges Beginnen. Am fertigen Menschen ist weder etwas zu „bessern", noch irgend etwas zu „retten" und meist auch nichts mehr zu verderben. Anders aber ist es der Jugend gegenüber. Hier kann, wenn man klare Richtlinien zu geben vermag, viel Unheil verhütet bzw. durch falsche Richtlinien unermeßliches Unheil geschaffen werden. Denn das, was wir die Atmosphäre nennen, die allgemeine Stimmung, die in der Luft liegt, gerade das übt die stärkste suggestive Macht und verführt die Menschen dazu, ihr Leben nach bestimmten Tendenzen einzurichten; das kann zu ihrem Heil oder zu ihrem Unheil geschehen, je nach der Richtung, die sie über sich Macht gewinnen lassen. Und das ist die, die aus der Atmosphäre kommt, d. h. nach den allgemeinen moralischen Grundsätzen, Vom Moralisieren die in der Luft liegen. Darum ist auch eine *falsche Lehre* — der Mißbrauch des *Logos* — die schwerste aller Sünden, die furchtbar gestraft wird. Der, dem *das Wort* gegeben, — der wisse, daß tatsächlich der Menschheit Würde und der Menschheit Glück zum guten Teil in seine Hände gelegt ist und daß er verantwortlich ist für alles, was er spricht und schreibt, — wodurch er die Gemüter beeinflußt.

Im übrigen soll man, meines Erachtens, nicht die Moral und auch nicht das Moralisieren bekämpfen wollen, sondern nur die „Moralität ohne moralische Basis"[1].

Nur dann kann man gegen das Moralisieren sprechen, wenn es sich um diese Moralität ohne moralische Basis handelt, nicht aber dort, wo der Versuch unternommen wird, reinliche und klare Begriffe auf dem Gebiete der Moral und besonders der sexuellen Moral herzustellen. „Wenn die moderne Literatur nur wirklich moralisch wäre, dann wäre sie stark. Mit der Moralität würde *das Plagiat verschwinden*, die Nachahmung, *die Unwissenheit*, die übertriebenen Ansprüche. Die Kritik würde nützlich und die Kunst naiv sein, denn sie wären dann Bedürfnis und nicht Spekulation."[2]

Wenn schon vor dem Krieg erkannt wurde, daß der Begriff der Treue „einer neuen sittlichen Begründung bedarf", so ist es wohl jetzt doppelt notwendig, dem Prinzip der Monogamie, auf dem die Kultur des Abendlandes beruht, den bisher fehlenden theoretisch-fundamentalen Unterbau zu schaffen.

IV

Das Problem in psychiatrischer Beleuchtung

Über die Zusammenhänge und die geheimen Wirkungen auf Psyche und Charakter, die gerade durch die *Verdrängung* bestimmter Tatsachen und Ereignisse ins Unterbewußtsein geschaffen werden, über die eigentümlichen seelischen Störungen, die daraus entstehen, hat die moderne Psychiatrie, haben

---

[1] Felix Poppenberg, „Neue Rundschau", Juli 1913. [2] Flaubert. Ein Selbstportät nach seinen Briefen von Julie Wassermann. Oesterheld & Co., Berlin 1907.

besonders die Untersuchungen von Professor Freud helles Licht geworfen. Während aber dort besonders gewissen Kindheitserlebnissen eine entscheidende Bedeutung beigelegt wird, habe ich im „Wesen der Geschlechtlichkeit" versucht, darzulegen, was sich aus beständigen Verdrängungen und Verbergungen in intimer Geschlechtsgemeinschaft ergeben muß, wie das Wesen eines Menschen dadurch vollständig aus seinen eigentlichen Bahnen gedrängt wird, wenn er fortdauernd ein schweres Geheimnis zu verbergen hat. Beim Mann, der polygamisch lebt, entstehen *seelische Verdrängungen ungeheuerlichster Art*, deren Einfluß auf das ganze Nerven- und Seelenleben, auf die Charakterentwicklung und vor allem *auf den Geschlechtsakt selbst* und auf das innere Band zwischen diesen beiden Menschen man vielleicht erst jetzt, nachdem die Wissenschaft der letzten Epoche uns den Begriff der psychischen Verdrängung, den die Dichter aller Zeiten längst geahnt und intuitiv gestaltet haben, klar machte, — voll ermessen kann.

Wirkliches geschlechtliches Glück kann immer nur heißen: Ich und du und du und ich, und keine noch so geistreichen Theorien werden jemals das, was in Wahrheit der Tod des liebevollen Empfindens ist — den sexuellen Treubruch — zu etwas anderem umgestalten können.

∴

Eine eigentliche Literatur über Monogamie gab es bisher Literatur noch nicht. Es ist noch nie in zusammenhängender Form, die diesen Stoff von allen Seiten der Betrachtung unterwirft, der Versuch gemacht worden, dieses Postulat, auf dem die Kultur des Abendlandes beruht, theoretisch zu begründen und zu erforschen, *warum* sich die Menschheit — wenigstens die des zivilisierten Westens — dieser Beschränkung im Geschlechtlichen unterwarf und sie zum Gesetz erhob. Vom sittlichen Standpunkt vertritt diese Forderung — ohne weitere Begründung — die Religion; die Philosophie hat sich — seit Kant — damit beschäftigt, ohne mehr zu geben als Streiflichter.

Als *Unbewußtes* geht aber dieses Problem — durch die gesamte Kunst und — durch das Leben. Dieses Unbewußte zum Bewußten zu erheben, hier, zum erstenmal, Begründung und Ergründung zu suchen — diesen Zielpunkt allen sittlichen und höheren erotischen Strebens zum Stoff einer eingehenden Untersuchung zu machen — dies ist es, was hier zum erstenmal unternommen wird.

Die Literatur, als kompakte Masse, ist in diesem Fall nur Rohmaterial, welches sich, zur Auffindung des Gesetzmäßigen über den Begriff der Monogamie, der Analyse darbietet.

∴

Das Problem in den Religionen

Die höchsten Werte der Sittlichkeit liegen in den Religionen, im Buddhismus ebensowohl wie im Islam und im Judentum und Christentum. In den zehn Geboten ist eigentlich alles enthalten, was der Mensch zur sittlichen Orientierung braucht. Dennoch waren — zu allen Kulturzeiten — philosophische Definitionen neben und außer den Religionen notwendig, besonders aber in Zeiten wie die unsere.

Warum ist dem so? Warum genügen nicht die schlichten Tabulaturen der Religionen? Weil sie das sittliche Gesetz als Dogma geben, als Befehl, — ohne seine Begründung.

Der entfesselte Prometheus — das ist die selbständig wertende und untersuchende Urteilskraft des Menschen. Und das Titanidentum liegt in der Versagung des *blinden* Gehorsams, — der Nachdruck liegt auf dem Adjektiv. Der Mensch, der wissen will, warum er dies oder jenes tun oder lassen soll, wird nicht eher sich einem Gesetze beugen, als bis er seine Richtigkeit erkannt hat. Die Religionen setzen die „Erkenntnis" gleich dem „Sündenfall". In Wahrheit ergibt sich die Sünde, die Schuld, aus der Nichterkenntnis, verbunden mit der Verweigerung des Gehorsams. Und die Entsühnung kann nur erfolgen durch Erkenntnis, die, auf diesem Weg, zum Gesetze, das eine höhere Einsicht und ein klareres Bewußtsein erließ, zurückgefunden hat.

Das monogame Prinzip ist in vielen Menschen Instinkt, und

sie werden darum — mögen ihre Irrtümer und Vergreifungen auf geschlechtlichem und moralischem Gebiet noch so groß sein — nie dagegen verstoßen haben. Aber sie gerieten in unhaltbare Situationen und schwere Gefahren — weil die anderen dagegen verstießen, — Menschen, mit denen sie sich, in gutem Glauben, verbunden hatten und für die dieser reinlichste Instinkt der Natur nicht als angeborenes Gebot ihres Blutes, ihres Wollens, ihres Strebens bestand. Für diese Menschen oder besser gesagt im Hinblick auf sie — und sie sind zahlreich — heißt es den Begrif definieren und dieses Gesetz von allen Seiten untersuchen. Hier ist der *Knotenpunkt* aller sexualen Reform, hier muß alles klar und deutlich werden, wenn überhaupt von irgendeiner Reform des Geschlechtslebens die Rede sein kann. Die Verwirrung der letzten Epoche, der moralische Umsturz und Einsturz ergab sich daraus, daß man *dies* nicht als das Absolute erkannte, als das Einzige, was besteht, wie der Leuchtturm im wogenden Meer.

An irgendwelche metaphysischen Zusammenhänge zu glauben, galt, dank der Richtung, die die Entwicklung genommen hatte, fast für eine Art Aberglauben. Es war begreiflich und berechtigt, daß die *Wissenschaft* gegenüber einem Dogmenglauben, der ihr die Freiheit der Forschung verwehren konnte, diese Stellung einnahm, und den freien Weg voraussetzungsloser Forschung, auf dem alle unsere Untersuchungen und auch die meinen fußen, wollen wir auch niemals hemmen. Aber wir dürfen nicht vergessen, daß das alles nur *Mittel zum Zweck* sein darf, — niemals aber der Endzweck selbst, welcher in der Entwicklung der innersten und tiefsten Bewußtseinsströmungen der menschlichen Seele und *nicht in einer bloß verstandesmäßigen Zivilisation* zu erblicken ist. Insbesondere kann das Geschlechtsproblem *niemals* in die richtige Beleuchtung gestellt werden, — es sei denn durch die *Wiederherstellung der Ehrfurcht vor dem Metaphysischen.* Darunter verstehe ich nicht etwa die Aufrichtung irgendwelcher Grenzen religiöser Natur gegenüber der freien Forschung, nicht die Zurückdrängung der Erkenntnis der Naturgesetze und ihren Ersatz durch Dogmen, — sondern ich verstehe darunter die *Herstellung der Ehrfurcht vor dem Transzendenten überhaupt*, vor dem Überkörperlichen, vor der mächtigsten aller Welten und Gewalten, der unsichtbaren, ungreifbaren, unmeßbaren und unzählbaren Welt der Gefühle, der Strömungen des inneren Lebens und der Seele, des Wollens und noch mehr: des Sollens. Unter dem Metaphysischen ist also insbesondere das *sittliche Gesetz*, der Begriff des *Gewissens*, zu verstehen, in seiner ganzen geheimen, aber gewaltigen Macht. Nur in seinen Wirkungen offenbart es sich als durchaus wahrnehmbar: in der Persönlichkeit des Menschen selbst und in seinem Schicksal.

Das Metaphysische an sich

Das Metaphysische ist alles das, dessen geheim-kausale Zusammenhänge nicht an der Oberfläche liegen, von der Vernunft allein niemals zu erfassen, keine Körper sind, mit der Ausdehnung nach drei Dimensionen, — es ist das Zusammenwirken verborgener, aber überaus mächtiger Strömungen der Menschen- und der Weltseele.

Das Metaphysische ist — im Persönlich-Menschlichen — der Urheber alles dessen, was sich als Kausalnexus auf sittlichem Gebiet ausdrückt, und die indische Philosophie definiert auf diese Art das „Karma". Es ist, im Kosmischen, eins mit dem, was wir unter der platonischen „Idee" der Dinge verstehen, — ihr innerster Geist, ihre Bedeutung, ihr Sinn, von dem das Ding selbst nur ein Abbild bietet; im Religiösen ist es identisch mit dem Begriff Gott (oder des Göttlichen), und dieser Begriff selbst ist nichts anderes, als ein Sammelname für: das sittliche Gesetz.

Sexuelle Metaphysik

Alles aber ist das Metaphysische — im Sexuellen. Hier schafft es ungeahnte Wirkungen, hier ist seine Vernachlässigung oder Nichtbeachtung fast immer der Grund des Ruins. Wenn einem Menschen jeder Glaube an die Geheimwirkung seines Tuns, seines Wollens, ja sogar seines Denkens fehlt, sofern er dieses Tun und Denken nur nicht offenkundig werden läßt, so wird ihm jeder Anlaß fehlen, sein Denken und Handeln nach sittlichen Gesetzen einzurichten und für ihn wird es nur den einen Maßstab geben, daß er nach außen hin

XVIII

als sittlich oder anständig erscheine. Die Pflege seines inneren Lebens, die Gewissensstimme — das alles wird ihm als ein „Vorurteil" erscheinen, das der moderne Vernunftmensch als „Ballast" über Bord wirft. Über die Wirkung — selbst wenn sie sich schon in sehr auffälligen Zusammenstößen mit seiner Umgebung, die an seinem Wesen Anstoß nimmt, ausdrückt — wird er beharrlich die Augen zudrücken und die Schuld an diesen Zusammenstößen auf die Umgebung zu wälzen suchen. Denn wieso hätte man Grund zur Unzufriedenheit mit ihm, da man doch die Wahrheit nicht weiß? Daß sich in tausend Einzelheiten rein metaphysischer Art die Wirkung seines Geheimlebens äußern wird, daß man genau so *wirkt*, wie man im geheimsten *ist*, — weiß er nicht. Denn als nur rationell, nur mit der Logik der Oberfläche denkender Kopf, ohne Glauben an alles, was man nicht zählen, messen, greifen, wiegen kann und nicht versteuern muß, hat er weder den philosophischen Begriff des Metaphysischen noch auch die ererbte Pietät vor dem Sittengesetz. Nur Persönlichkeiten von überragender sittlicher *Naturanlage* können mit der physikalisch-rationellen Weltanschauung allein bestehen, und gerade weil ihre sittliche Persönlichkeit besonders stark entwickelt ist, sind sie im innersten Unterbewußten dennoch — Metaphysiker[1]. Das „Vernünftige" und das Metaphysische in Einklang zu bringen, darauf kommt es an, denn das Höchst-Metaphysische, das Sittliche, kommt in Wahrheit aus den tiefsten Erleuchtungen der Vernunft.

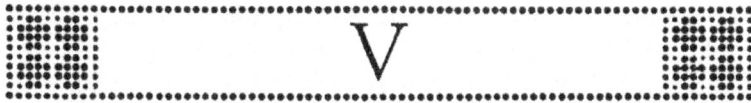

V

Das Sexualproblem wurde im letzten Jahrzehnt zu einer Abgrenzung Wissenschaft. Aus allen Disziplinen trug man das Material hierzu herbei, und die Forscherarbeit, die hier geleistet wurde, ist unermeßlich. Aber die schwierigste Aufgabe liegt auf die-

---

[1] Betrachtet man das Leben und die Persönlichkeit gerade jener beiden großen Gelehrten, die der Metaphysik in der Wissenschaft am schärfsten zu Leibe gingen, Mach und Popper, so kommt man zu diesem Schluß.

sem Gebiet in der moralphilosophischen *Stellungnahme* dazu. Eine Wahrheit scheint hier kaum zu erfassen, denn es stehen ihr die unzähligen alogischen Tatsachen des Lebens gegenüber. Die dunkelste aller Welten, — die der geschlechtlichen Triebe, scheint jeder Systematik Hohn zu sprechen.

Hier heißt es darum jedes Wort auf die Goldwage legen und immer wieder sieben, abgrenzen, definieren bis ins Kleinste. Um hier auch nur irgend etwas aufzufinden, was als richtunggebend gelten kann, ist eine forschende Belauschung des Lebens notwendig, wie sie in diesem Maße kaum irgendeinem anderen Problem gegenüber in Frage kommt, dazu eine besondere, fast hellseherische Fähigkeit, Geheimgehaltenes zu ergründen.

Die philosophisch-moralistische Durchdringung des Sexualproblems fußt zwar auf den Tatsachen der exakten Wissenschaft, kann aber nur durch intuitive Kräfte der Seele überhaupt jemals erreicht werden. Hier haben wir die schwierigste, die scheinbar fließendste, die scheinbar unlöslichste aller Fragen — die Sphinx.

Umwertung Es ist notwendig, daß in einem bestimmten Stadium der Entwicklung eine moralische Umackerung erfolgt und in einem anderen Stadium, — wenn der neue Same allzu üppig ins Kraut schoß und um sich herum auch noch viel Unkraut wuchern ließ, — eine andere. Eine Neuorientierung, die über das „Letzterrungene" zurückgreift auf das — „Höchsterrungene", welches nie neu vom Himmel fällt, immer schon da war auf dieser Erde und nur der Neubelebung bedarf, — wird immer wieder notwendig.

Die Revolution auf dem Gebiet der Sexualmoral, die ums Ende des vorigen Jahrhunderts geburtsreif war, mußte kommen, weil die Frau, nachdem sie sich Brotrechte erworben hatte, sich auch ihres natürlichsten, ihres geschlechtlichen Menschenrechtes bewußt wurde; weil es unnatürlich, grausam und sinnlos war, daß man einer Frau jedes Liebeserleben außerhalb der Ehe verwehren wollte und sie dafür wie mit einem Brandmal zeichnete. Die meisten Bühnentragödien

alter Schule haben diesen Konflikt als Quelle: eine Frau muß
zugrunde gehen oder sich das Leben nehmen, weil im Verlauf
der Handlung sich „enthüllt", daß ihr schon vor ihrer Ehe
jemand nahe stand.

Das Wesentliche für die Beurteilung des Charakters eines Charakter
Menschen aus seinem Liebesleben ist aber nicht die Tatsache, und Liebe
daß er überhaupt Erlebnisse solcher Art hatte, sondern die
Tatsache, ob sein Liebesempfinden jeweils ein monogames
war oder nicht. Mit einer sich allenfalls ergebenden Sukzession muß schon deshalb gerechnet werden, weil doch die Erhaltung eines sexuellen Bündnisses nicht von *einem* Menschen
allein abhängt, sondern der gute Wille *beider* dazu gehört.

Vielleicht war dieser Krieg die große Sturmflut, die über Genesung
unsere ganze sogenannte Zivilisation hereinbrechen mußte,
um alle diese geordnete Unordnung ins wohlverdiente Chaos
zu stürzen, und vielleicht erwächst uns aus diesem Weltgericht
ein Gewinn, der wertvoller wäre, als alle politischen Errungenschaften: Genesung des menschlichen Geschlechtsgefühls und
die Wiedergeburt, die Erneuerung der wirklichen Ehe. Und
vielleicht darf ich für das, was ich durch mein Werk anstrebe,
die Worte in Anspruch nehmen, die ich in einer Novelle
fand[1]:

„Hier baute ich meine Wohnstatt neu, auf unentweihtem
Boden, der noch kein Leid von mir gesehen. Und ich nahm,
mit neuer Zuversicht begabt, die Arbeit auf, die mir Tat und
Leben war, den Kampf auf, dem ich mich geweiht . . . Ein
anderer als einst, übte ich meine Kunst. Nicht mehr in Trotz
und Leidenschaft bekämpfte ich die alten Feinde. Nun, nachdem ich so reich geopfert, ein Leidgesegneter selbst, waltete
ich in Klarheit der Kräfte, denen ich gebot, mit der Gelassen-
heit der großen Überwinder auch ich und mit der Unfehlbar-
keit ihrer Stärke. *Priesteramt wurde mir, was anderen Wissenschaft hieß.* Alles Leben trug ich in mein Werk, die Türen der
Erkenntnis sprangen vor mir auf, und meine Hand wurde

---
[1] Der Herr des Lebens. Novelle von Rudolf Heubner.

Retterin allen, an deren siechen Leib sie rührte. Ich wurde reich durch die Gewißheit des Segens, den ich gab. Ich habe die Häuser der Armut erleuchtet, Menschen erflehten meine Hilfe, und die Gnade des Herrn rief mich an seinen Thron . . .".

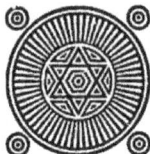

INHALTSÜBERSICHT

XXV

VI. Kapitel. WESEN DER GESCHLECHTLICHKEIT UND DER EHE

I. Abschnitt

II. Abschnitt

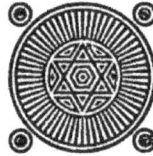

I. KAPITEL.
LITERARISCHES MATERIAL

∴

∴

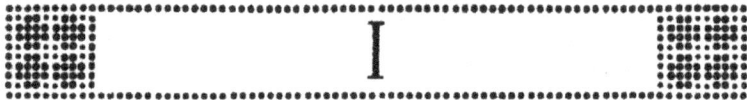

I

In der gesamten poetischen Kunst, der dramatischen, epischen, lyrischen, ist in der Liebe nur *sehr selten* ein anderer Konflikt geschildert worden — als Begründung völligen Ruins des inneren Bandes — als der, der sich aus dem Bruch des monogamen Prinzips ergibt, von fatalistischen Katastrophen abgesehen. Eine Ausnahme hiervon bilden nur einige wenige Problemdramen Ibsens, z. B. Nora.

Zugrunde liegt diesem Gefühl als *Rechtsgrundlage* der Begriff der Gegenseitigkeit.

Schon *Kant* definiert die Ehe (matrimonium) als „die Verbindung zweier Personen verschiedenen Geschlechts zum lebenswierigen *wechselseitigen* Besitz ihrer Geschlechtseigenschaften"[1] — woraus sich dann ihre weiteren Gemeinschaftsverhältnisse von selbst ergeben. Er argumentiert — etwas zopfig, weitschweifig und verballhornt — etwa so: „In dem Akt, wobei sich ein Teil zum Geschlechtsgenuß dem anderen hingibt, macht sich ein Mensch selbst zur Sache" — (*würde* sich zur Sache machen, müßte es besser heißen) — „was dem Rechte der Menschheit an seiner eigenen Person widerstreite. Nur unter der *einzigen* Bedingung sei dies möglich, daß, während die eine Person von der anderen gleich einer Sache erworben werde, diese *gegenseitig* wiederum jene erwerbe; denn so gewinne sie wiederum sich selbst und stelle ihre Persönlichkeit wieder her"[2].

Verfolgt man diese zwar streng ethischen, aber ausgetüftelten, gewundenen Definitionen der kantischen, nachkantischen und z. T. der modernen Philosophie weiter, so möchte man das Goethesche Wort „wo Begriffe fehlen, da stellt zur

---

[1] „Moralität und Sexualität bei Kant." Von Prof. A. Eulenburg. „Zeitschrift für Sexualwissenschaft", 2. Bd., 9. Heft. 1915. [2] Kant, „Metaphysik der Sitten".

rechten Zeit ein Wort sich ein", dahin variieren: wo *Instinkte* fehlen, da müssen Begriffe und Worte herhalten.

Richtig erkannt wird aber in der kantischen Argumentation, daß nur die Verpflichtung auf *gegenseitige* sexuelle Ausschließlichkeit den einen oder anderen Teil davor bewahrt, zur *Sache* herabgewürdigt, mißbraucht und aufs empfindlichste in seiner persönlichen Freiheit und Selbstbestimmung beschränkt zu werden. Denn diese Beschränkung bzw. den Verzicht auf anderweitige Sexualerlebnisse kann man gerechter- und billigerweise von niemandem fordern, (man kann ihn nur gewaltsam *erzwingen*, wie es im Orient mit dem zwangsweise abgeschlossenen Weibe geschieht), außer wenn man ihm *denselben* Verzicht für seine eigene Person zusagt. Hier liegt darum der „*Vertrag*" — für dessen bindende Kraft, *nach Weininger*, dem *Weibe* (!) jedes Verständnis mangele! — — In der Praxis sehen wir aber, daß dieser Vertrag beständig und unter den furchtbarsten Begleiterscheinungen und ohne wirklichen Zwang — von Männern gebrochen wird, daß sie sich weit weniger durch diesen Vertrag gebunden fühlen, als Frauen.

Gewiß hat jeder Mensch das Recht, über seine Person und besonders über seine Geschlechtlichkeit frei zu verfügen, aber er muß dann den *Vertrag* ehrlich *kündigen*, — nicht ihn hinterlistig verraten und brechen, den anderen veranlassen, ihn *einzuhalten*, während er selbst ihn *nicht* mehr einhält! Dieser Vorgang ist ein elendes Spiel mit *falschen Karten*, wodurch sich der Falschspieler auf betrügerische Art Chancen und Eventualitäten verschafft, auf die der andere Teil reinlich und ehrlich verzichtet hat.

Kant findet im Mißbrauch der Geschlechtlichkeit, besonders aber im geschlechtlichen Vertragsbruch (Ehebruch) „eine der Sittlichkeit im höchsten Maße widerstrebende Verletzung der Pflicht *gegen sich selbst*"; sie erscheint ihm „noch unsittlicher und empörender als der Selbstmord ... gleich als ob der Mensch überhaupt sich beschämt fühle, einer solchen ihn selbst unter das Vieh herabwürdigenden Behandlung seiner eigenen Person fähig zu sein: so daß selbst die erlaubte körperliche Gemeinschaft in der Ehe im gesitteten Umgang *viel Feinheit veranlaßt und erfordert.*"

Sehr richtig. — Wenn auch Kant — dem der Sexualakt etwas Tierisches ist, das nur durch *Rechtsverträge* „erlaubt" wird, (faßt er doch die Ehe direkt im Sinne des jus utendi, fruendi — also des „Nießbrauchs" auf), — in seinen verschiedenen kategorischen Imperativen sicherlich mehr mit der Maschinerie der Vernünftelei als mit der „Anatomie des Herzens" rechnet und — von der Magie der Sinne überhaupt nichts weiß, — so bleibt doch *die* Tatsache unzweifelhaft richtig: daß man die sexuelle Treue eines Menschen anständigerweise nur dann verlangen kann, wenn man sie selbst ihm hält und daß der *Betrug* in *dieser* Sphäre — der schwerwiegendste ist. Wer hier sein *Gewissen* ertötet, — entehrt sich selbst.

⁂

Fichte W eit lebensvoller als Kant geht schon Fichte den Problemen der Geschlechtlichkeit nach[1].

„Im bloßen Begriff der Liebe ist der der Ehe enthalten, und sagen: ein sittliches Weib kann sich nur der Liebe geben, heißt zugleich sagen: sie kann sich nur unter Voraussetzung einer Ehe geben." Es ist richtig, daß eine Frau, die keine Dirne ist, von der Liebe will, — daß sie Ehe sei oder werde. Und wenn ihr die Ehe als solche mit dem betreffenden Mann nicht geboten ist, — so wird demnach ihr *Wunsch* darauf gerichtet sein, es sei denn, daß ganz besondere Verhältnisse oder Erfahrungen ihr selbst die Eheschließung verwehren. Nichtsdestoweniger wird sie von der ursprünglichen *Absicht,* — das Verhältnis zu einer Ehe zu gestalten, — „freiwillig" *ablassen,* wenn sie, — im Lauf der Beziehung, zu der Überzeugung kommt, daß der Charakter des Mannes nicht vertrauenswürdig ist oder daß ihre und seine Natur nicht zusammen

---

[1] Moralität und Sexualität in der nachkantischen Philosophie. Von Prof. A. Eulenburg, Verlag Marcus & Weber, Bonn.

4

taugen. Diese Erkenntnis wird unter großen Schmerzen vor sich gehen und mit dem plötzlichen oder allmählichen Tod ihrer Liebe und damit ihrer Hingabe gleichbedeutend sein. — Daher man geschlechtlichen Annäherungen gegenüber die äußerste Vorsicht und Zurückhaltung bewahren muß und die *Sitte*, — die hier der Frau ein Veto zuruft und ihre Hingabe nur dann erlaubt, wenn man vorher *alles andere* erwogen hat und die Übereinstimmung der Charaktere und der Verhältnisse gesichert erscheint, — im Recht ist. Denn durch Erlebnisse anderer Art, — die mit dem Abbruch enden, — wird das innerste Mark eines Menschen verzehrt.

Es ist also unrichtig, wenn man von der *freien Bahn auf sexuellem Gebiet* eine Vermehrung der *Glücks*möglichkeiten erwartet; in Wahrheit werden die Unglücksmöglichkeiten dadurch vermehrt. Nur deshalb hat die Gesellschaft hier *Grenzen* geschaffen; sie hätte ja sonst gar kein Interesse daran, dem einzelnen zu verwehren, daß er sich sein momentanes Glück auf geschlechtlichem Gebiet sucht, wo er will. — Die Frage des unversorgten, vaterlosen Kindes erledigt sich unter der Rubrik „Unglücksmöglichkeiten" von selbst. Während aber die Zeugung — ebenso wie die Geschlechtskrankheiten — manchmal verhindert werden können, — sind die *Gefühlskatastrophen*, die sich aus sexuellen Verhältnissen, die nicht äußerlich und innerlich gesichert sind, nicht *beiderseits* mit dem Willen zur *Dauer* und zur *Ausschließlichkeit* eingegangen werden, — unausbleiblich.

⁘

Aus einem schönen und selbstverständlichen Instinkt heraus, kommt Prof. Eulenburg in seiner sehr wertvollen Untersuchung der kantischen und nachkantischen Sexualphilosophie dazu, die Frage zu erheben, ob wir denn — nach den Definitionen Kants und Fichtes — „Egmonts Klärchen, Fausts Gretchen und den ganzen Chor der ihnen sich anreihenden Gestalten als ,unmoralisch', als ,verworfen' verurteilen?"

Das wird uns wohl gewiß nicht einfallen. Sowohl für Klär-

chen als für Gretchen war ihre Liebe ihr Leben — ihr Tod —
und ihr Schicksal. Daß dieses Schicksal aber ein sehr *unglück-
liches* war und *als solches vom Dichter gestaltet wurde*, ist der
ausschlaggebende Punkt. Wäre Goethe nicht einer von den
ganz großen *Richtern* gewesen — die die ganz großen Dichter
sind, — Selbstrichter und Mann-Richter daher, — hätte er vielleicht alles Heil nur von der „Sozialreform" erwartet und mit
Mutterschaftsrenten à 15 M. monatlich oder Milchmarken für
uneheliche Kinder das Sexualproblem lösen wollen, — so
hätte er gezeigt, wie Klärchen und Gretchen durch ihre Liebe,
die *nicht* Ehe geworden war, — nicht in Wahnsinn und Untergang kommen, sondern als Insassinnen eines staatlichen Müt-
terheims ihres Lebens ungemein froh werden . . .
    Und gibt es eine *Mutter*, die die Hingabe ihres Gretchens,
ihres unbehüteten Kindes, an Faust — „den übersinnlich-
sinnlichen Freier", der Mephisto, (die Inkarnation der höllischen *Triebe*), — die „Spottgeburt von Dreck und Feuer"
neben sich hat, — billigen und fördern würde? Hat Goethe
nicht zu diesem Zweck eine Frau Marthe Schwertlein erfunden, — „ein Weib, wie auserlesen zum Kuppler- und Zi-
geunerwesen" —? Wehe der Menschheit — in der eine
Mutter — oder ein Vater — ihrer Tochter — auf diesem Gebiet — „freie Bahn" geben würden! Die Mutter Gretchens
muß vielmehr erst an dem Gifttrunk Mephistos *sterben*, — ehe
Faust zu Gretchen dringen kann. — Und Valentin, Gretchens Bruder, fällt und stirbt durch dieselbe blindwütende
Macht, die Fausten treibt! — —
    Gretchens *Tragödie* ergibt sich daraus, daß Faust — von
Mephisto verführt, — sie *verläßt, — daß er nicht mehr bei ihr
ist, als sie Mutter wird*. Wäre er da und wollte er seine be-
schützende und liebende Stellungnahme zu ihr und zu dem
Kind deutlich machen, — so wäre das ungefähr gleichbedeutend mit der Ehe.
    Nach Fichte ist „gar keine Verbindung zwischen Personen
beiderlei Geschlechts zur Befriedigung ihres Triebes *moralisch*
möglich, außer der einer vollkommenen und unzertrenn-

lichen Ehe". Mit der Einschränkung: — wenn die Verbindung für beide Teile ein dauerhaftes Glück bedeuten soll — ist diese Definition anzunehmen.

II

> *„Einer einzigen* angehören,
> Einen einzigen verehren,
> Wie *vereint* es Herz und Sinn!
> Lida! Glück der nächsten Nähe,
> William! Stern der höchsten Höhe,
> *Euch verdank' ich, was ich bin.*
> Tag und Jahre sind entschwunden,
> Und doch ruht auf jenen Stunden
> *Meines Wertes Vollgewinn.“*

Hier haben wir—in diesem Herzenssang an Frau von Stein und an Shakespeare — Goethes Bekenntnis über Liebe und Treue.

Goethes Liebesleben wird noch immer von manchen Seiten geradezu lächerlich beurteilt. Wurde doch erst kürzlich mit Recht eine haarsträubende Sentenz der Goethe-*Bode*-Literatur glossiert: „Goethe sündigte darin", schreibt Bode! — „daß er sich unempfindlich gegen sittliche Forderungen zeigte, daß er die Moral als nicht vorhanden behandelte." Wenn Professor Ludwig Geiger in seiner Besprechung[1] der Bodeschen Goethe-bücher die Meinung ausspricht, man müsse diesen Satz „als den ärgsten Goethe-Frevel brandmarken", so muß man ihm wahrlich nur beistimmen.

Goethe hatte mehr „Moral" im kleinen Finger als mancher Pedant ganz und gar. Es ist nicht bekannt, daß Goethe jemals, während er eine Beziehung zu einer Frau, die er liebte, aufrechterhielt, sich wild und planlos dabei mit anderen herumgetrieben hätte; daß er „falsche Schwüre münzte". An dem Verhältnis zu Frau von Stein ging er fast zugrunde, weil die Ge-

---

[1] „Zeitgeist" des „Berl. Tagebl." vom 22. Januar 1917.

liebte, die im Schoß einer andern Familie lebte, ihm niemals *ganz* gehören konnte, — ob er sie besaß oder nicht. Es ist auch nicht anzunehmen, daß Charlotte, *wenn* sie Goethes Liebe Erfüllung bot, (was als sicher anzunehmen ist), — gleichzeitig auch mit Herrn von Stein geschlechtlich gelebt hätte; ihr jüngstes Kind, Fritz, welches Goethes Adoptivsohn werden sollte, wurde zu *Anfang* ihres Verhältnisses zu Goethe geboren; es ist *nicht* anzunehmen, daß Goethe ihr durch so viele Jahre seine ganze glühende Liebe hätte weihen können, wenn sie in derselben Zeit mit ihrem Gatten in ehelichem Verkehr gestanden hätte; vielmehr wurde da höchstwahrscheinlich nur ein Familienband, nicht aber ein Sexualband aufrechterhalten.

Erst auf seiner italienischen Reise machte er sich von seiner Liebe, die ihm nicht die volle Gemeinschaft gewährte, an der er litt — „wie an einer Krankheit, von der ich nicht genesen will," — mit Bewußtsein und Willen frei. Damals erlebte er seine Abenteuer mit der schönen Mailänderin usw. Schon durch diesen sexuellen Abbruch war der *innere* Abbruch gegeben. Als er wiederkehrte — ein andrer, als er gegangen —, fand er das Naturkind Christiane und verkettete sein Leben und Lieben eng und fest und *ganz konzentriert* mit dem ihren.

∴

Goethe und Christiane   Christianes Besonderheit lag darin, daß sie ein durch und durch *ursprünglicher* Mensch war. Das Ideal wäre vielleicht für Goethe gewesen: eine Synthese von Christiane und — Frau von Stein, — verkörpert in *einer* Gestalt; eine Frau, die die feine Kultur der Stein besaß und sich die Ursprünglichkeit einer Christel dennoch bewahrt hatte.

Unter allen seinen Werken ist das, was er aus dem Verhältnis zu Christiane machte, — Goethes Meisterwerk. Hier erwies er sich als der große, unerreichte Lebenskünstler, hier offenbarte sich seine vollkommene, erhabene *Männlichkeit*. Wie würde ein Geringerer, ein Dutzendmensch an dem kleinen Frauchen, weil es nicht „gebildet" war, *herumgezerrt* haben, was hätte ein solcher alles in sie hineinzupfropfen gesucht, —

wie hätte er sie ihre restlose *Abhängigkeit* von ihm spüren lassen, wie bitter hätte sie es — bei jedem anderen fast — büßen müssen, sich auf Gnad' und Ungnad' mit ihrem ganzen Schicksal *ausgeliefert* zu haben. Je geringer, je durchschnittlicher und unterdurchschnittlicher ein Mensch ist, *desto mehr* verlangt er immer von der mit ihm verbundenen Frau, desto weniger läßt er sie in Ruhe ihr eigenes Wesen entfalten, desto beharrlicher zerrt er an ihr herum, desto Schwereres mutet er ihr zu, desto schneller macht er sie alt und vergrämt. — Sehr schön und treffend erkennt Maeterlinck[1], daß selbst das vollkommenste Wesen — der „Liebe" eines Menschen, der selbst sehr unvollkommen ist, nicht „genügen" kann. Umgekehrt wird ein Mensch, dessen eigene Entwicklung von sehr günstigen Elementen zum Gleichgewicht, zur Harmonie in sich selbst, getragen ist, — also ein zur Vollkommenheit veranlagter Mensch, wie Goethe, — all das Kostbare einer ihm anvertrauten menschlichen Seele mit unermüdlicher Liebe, Sorgfalt und Zartheit pflegen.

Das hat Goethe an Christiane getan, und der kürzlich erschienene Briefwechsel der beiden[2] gibt uns davon, — wenn man bei diesen meist sehr sachlich-häuslichen Mitteilungen *zwischen den Zeilen* zu lesen versteht, — ein Bild.

Wie diese beiden Menschen miteinander standen und wer sie *beide* waren, — das ergibt sich tatsächlich aus diesen Briefen. — Deren *Wesentlichstes* ist die vollkommene *Umfriedung*, die *beruhigte Geborgenheit*, die sich daraus offenbart. Nichts von aufreibendem Hangen und Bangen, — diese beiden Menschen fühlten sich einander *sicher*, — er ihrer und — was noch mehr ist — sie *seiner*. Das gibt ihrer beider Leben den *Boden*, — dem Baum ihrer Liebe die Wurzeltiefe. Auf welchem wundervollen moralischen Niveau diese *beiden* Menschen sich miteinander bewegen konnten, — eines von dem rein instinkthaften Vollverständnis des anderen getragen,

---

[1] „Der doppelte Garten". Verlag E. Diederichs, Jena. Im Wortlaut ist dieser Ausspruch zitiert in meinem Buch „Die sexuelle Krise", ebenda. [2] Goethes Briefwechsel mit seiner Frau, Verlag Rütten & Loening, 1916.

beide vollkommen *einig* in bezug auf die Grundlagen ihres Verhältnisses, — geht aus der unbefangenen, göttlichen Natürlichkeit hervor, mit der sie sich gegenseitig über *das* unterhalten, was sie das „Äugelchen" nennen, worunter sie kleine — Poussaden verstehen, die immer harmlos blieben und darum mit voller Offenheit einbekannt wurden. *Sie* ermahnt ihn neckend, nicht allzuviel mit all den schönen und hohen Damen, die ihn auf seinen Reisen überall umschwärmen, Äugelchen zu machen und beichtet ihrerseits die Äugelchen, die *sie* macht, wobei sie ihn vertröstet, daß es ihrer *weniger* sind, als wenn er hier ist. Bekanntlich war Christiane eine leidenschaftliche Tänzerin, und Goethe—weit entfernt, irgend etwas von dieser *Vollnatur*, die übrigens *fast die getreue seelische Reproduktion* seiner eigenen Mutter ist, weshalb sie sich mit der Frau Rat auch ganz besonders gut verstand, — abzustutzen, legt ihr nicht nur nichts in den Weg, wenn sie allein, ohne ihn, der kein derartiges Vergnügen besuchte, zu Ball geht, sondern *ermuntert* sie, ebenso wie seine Mutter es tut, sich nur ja nichts von dem, was ihr Freude macht, entgehen zu lassen. Wollte er doch, daß sie sich an seiner Seite ihr reiches, volles Lebensgefühl erhalten sollte. — So berichtet sie auch, daß sie mit einem ganz auffallend schönen Menschen die ganze Nacht durchtanzt hätte, so daß der eine *Schuh* am anderen Morgen durch war! Sofort bittet sich Goethe *diesen durchtanzten Schuh* als kostbare Reliquie aus, — und er wird ihm wunschgemäß, mit einigen guten Dingen, nach Jena geschickt!

Dieser Zug allein zeigt, *wie* dieser Mann — diese Frau anfaßte, wie systematisch er ihr Selbstgefühl *hob*, das ein anderer, Geringerer mit Füßen getreten hätte. Wie hätte ein Durchschnittsmensch ein Mädchen, das als seine Konkubine und Wirtschafterin und uneheliche Mutter seiner Kinder bei ihm lebte, — das *verloren* war, wenn er sie verließ, — behandelt!! — — Ein andermal berichtet sie von einer Begegnung mit dem Großherzog, wobei der Fürst sie sehr freundlich ansprach; sie aber hätte kaum gehört, was er sagte, denn sie

hätte ihre Augen — Äugelche — von einem auffallend schönen Russen, der in seiner Gesellschaft war, nicht abwenden
können. — — Welch ein Niveau beider — welche goldige,
füllige Menschlichkeit! Es war in ihrem Verhältnis das Prinzip
realisiert, welches *Ibsen* als den Leitstern *seiner* Ehe und
jeder guten Ehe überhaupt kennzeichnet: unbedingte Freiheit nach außen, *unverbrüchliche Treue* nach innen!

Nur ein Weib, an dem alles *klar und lauter* ist, wie der Tag
selbst, kann ihrem Mann, — wenn *er* das Niveau hat, *sie zu*
verstehen, — derartige naiv sinnliche Entzückungen, — die
dennoch *nie* an ihr Herz herankommen können, das ganz voll
ist von dem einen, — so unschuldig, so vollkommen natürlich
selbst berichten.

Der Tatsache wegen, daß Christiane Vulpius aus einer
armen Familie stammte und daher keine Bildung empfangen
hatte, hat man *übersehen*, daß sie als Mensch, als weibliche
Natur, etwas schlechthin Vollkommenes war. Auch *mit* „Bildung" wäre sie dieselbe gewesen, — ein Wesen, von dem die
Frau Rat schreibt, sie hätte noch nie etwas derartig Quellen-
des, Menschliches, unverdorben Natürliches, Lauteres und
Wahrhaftes gesehen! — — Und da zerbrach man sich die
Köpfe, wieso Goethe bei ihr Anker werfen konnte! Er hatte
an ihr jenen weiblichen Typus gefunden, der der *aller-*
seltenste ist: ein sinnliches, feuriges und dabei reines und
treues Weib! — — Wäre sie eine Phryne gewesen, so hätte er
sie ganz sicher — nicht behalten.

„Ich hoffe", schreibt er ihr, — „daß Du Dein glattes Ge-
sichtchen und die Äugelchen für den Schatz aufheben wirst."

Seine eigene Treue zu ihr war von der hohen Bewußtheit
des wirklichen Lebenskünstlers diktiert und erfüllt.

„Betrübe Dich nicht über das, was außer Dir vorgeht! Die
Menschen sind nicht anders gegen einander, im großen wie
im kleinen. Denke, daß ich Dich liebe, *und daß ich keine andere*
Sorge habe, als Dir eine unabhängige Existenz zu schaffen . . .
und denke, daß uns nichts fehlen kann, *solange wir beisammen*
sind."

II

Er war von dem Schicksalshaften dieser Verbindung tief durchdrungen, er empfand zwischen sich und ihr — das Gattenband.

Für Goethes eheliche Treue in seinem freien und spät erst legalisierten Liebesbund mit Christiane sprechen viele Belege, die erhalten sind, und es ist keine einzige Tatsache bekannt, die das Gegenteil beweist. Er wußte nur zu genau, daß er, durch den Bruch des Bundes, einen *Konflikt in sein Inneres* bringen würde, der die höchste Gefahr war, für das, was er anstrebte: die reinste Harmonie mit sich selbst zu erreichen. Er wußte ferner, — er, dem sich die Welten des Übersinnlichen erschlossen, — daß jeder Verrat an der Geliebten sofort seine Schatten auf das Verhältnis zu ihr hätte werfen müssen.

In den Gesprächen mit Eckermann hebt er einmal hervor, daß er sich, — als Leiter des Theaters, — nie von einem der weiblichen Bühnensterne habe in Bande schlagen lassen, weil er sonst nicht mehr der wirkliche Leiter und Führer des Theaters hätte sein können und einem *Kompaß* geglichen hätte, der, durch den Einfluß eines Magneten angezogen, nicht mehr den richtigen Kurs zeigen kann.

Den stärksten Ansturm auf ihn unternahm *Bettina*. Daß sie ihm seelisch näher kam, wie sonst eine Frau, während seiner Gewissensehe, ist sicher. An dem einen Abend, als er sie im Hotel zum Elefanten besucht, kommt er, durch das Verlöschen des Lichtes und ihre Zärtlichkeiten, mit denen die Romantik nicht geizte, in eine Situation, die jeder andere Mann wahrscheinlich zum — Abschluß gebracht hätte. Er aber macht sich *sanft* und zärtlich von ihr los — und geht. Denn vor seinem *innersten* Auge steht — Christine.

Wie sehr ihn dieses tiefste *Erinnern*, welches das *Wesen* der Treue ist, (nicht umsonst setzt man für „vergessen" — verraten) *bewahrte*, — selbst in ganz kritischen Versuchungen, — geht aus dem nachgelassenen Gedicht „Tagebuch" hervor, das der *Sohn* unter den Manuskripten des Vaters fand, mit dem Vermerk, daß es ihm anheimgestellt sein sollte, es nach seinem Tode zu veröffentlichen oder nicht. Das Gedicht ist in Georg Hirths Werk „Wege zur Liebe" aufgenommen. Es schildert in direktester, persönlichster Ichform, — wie denn Goethes Gedichte immer intimstes Bekennen waren, — ein erotisches Reiseerlebnis. — In einer Herberge, in der er auf der Reise mit der Postkutsche Rast machen muß, kommt des nachts ein schönes Mädchen in seine Kammer, — weil — so sagt sie — „ich mir schwor, dich zu genießen". Sie bettet sich auf sein Lager, und — verwirrt — läßt er es geschehen. Aber — und nun wird sein physiologisches — in Wahrheit seelisches — Versagen in überaus drolliger Weise geschildert. Es ist äußerst interessant für den Forscher, daraus zu erfahren, daß die automatische Geschlechtsfähigkeit des Mannes *um so mehr gekettet ist,* — um so stärker die geistig-seelischen *Hemmungen* eines Mannes überhaupt vorhanden sind. Dieses Perpetuum mobile funktioniert eben nur dort prompt und immer, wo das *Seelische* nicht genügend stark ist, um eine entsprechende Gegenwirkung zu erzeugen. — Bei Goethes geschildertem Abenteuer war das aber in so hohem Grade der Fall, daß er die schöne Bettgenossin — einschlafen lassen muß, *ohne* daß sie ihren Schwur halten konnte.

Im Morgengrauen überfällt ihn, — aus dem Unbewußten ins Bewußte steigend, — das Bild Christines. — Und nun — auf einmal — ist seine Fähigkeit zur Liebe sofort hergestellt... Er erinnert sich, — wie sie — *diesem* geliebten Bild gegenüber, — niemals versagte, — ob es nun im traulichen Heim oder — in einem Kornfeld war... Und diesen teuern Zauber sollte er jetzt — *verraten* und *brechen?* Nimmermehr... Er erhebt sich von der Seite der fremden Schläferin und ergießt seine neu entfachte Glut — unter den Strahlen der Morgensonne — in einen Brief an Christine.

⠇

III

In der Kunst, besonders auf der Bühne, genügt die kleinste Andeutung, — ebenso wie sie im Leben genügt, — um verständlich zu machen, was der sexuelle Verrat bedeutet. Das Gefühl eines Menschen für einen anderen kann schon durch einen besondern *Blick* auf einen Dritten, den er auffängt, eine Geste, die er erlauscht, — hoffnungslos zerschmettert sein.

„Olgas Blick folgte ihm. Plötzlich überkam sie ein Gefühl, wie einen Menschen, den, im Meer, eine hohe Welle erfaßt, die er herankommen sieht, bis sie ihm den Atem und die Besinnung nimmt, während sie ihn brausend überflutet: sie glaubte eine Sekunde lang gesehen zu haben, als streiche Werners Hand — heimlich und zitternd — über das schimmernde schwarze Sealfell des Pelzes der Baronin, den er dann langsam vom Haken hob ...“[1]

In Otto Erich Hartlebens Komödie „Die Erziehung zur Ehe" wird ein Mensch geschildert, dem sich ein armes, reines Mädchen hingab. Es soll nun, gleich zu Anfang, der Charakter dieses Menschen als der eines haltlosen, schwächlichen Genießers, der das Mädchen enttäuschen und verlassen wird, klar gemacht werden, und dies geschieht, indem man ihn in einer Szene in seinem elterlichen Heim zeigt, wie er mit dem Dienstmädchen schäkert. — Man weiß genug.

In der Modernisierung der alten Volksmär vom Grafen von Gleichen wollte man den Konflikt, daß der Graf aus dem Morgenland eine sarazenische Gattin mit nach Hause bringt, wo er schon eine andere hat, — *gemütlich* machen und zeigen, wie die sich gut vertragen. Dies war aber nur möglich, indem der Dichter aus dem Grafen eine lächerliche Figur machte, eine Art Falstaff, vor dem beide Frauen Ruh zu haben, froh sind und über den sie sich beide lustig machen.

Arthur Schnitzler hat im „Zwischenspiel" ganz tief und

---

[1] Aus meinem Roman „*Die Intellektuellen*", 5. Kapitel, Verlag Oesterheld & Co., Berlin 1911 — 6. Tausend.

14

zart mitten in das Gewebe des menschlichen monogamen Empfindens und Forderns hineingegriffen. Zwei ganz moderne Menschen — Künstler und Eheleute — wollen sich gegenseitig — Freiheiten verstatten. „Warum sollen wir nicht jenseits unseres Gartens einmal in einem anderen Garten Erdbeeren pflücken" — ähnlich drücken sie ihre Absicht ungefähr aus, — denn wofür wären sie moderne Menschen, wenn sie nicht geistreich und kaltblütig auch an *das* greifen könnten, — was das innerste Lebensmark ist. In der Theorie — glückt ihnen alles. Als aber tatsächlich *geschehen* ist, — was sie sich gegenseitig als „Zwischenspiel" erlaubten, — da fühlt der *Mann* nur, — daß der andere Mann oder er selbst aus dem Leben muß, — da fühlt auch die Frau, die an seiner Geliebten, solange sie es nur theoretisch war, keinen Anstoß nahm, — den hoffnungslosen Abgrund, in dem ihre Ehe — zerschellte. Diese beiden Menschen lieben sich, — sie möchten beisammen bleiben, — sie können es nicht mehr. —

Es nützt wenig, wissenschaftliche oder sophistische Sentenzen zu ersinnen, für eine Sache, die dem *natürlichen Gefühl* eines jeden Menschen *widerspricht*, — nämlich die, — in der Geschlechtssphäre „teilen" zu sollen. *Jeder* Mensch — ausnahmslos — hat in seiner intimsten Beziehung einen entscheidenden Stoß bekommen, wenn die Treue gebrochen ist.

In Peter Nansens Novelle und Komödie „Eine glückliche Ehe" wird gezeigt, wie eine junge Frau ständig mit je zwei Männern lebt, dem Gatten und dem Hausfreund. Der erstere ist das stabile Element in der Erscheinungen Flucht, die letzteren wechseln. Mit so viel Anmut dieser Sumpf auch verkleidet ist, — so wird doch *jeden* Mann ein Grauen erfassen, wenn er *sich* in die Rolle des Gatten hineindenkt. Besonders unmöglich empfindet man die ästhetische Note, in der die Geschichte erzählt wird, dort, — wo die Frau davon spricht, daß sie sich *ein Kind* wünscht, das die Augen von ihrem Mann und die Hände von ihrem Freund haben sollte . . . Das physiologisch Ekelhafte der doppelten Begattung wird da deutlich.

In einer Kriegsnovelle „Worte des Trostes"[1] wird der untröstliche Schmerz einer Frau geschildert, deren Mann gefallen ist. Um sie aus dem dumpfen Gram, in dem sie zu versinken droht, zu retten, — offenbart ihr sein eigener Vater, daß ihr Mann, sein Sohn, — ihres Kummers um ihn nicht wert war. „Geh", sagt sie, „laß mich in Frieden."

Dann aber kommt eine Frau und teilt ihr mit, daß sie — während seiner Ehe — seine Geliebte war. Dieser „Trost" wirkt. „Am folgenden Tag fand man die junge Witwe tot in ihrem Bett." Sie nahm sich das Leben — „weil man ihr das einzige geraubt hatte, wofür sie noch hätte weiterleben können" — ihr Gedenken.

Ibsen hat in den „Gespenstern" das erschütternde Familiendrama gegeben, das sich aus Wüstlingstrieben ergibt. Frau Alving glaubt „Gespenster" zu sehen und zu erkennen, als sie ihren Sohn Oswald mit Regine flüstern und raunen und schäkern sieht, — Regine, die seine Schwester ist, ohne daß er es weiß, — deren Mutter eine der Maitressen seines Vaters war. Der Ausbruch der Paralyse am Schluß — die Verblödung des Sohnes — das furchtbare Fatum der Vererbung — das alles war wahrlich Neuland in der Kunst und brachte die notwendige Erschließung der tiefsten Untergründe des Lebens.

Und kann man sich ein Bühnenwerk denken, in dem Liebe *verraten* wird und wo dann, statt der Darstellung der Tragik dieser Täuschung — das Publikum belehrt würde, der Mann oder die Frau, die da herumbuhlt, *seien ganz im Recht*, denn die Menschen seien eben von Natur aus „polygam"?? Gewisse „Umwertungen" haben der Kunst *jeden Boden* entzogen. Man stelle sich eine „umgewertete" Judith vor, die darauf brennt, sich dem Holofernes hinzugeben, anstatt sich gegen ihn — zu wehren.

Von Eheleuten sagt Wedekind in einer ernsthaften Prosaskizze, „ist jeder die wandelnde Schatzkammer, die den Lebensinhalt des anderen spazieren trägt... Die Hauptsache

---

[1] Von Flemming, Algreen-Ussing.

ist, daß sich die Transaktionen richtig vollziehen und daß nicht überflüssigerweise *Kredit gewährt wird*, damit es nicht an Lust und Mitteln fehlt, wo der Kredit wirklich notwendig ist".

In einer Geschichte „Der Khan und sein Sohn" erzählt Maxim Gorki, wie sie sich einigen, das Mädchen, das sie beide lieben, ins Meer zu stürzen — damit keiner von beiden sie besitze — und wie sie diesen Beschluß vollziehen.

Im „Buch der Liebe" schildert Strindberg den inneren Verfall eines Mannes:

„Er war ein durchaus charakterloser Mann. Das war er geworden, weil er gottlos war und weil er als Polygamist lebte. Indem er sich mehreren Frauen gleichzeitig anpaßte, *gab er seine Seele stückweise fort* und ging entzwei."

.•.

Schon im Jahre 1910 schrieb ich in einer Hamburger Zeitschrift einen Artikel, unter dem Titel „Die monogame Forderung". Die monogame Forderung

Es heißt darin: „Unter den zahlreichen Reformvorschlägen, die gegen den krisenhaften Zustand im menschlichen Geschlechtsleben unserer Zeit entstanden sind, können wir leicht zwei Gruppen erkennen. Die eine ist die, die mit dem Prinzip der Monogamie bricht, die andere jene, welche es bei aller Freiheit der Beziehungen erhalten zu sehen wünscht. Und ich stehe nicht an, zu erklären, daß ich nur dieses letztere Prinzip, welches die Monogamie auch weiterhin als das unentbehrliche Ideal erhalten sehen will, anerkenne. Fern liegt es mir, das Wort ‚Ideal' in schwülstigem Sinne in den Mund zu nehmen. Auch wäre hier jedes ‚du sollst' verfehlt. Ich gebrauche das Wort „Ideal" hier in rein philosophischem Sinn, im Sinne der platonischen Eidea, welche zielweisend über unserem oftmals anarchischen Treiben wirkt. Die reine ‚Idee' der Liebe und des ehelichen Bündnisses *kann* nicht anders gedacht werden, als monogam. Kommt es unter dem Druck der künstlichen Zwangslage zu Übertretungen dieses

‚Ideals‘, so sollen sich die Beteiligten wohl bewußt sein, daß sie einen Nebenweg gehen, welchen ihnen die Verhältnisse vielleicht abringen und welcher nicht zu reiner Entfaltung ihres tiefsten Sehnens führt. Allerdings ist mir Monogamie nicht unbedingt identisch mit der lebenslänglichen Dauer einer Beziehung, so sehr sie auch zu wünschen ist und so sehr ich auch überzeugt bin, daß sie, bei voller Freiwilligkeit, die höchste Glücksform darstellt. Wenn man die monogame Erhaltung des Liebes- oder Ehebündnisses als wesentliche Begleiterscheinung der vollkommen echten, vollkommen notwendigen Vereinigung darstellt, gerät man leicht in den Ruf einer Philistrosität, die, unter Umständen, Erstaunen erregt, (überdies macht man sich dadurch leicht mißliebig, besonders bei den ‚Herren‘); und doch ist diese Wertung nicht richtig. Denn jeder moralisierende Standpunkt liegt mir hier fern. Ich sprach vom platonischen Ideal der Liebe und Ehe. Und zu diesem gehört entschieden der Ausschluß fremder Umarmungen.“

Wenn irgend etwas, so ist das menschliche Herz „unteilbar“, wenigstens in gesundem Zustand. Denn eine Spaltung in zwei Teile ist eben ein Zwiespalt und als solcher *eine furchtbare seelische Krankheit*. Wie unheilbar diese Krankheit ist, zeigt sich dann, wenn wir tatsächlich zwischen zwei Gefühlen schwanken. Als George Sand dem Dr. Pagello in die Arme sank, weil ihre Reibereien mit Musset, die aus seinen heimlichen Lastern stammten, sie zermürbt hatten, entstand daraus ein Zustand seelischer Qualen, der trotz der Trennung nicht behoben werden konnte, weil Musset und die Sand sich im Grunde noch liebten. Ihr Verhältnis zu Pagello konnte sie daher nicht erhalten[1].

Es bedarf gar nicht erst einer Untreue im äußersten Sinn, um das Gefühl für den Menschen, den man bisher liebte, sofort sinken zu machen. Sowie man nur einen einzigen begehrlichen *Gedanken* auf jemanden richtet, sowie man einen Brief

---

[1] Vgl. den lebensvoll geschriebenen Roman von Dora Duncker „George Sand“, Verlag Bong & Co., Berlin.

wechselt, der sich der Intimität nähert, sowie das Gefühl für einen Dritten um eine Nuance die unbefangen freundschaftlichen Grenzen überschreitet, — wird es um dieselbe Nuance matter für den bisherigen Gefährten. Und so deutlich wirkt dieses Phänomen, daß es auch da, wo man es zu bemänteln sucht, sofort gefühlt wird.

Die Redensart: Ich fühle mich besser bei diesem oder jenem Menschen — muß gelesen und verstanden werden: Ich fühle *mich* besser. Wo ich mit meiner Natur am klarsten und freiesten herauskommen kann, — dort wird mir wohl, dort soll ich bleiben.

Bei Gefühlsschwankungen zwischen zwei Menschen kommt es zu solchen Überspannungen des Gemütes nach beiden Seiten, daß der seelische Organismus daran aus dem Gefüge zu gehen droht und das Geistig-Selbstbewußte, Auf- und Insichruhende zerschmettert in den Abgrund der Schwermut und der vor dem Fatum zitternden Mystik versinken kann, — falls man an der Klippe des Selbstmordes überhaupt vorbeikommt. In allen Ereignissen sieht man dann Omina, fühlt sich in den Netzen des Verhängnisses unrettbar verstrickt, und die Angst überkommt einen, gerade zu *dem* Schicksal, das man am meisten fürchtet, verdammt zu sein.

„Die Bücher schweigen über die wichtigsten Fragen des inneren Getriebes", sagt Alfred Kind im Schlußwort seines illustrierten Werkes „Weiberherrschaft"[1]. Gerade in diese Fragen, ja bis hinab zu den im Abgrund wohnenden „Müttern" — den Triebkräften unseres determinierten Willens — führen uns katastrophale Erlebnisse, in denen es hart um die Behauptung des Willens zum Leben ging.

In seinem preisgekrönten Stück „Belinde" hat Herbert Eulenberg den furchtbaren Gefühlsaufruhr einer Frau geschildert, die zwischen zwei Männern schwankt, von denen ihr der eine als Gatte am nächsten stand, verschwunden war, so daß sie sich einem anderen verlobte, bis der erste plötzlich wiederkehrt. Aber während dieser Fall noch begreiflich erscheint, weil ja ein Mensch, der zehn Jahre verschollen war,

---

[1] Albert Langen, München.

im Grunde keine Rechte mehr an unser Herz hat, kann er sich auch ganz unmittelbar *zwei Anwesenden* gegenüber ereignen. Niemals wird das Liebesempfinden eines tiefer veranlagten Menschen sich leichthin „verteilen" lassen.

Es ist bezeichnend für die tiefe Wandlung, die die furchtbaren Erlebnisse dieser Kriegsjahre in allen ernster empfindenden Gemütern hervorgerufen haben, — wenn es auch noch immer eine Literatur gibt, die genau so „fortwursteln" möchte wie vor dem Krieg, in derselben witzig sein sollenden frivolen Tonart, — es ist bezeichnend, daß man diesen Umschlag zu einer wirklich vertieften Art der Aussprache sehr deutlich in der ernsten zeitgenössischen Literatur beobachten kann. In einem Artikel „Ein Dank den Müttern" schreibt Karl Nötzel[1] in bezug auf das vielverherrlichte sogenannte „Verhältnis": „Auch es bedeutet einen Mordanschlag auf die Seele und dazu noch einen mit Vorbedacht verübten, — wenn das Mädchen den gesellschaftlich niedrigen Klassen angehört und das Verhältnis geschlossen wird wie in der Regel: voll bewußt nur für eine bestimmte Dauer, z. B. die Studienzeit. Auch hier ist es nur übler Sophismus, wenn man sich damit ausredet: ‚Das Mädel hat es ja gewußt, daß es nicht für immer sein werde!' Als ob die liebende Frau so etwas überhaupt wissen kann, als ob sie es nicht immer vergessen *wollen* wird! Wann werden wir denn endlich einmal begreifen, daß ein Menschenkind zu einer Beziehung zu veranlassen, aus der das Herrlichste, das Kind, entstehen kann, eine kosmische Schuld eingehen heißt! Die nur durch seelische Hingabe auf Lebenszeit gesühnt werden kann! Denn in gewissem Sinne ist jede Frau eine, die des Mannes Sünde trägt!"

IV

Wirtschaft und Ehe In einer Schrift über Bevölkerungsprobleme von Siegfried Dyck[2] werden die Gegensätze der verschiedenen Ehefor-

[1] In der „Neuen Generation", Oktober 1916, Verlag Oesterheld & Co., Berlin. [2] Preuß & Jünger, Breslau.

men bei verschiedenen Völkern sehr treffend erklärt. Vielweiberei gibt es, nach dem Verfasser, vorwiegend bei Hirtenvölkern, in fruchtbaren Gegenden, die keine Nahrungssorgen kennen; während in unergiebigen Landstrichen, auch bei Naturvölkern, sogar trotz Ackerbaues, falls nicht eine sehr große Ergiebigkeit des Bodens da ist, *nicht einmal die Einweiberei* als Regel gilt, sondern nur als seltene, begünstigte Ausnahme der Hochgestellten, während die anderen sich mit einem Weib für viele begnügen müssen.

Für den Europäer ergibt sich im Prinzip die Einweiberei als die höchste erreichbare geschlechtliche Lebensform. In der Praxis ist er oft zur *Keinweiberei* bzw. zur Kollektivbenützung gemeinsamer Weiber, die als Geschlechtsinstrumente für viele dienen und von denen keine Geburten zu erwarten sind, angewiesen. Er empfindet dieses Stadium als unwürdig, und sein Streben ist auf Ehe, auf die Begründung der monogamen Familie gerichtet. Über das Bevölkerungsproblem, auf der Grundlage der gegenwärtigen tatsächlichen Verhältnisse, — nicht etwa jener, die während der Kriegszeit bestanden, sondern jener, die schon vorher in Europa zum Geburtenrückgang führten und führen mußten, — gibt sowohl die genannte Schrift von Siegfried Dyck als auch das umfassende 3. Kapitel meines Werkes ,,Das Wesen der Geschlechtlichkeit‘‘[1] die gründlichste Auskunft.

In einem Artikel ,,Die wirtschaftliche und soziale Lage der höheren Beamten‘‘ (welche doch noch zu den am meisten *begünstigten* Schichten gehören), sagt Professor Dr. Wygodczinski-Bonn: ,,Nach einer von Most angeführten Untersuchung Ehrenbergs über eine *besonders tüchtige und vom Glück begünstigte* Wirtschaftsführung eines höheren Beamten, konnte dieser mit seinem Diensteinkommen *niemals* Frau und drei bis vier Kinder standesgemäß unterhalten‘‘ (unter standesgemäß ist durchaus zu verstehen: bedarfsgemäß), ,,sondern es blieb im Laufe von 30 Jahren treuer Arbeit ein Fehlbetrag von über 20 000 Mark zu decken, der durch Zinsen,

---

[1] Eugen Diederichs, Jena.

Privatarbeit, Pensionäre usw. gedeckt werden mußte." Derselben Überzeugung gibt auch Professor Dr. Kafemann-
Königsberg in seiner Broschüre „Irrtümer, Illusionen und
Fahrlässigkeiten im Liebesleben der Menschen"[1] Ausdruck.
Und die tatsächliche positive Not, besonders des Mittelstandes, habe ich in meinem oben genannten Werk, in dem Kapitel über das Bevölkerungsproblem, eingehend und besonders
im Hinblick auf die monogame Forderung, beleuchtet. Daß
die Nachkommenschaft eines tatsächlich polygam veranlagten Mannes *unrettbar dem Untergang verfallen ist*, daß gerade durch diesen Typus am meisten die Gebärfähigkeit ge-
sunder Frauen durch Fruchtabtreibungen vernichtet wird, —
das soll eingehend in einem späteren Kapitel dieses Buches
dargetan werden.

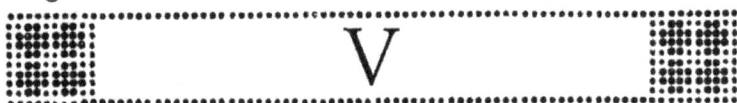

V

Der Schutz der Monogamie — durch die Natur
Während es bisher eine landläufige literarische Phrase war,
von einer positiv polygamen Veranlagung des Mannes zu
sprechen, von einem „Naturgesetz", — welches in Wahrheit nur
anderen Naturgesetzen, die aus der Urzeit stammen und längst
kulturell gebändigt sind, zu vergleichen ist, — während man
die angeblich gar so verschiedene Richtung des Geschlechtstriebes von Mann und Weib immer wieder zu beweisen suchte, — solange die Frau auf diesem Gebiet keine Mitteilungen machte, —
ist es bemerkenswert, daß kürzlich in der wissenschaftlichen
„Zeitschrift für Sexualwissenschaft" ein Artikel von Dr. M.
Vaerting erschien, betitelt: „Die monogame Veranlagung des
Mannes". Darin wird ebenfalls die Meinung vertreten, daß die
Polygamie des Mannes die Erhaltung des Nachwuchses aufs
äußerste gefährdet, — warum, liegt auf der Hand, da kaum *ein*
Mann die Kinder *mehrerer* Frauen ernähren kann. Gerade der
polygame Typus unter den Männern, so führt Verfasser aus, —
„ist leicht geneigt, seinen Kindern die Vatersorge zu entziehen
und sie im Stich zu lassen. Gerade der polygame Mann *wei-*

---

[1] Verlag Louis Markus, Berlin.

gert sich durchweg, seine Vaterschaft anzuerkennen und seine väterlichen Pflichten auf sich zu nehmen. Man kann immer wieder und wieder die Beobachtung machen, daß ein Mann nur dann bereit ist, die Mutter seines Kindes als Gattin anzunehmen, wenn es diejenige Frau ist, mit welcher er seinen ersten Geschlechtsverkehr hatte".

Wenn wir diesen letzteren Ausspruch auch nicht in seiner Unbedingtheit gelten lassen können, so ist er doch bedingt und insofern richtig, als das Erlebnis der Schwangerschaft des Weibes bei einem reinen jungen Menschen, für den dieses Weib das erste Weib ist — oder zumindest das erste, *das er liebt* — naturgemäß ein weit mächtigeres ist, als wenn es sich um einen handelt, der dieselbe „Affäre" schon unzählige Male erlebte und in solchen Fällen die betreffende weibliche Partnerin zumeist zur Abtreibung veranlaßt. „Deshalb findet man auch auf dem Lande die Männer fast immer bereit, ihre unehelichen Kinder durch Heirat der Mutter anzuerkennen, *weil ihre Monogamie noch intakt ist.* Hingegen mit der Zahl der Frauen, mit denen der Mann eine Geschlechtsverbindung eingegangen ist, sinkt sein väterliches Verantwortungsgefühl immer tiefer."

Dieses Verantwortungsgefühl muß natürlich am meisten durch *den* Umstand sinken, daß bei solchen vielfältigen Geschlechtsabenteuern die Objekte — die weiblichen Partnerinnen — immer wahlloser aufgegriffen werden, so daß die Beziehungen, denen oft ein neuer Mensch sein Leben „verdanken" soll, sehr oft solche waren, daß keine tiefere Fixierung des Gefühles hier möglich ist. Über die Schwangerschaft einer überrumpelten Dienstmagd, die sich dem Hausherrn zur Verfügung stellte oder einer auf der Straße gemachten „ehrbaren" Bekanntschaft, wird sich naturgemäß niemand freuen. Dr. Vaerting führt des weiteren aus, daß die Zerstörung des Vatergefühles für das Kind die allerstärkste Lebensbedrohung bedeutet, besonders in den ersten Jahren und Monaten nach der Geburt, wo es auf Elternfürsorge unbedingt angewiesen ist und wo es für die Mutter eine Unmöglichkeit ist, ihre Kinder allein großzuziehen. „Die Natur verstärkt diese Tendenz zur Vernichtung der Nachkommen polygamer Männer noch durch die Entwicklung ihrer Neigung zu monogamen Frauen, insbesondere zu Jungfrauen."

Wenn nun auch der polygame Mann sehr oft durchaus wahllos ist und nicht zu monogamen Frauen tendiert, so ist es doch richtig, daß es einen Typus gibt, der ganz besonders auf die Jungfräulichkeit als auf einen besonders leckeren Bissen erpicht ist. Gerade bei Wüstlingen findet sich dieser Zug am öftesten. Richtig ist, daß „die monogame Frau kraft ihrer Monogamie mit Herz und Sinnen an den einen Mann gefesselt ist, dem sie ihre Liebe schenkte. Versagt dieser Mann, so muß ihre Geschlechtsnatur eine *Störung* erleiden, und aus der Untreue des Vaters gegen sein Kind *geht rückwirkend diejenige der Mutter hervor.* Der polygame Mann will nicht nur nicht Vater sein, weil er sein Vatergefühl eingebüßt hat, er kann es auch nicht mehr ... Schon deshalb kann er niemals den Sprößlingen seiner polygamen Triebe Vater sein, *weil er ihnen allen keine gemeinsame Mutter zu geben vermag".* In diesem Punkt kann also sogar eine Frau ihren Kindern, die sie von verschiedenen Vätern empfing, noch eher Mutter sein, als umgekehrt ein polygamer Mann seinen Kindern ein Vater, weil sie diese Kinder — unter einen Hut bringen kann. Verfasser führt nun aus, daß die Natur die Polygamie des Mannes intensiv bekämpft, indem sie seinen Nachwuchs vernichtet und dezimiert und ihn der Degeneration verfallen läßt, wofür auch das Ansteigen der Mädchengeburten in den Harems ein Anzeichen sei; während in der Kultur des Abendlandes die Knabengeburten weit überwiegen, (der Frauenüberschuß ergibt sich aus anderen Gründen, die später erörtert werden sollen), kommen in den Harems mancher gekrönter Häupter des Orients etwa nur 25% Knabengeburten auf 100 Mädchen. Außerdem vererbe sich die polygame väterliche Veranlagung auch auf die weiblichen Kinder, so daß eine Entartung der Töchter polygamer Männer die Folge ist.

Verfasser führt nun eine Reihe von Naturgesetzen auf, welche die Monogamie des Mannes schützen. „Die Natur tendiert ganz ausgesprochen auf eine Überzahl von Männern." Dies habe am stärksten der Engländer Graunt auf Grundlage seiner statistischen Untersuchungen festgestellt, woraus sich ein konstanter Überschuß von Männern ergibt.

Dieser Überschuß — füge ich hinzu — wird ebenso konstant durch die Kriege immer wieder vernichtet.

Hier allein haben wir die Quelle des wirklichen Frauenüberschusses in Europa. Das von Dr. Vaerting weiter angeführte Argument, daß der Mann in seiner Kohabitation dem Weibe gegenüber beschränkt ist, daß er „kaum oder höchstens eine einzige Frau sexuell befriedigen kann", habe ich schon in meiner Untersuchung „Die sexuelle Krise" ausgeführt. Natürlich kann ein Mann mit mehreren Frauen geschlechtlich verkehren, aber wird dann nicht eine einzige wirklich physiologisch und besonders psychisch — befriedigen.

Es ist auch richtig, daß der monogame Mann, der in seiner Familie lebt und wurzelt, *eine intensive Sehnsucht nach dem Kinde hat,* — die der polygame Mann nicht kennt, weil er sich gewöhnt hat, sie zu unterdrücken und infolge der unlauteren Verhältnisse der Zeugung sie auch unterdrücken mußte. Ein guter Familienvater, ein Mann, der sich sozial auf die Erhaltung seiner Familie und die rastlose Beschaffung besserer Existenzmöglichkeiten für die Seinen konzentriert, der wird es höchstwahrscheinlich auch schon in jungen Jahren zu etwas bringen und dann, wenn er heiratet, nur den Wunsch haben, seine Frau möge ihm Kinder und besonders Söhne gebären. Denn gewöhnlich hat ein solcher Mann auch *ein selbständiges, real-konkretes Lebenswerk,* welches er zu vererben wünscht. Es ist dies nicht der Typus, der sich mit subalternen Anstellungen begnügt, sondern es ist der selbständige Kopf, der sich meist als Unternehmer und Begründer einer Existenz, die nicht von der Gnade oder Ungnade irgendeines anderen abhängt, betätigt.

Nicht anschließen kann ich mich den Ausführungen von

Dr. Vaerting dort, wo sie gegen den Kinderschutz polemisieren, weil es angeblich nicht „eugenisch" sei, Kinder, *die von einem schlechten Vater stammen, von einem Vater, der sie verließ*, zu schützen. Mit der Nurbiologie kommt man aber nicht sehr weit. Und man greift dabei auch manchmal daneben. Denn derselbe Mann, der sein uneheliches Kind eventuell im Stiche ließ, hat später ein legitimes, für welches er sorgt. Beide stammen aber doch von demselben Vater. Und darum sind beiden auch wohl die gleichen Lebenschancen zuzubilligen. Im übrigen kann ein Kind mit dem Charakter seines Urgroßvaters, der ein ausgezeichneter Mensch gewesen sein kann, zur Welt kommen. Und wenn es selbst nicht so wäre, so gibt es außer der Eugenik noch etwas anderes, was man Humanität nennt. „Die Kultur hat versucht, die uneheliche Geburt zu einer Schande zu machen für Mutter und Kind. Die Natur hingegen kennt nur die Schande der Vaterverlassenheit, die sie am Kinde mit dem Tode zu bestrafen sucht und damit am unnatürlichen Vater mit dem Kainsmal der Kinderlosigkeit." *Sehr richtig* ist auch die Meinung des Verfassers, daß es falsch ist, den Frauen den „Willen zum Kinde" zu predigen, außerhalb der Ehe. Denn *Kinder ohne Vaterfürsorge*, die nur auf die Caritas der Gesellschaft angewiesen sind, haben wenig günstige Lebensaussichten. Als ein Kulturideal wird die Förderung der Vatersehnsucht empfohlen durch den Schutz der männlichen Monogamie. So sei auch die Tatsache, daß die Pfarrer, die Pastoren, dem Lande mehr Talente und Geniale geschenkt haben, als andere höhere Berufe zusammen, auf die monogam gerichtete Lebensauffassung dieser männlichen Schicht zurückzuführen. „Es ist wohl mehr als Zufall, daß Björnson, der Sohn eines Landpfarrers, der eifrigste Kämpfer für die Monogamie des Mannes gewesen ist ... *Denn auf der Monogamie ruht die Existenz der Rasse.*" Verfasser geht so weit, „die Polygamie des Mannes nur eine Fortsetzung des Männermordes mit anderen Mitteln" zu nennen, „weil sie die Zahl der Knabengeburten immer wieder herabmindert und die Gesundheit des Mannes untergräbt ... Die

Sicherung unserer Rasse fordert mehr — intensiven Schutz der männlichen Monogamie".

In einem Gegenartikel in derselben Zeitschrift von Hans Schneickert wird dann ausgeführt, daß die Einehe kein Naturgesetz sei, was sicher richtig ist. Zu Zeiten der Hordenehe gab es keine Einehe. Aber dennoch gibt es sie heute, und wir sind bei den Urformen nicht stehen geblieben. Auf der Anpassung an die bestmöglichsten *Lebensbedingungen* beruht ja nicht nur die Entwicklung der Kultur, sondern die Erhaltung des Lebens überhaupt. Auch dieser Verfasser anerkennt, daß die Einrichtung der Gesellschaft die Monogamie erheischt, weil der Mann ohne sie „in den meisten Fällen kein Weib zu erringen oder seßhaft zu machen imstande wäre". Wenn er ein Naturrecht durch die Monogamie geknebelt findet, so muß aber dem entgegengehalten werden, daß der *Naturtrieb der Eifersucht* der allermörderlichste ist, daß er selbst in der Urnatur und in der Tierwelt sich mit aller Gewalt behauptet und betätigt und daß hier eine ausschlaggebende *Tendenz der Natur* zu erblicken ist: Eine Tendenz zur Monogamie. Denn wäre diese Tendenz nicht da, so wäre nicht in aller lebendigen Kreatur, von den Mollusken vielleicht abgesehen, der Urtrieb vorhanden, *geschlechtliche Nebenbuhlerschaft* nicht zu dulden. Vielmehr würde dann alles friedlich durcheinander grasen. Verfasser erwähnt, daß sogar Schopenhauer in seinen Entwürfen über Polyginie, die wohl nur rein theoretisch zu erfassen sind, eine *sukzessive* Geschlechtsbetätigung im Auge hatte und nicht eine *gleichzeitige*. Im übrigen würde, selbst wenn der Geschlechtrieb des Mannes von längerer Dauer sein sollte, als der des Weibes, (was nicht richtig scheint), auch dieser Umstand für die *gleichzeitige* polygamische Betätigung keine Berechtigung und Begründung geben.

Tatsache ist, daß sich diese gleichzeitig nach mehreren Seiten tendierende Geschlechtsrichtung teils aus einem sehr überhitzten, gereizten, nicht ganz normalen Geschlechtrieb ergibt, vor allem aber in Europa die Folge einer ganz bestimmten Zahlenkonstellation ist, wonach sich den Männern andauernd ein riesiger Weiberüberschuß zur Verfügung stellt. Und dieser Weiberüberschuß, der diesen schmachvollen verkehrten Werbekampf erzeugt, ist die Folge — der Kriege.

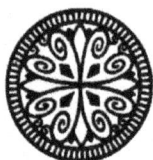

II. KAPITEL
SOZIALE UND MORALISCHE STRÖMUNGEN

I

Vielweiberei
nach Kriegen
Es wurde wiederholt, nach langandauernden Kriegen, versucht, legitime Ehen der Männer mit mehreren Frauen zu gestatten. In dem 1790 zu Ansbach herausgegebenen ersten Bande des Fränkischen Archives findet sich ein Aktenstück, wonach „zur Ersetzung der durch den Dreißigjährigen Krieg abgegangenen Leute beschlossen wurde: 1. Sollen hinfüro innerhalb der nächsten zehn Jahre von junger Mannschaft oder Mannspersonen, so noch unter 60 sind, in die Klöster aufzunehmen verboten sein; 2. denjenigen Priestern, Pfarrherrn, so nicht Ordensleute oder aus den Stiften, Kanonikaten usw. sich gleich zu verheiraten erlaubt sei; 3. jeder Mannsperson zehn Weiber zu heiraten erlaubt sein, dabei doch alle und jede Mannsperson ernstlich daran erinnert, auch auf den Kanzeln öfter ermahnt werden soll, sich dergestalt hierin zu verhalten, und Vorsorge befleißige, damit er als ein ehrlicher Mann, der sich zehn Weiber zu nehmen *getraut*, die Ehefrauen nicht allein notwendig *versorge*, sondern auch *unter ihnen allen Unwillen verhüte*". Datiert vom 14. Februar 1650 Nürnberg.

Da sich die Bedingungen, unter denen die Vielweiberei erlaubt wurde, als unerfüllbar erwiesen, kam man sehr schnell von derartigen Versuchen, die Geburtenrate gewaltsam zu beschleunigen, wieder ab, zumal diese Geburten, für die nicht genügend Vorsorge getroffen werden konnte, zumeist dem Frühtod verfielen.

II

Frauen-
überschuß
Der Frauenüberschuß hat, wie erwähnt, Gründe, die durchaus nicht im Rahmen der Natur liegen. Der Hauptgrund sind die Kriege, die alle 30 bis höchstens 40 Jahre, also in jeder Generation, die Männer wegnehmen, so daß dadurch der Frauenüberschuß immer mehr wächst. Die Kriege sind aber gewiß nicht als für alle Zeiten im Rahmen der Kultur für

unentbehrlich zu betrachten. Der andere Grund des Frauenüberschusses und damit zum größten Teil der Anarchie des
Geschlechtslebens ist die Tatsache, daß z. B. in Deutschland
allein 40% Männer unverheiratet bleiben, weil sie eben die
Pflichten der Ehe nicht auf sich nehmen wollen, zum Teil
auch nicht können, durch die immer schärfer werdenden wirtschaftlichen Verhältnisse. Wenn wir also eine Sanierung der
sexuellen Zustände erstreben, so muß nicht nur der moralische Wille darauf gerichtet sein, sondern auch durch den sozialen Ausgleich die Möglichkeit dazu geschaffen werden, daß
jeder gesunde und tüchtige Mann in den geeigneten Jahren
an die Gründung eines bescheidenen Hausstandes denken
kann. Ferner müssen die sexuellen Instinkte, anstatt nach
Perversion und Korruption aller Art, wieder nach normal
generativen Zielen zu streben lernen. Ein Frauenüberschuß,
der sich dann ergeben würde, wäre, wenn überhaupt vorhanden, sehr gering.

Im übrigen sind schon vor dem Krieg jährlich etwa 4000
Frauen und Mädchen aus Deutschland in die Kolonien aus-
gewandert. Von diesen kommt ein Teil zurück, weil er die
schwere Arbeit, die dort der Frau obliegt, nicht leisten kann.
Solche Frauen aber, die sich für diese Arbeit eignen, also ganz
gesunde, junge, unverbrauchte Mädchen, am besten solche,
die aus ländlichen Verhältnissen stammen, — die hier in der
Heimat nicht mehr darauf rechnen können, den Gatten zu
finden, der ihr Mann ist, in jedem Sinne, ganz und für immer,
die hier in alle möglichen Berufe, bei elendester Entlohnung,
sich hineinzwängen und entweder das Zölibat akzeptieren
sollen, was sehr bitter ist, oder Gefahr laufen, einem wilden
Geschlechtsleben mit allen seinen verheerenden Folgen an-
heimzufallen, — die werden hinausgehen in die Kolonien,
nach dem Krieg noch mehr als bisher, von der Heimat richtig
geschützt und geleitet, wie es ja auch schon, dank dem Wirken des Frauenbundes der deutschen Kolonialgesellschaft,
ermöglicht ist. Dort, wo der weiße Mann sehnsüchtig auf die
weiße Frau wartet, haben sie in bezug auf die Ehe viel bessere

Aussichten als hier. Allerdings nur dann, wenn sie sich tadellos halten und wenn sie für die besonderen Lebensbedingungen dort geeignet sind. In den Kolonien hat die Frau Gelegenheit auf ihrem unbestrittensten Gebiet, nämlich in der Hauswirtschaft, außergewöhnliche Leistungen zu vollbringen; gewiß muß sie sehr vorsichtig sein, um nicht Heiratsschwindlern zum Opfer zu fallen und kann überhaupt nicht auf eigene Faust hinüber gehen, ohne als Abenteuerin betrachtet zu werden. Sie braucht den Schutz der Kolonialgesellschaft[1].

Die Entwürdigung der Frau auf dem Markt der Geschlechter, ebenso wie auf dem Arbeitsmarkt, ist lediglich die Frage eines zu starken Angebots, einer Überzähligkeit. Darum muß alles begünstigt werden, was diesen ungeheuren Frauenüberschuß zu vermindern imstande ist, wenn das monogame Prinzip nicht vollends untergehen soll. Alle diese überzähligen Frauen wollen geschlechtlich leben und bekommen keinen Mann mehr für sich, müssen sich daher an jeweils wechselnde Männer für Verhältnisse von meist sehr kurzer Dauer hingeben und dringen auch, in ihrem Geschlechtshunger, beständig in schon bestehende Sexualbündnisse anderer ein.

Wir sind in der seltsamen Lage, hier in Europa, daß einerseits die Schwierigkeit der Gründung und Erhaltung eines Haushaltes immer größer wird, so daß oft *mehrere* Männer nötig wären, um nur *eine* Frau und Familie zu erhalten, während umgekehrt gleichzeitig ein ungeheures Frauenangebot besteht.

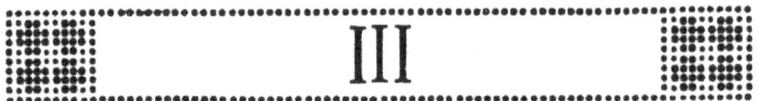

III

Vielmännerei Bei Naturvölkern kommt es dort, wo sich Schwierigkeiten für die Erhaltung der Familie ergeben, ohne weiteres zur *Vielmännerei*, zu gemeinsamer Familien- und Sexualgenossenschaft mehrerer Brüder mit einer Frau, „wobei der

---

[1] Vgl. meinen Artikel „Die deutsche Frau in den Kolonien" in dem Band „Betrachtungen zur Frauenfrage", Prometheusverlag, Berlin W 30, 1914.

gemeinsamen Walterin im Hause von selbst eine gebietende
Rolle zufiel". So wurde die Vielmännerei der Toda in den Nil-
giribergen in Madras in Indien von dem englischen Forscher,
Dr. W. H. Rivers, eingehend untersucht. Diese Todas sind ein
Zweig der Dravidarasse. „Nur in wenigen Fällen sind die gemeinsamen Ehegatten nicht Brüder. Bei der brüderlichen
Polyandrie wird in der Regel der Älteste der Brüder als Vater
aller Kinder betrachtet, in anderen Fällen scheint einer der
Ehegatten freiwillig die rechtliche Vaterschaft zu übernehmen. Auch bei tibetanischen Stämmen, nördlich von Hindukusch, findet sich diese Familienform. So berichtet H. von
Schlagintweit (in Hochasien III): „Brüder haben eine Frau
zusammen ... wenn einer der Brüder ihr Gemach betritt,
stellt er, zum Zeichen, seine Schuhe vor die Tür. Die Kinder
gehören dem ältesten Bruder und tragen den Familiennamen
der Mutter." In Tirol (!) — sehr weit weg von Hindukusch —
soll es eine sogenannte „Weiberobmacht" geben, die ihren
Grund ebenfalls in einer in der Praxis bestehenden Familien-
vielmännerei hat, zu der die wirtschaftlichen Verhältnisse in
Europa tatsächlich einige Veranlassung bieten würden. Ein
Staatsbeamter in jüngeren Jahren kann z. B. nicht heiraten,
und erst zwei oder drei junge Staatsbeamte zusammen könnten eine Frau und einen Haushalt erhalten. Damit es nicht
so weit komme, haben sich die Frauen entschlossen, selbst
zu arbeiten, um in eigener Person der zweite *Miterwerber* im
Haushalt zu sein. Gesund und natürlich sind diese Zustände
keineswegs, da sie eine Doppelbelastung der Frau mit sich
bringen.

IV

Die durch die wirtschaftliche Zwangslage erzwungene Ehe- Überschuß
losigkeit der Männer soll für den Frauenüberschuß *weit aus-* an Ledigen
*schlaggebender sein, als die Verluste, die sich aus dem Krieg
ergeben.* Aus den Vierteljahrsheften zur Statistik des Deutschen Reiches entnehmen wir, daß nach der Zählung von

1910 annähernd vier Millionen unverheirateter Männer von 22 bis 45 Jahren ungefähr sieben Millionen Verheirateten gegenüberstanden. In einer einschlägigen Studie von Elisabeth Gnauck-Kühne wird darauf hingewiesen, das diese Ziffer der männlichen Ledigen größer ist, als die der Kriegsverluste. Und da auch in ruhigen Zeiten nicht alle weiblichen Personen heiraten, so würde sich nach dem Krieg im wesentlichen kein anderes Bild ergeben, als vor dem Krieg, besonders da nach dem Krieg die Ehewilligkeit steigt. „Ratsam ist und bleibt es dabei jederzeit, die Mädchen auf Ehe und auf Selbständigkeit, auf Hausmutterschaft und auf Erwerbsberuf vorzubereiten, entsprechend der Unsicherheit und Zwiespältigkeit des Frauenloses."

⁘

Die männlichen Ledigen zu werten, hat ein Ameri- „kaner, Prof. R. H. Johnson, von der Universität Pittsburg, versucht. Nach ihm sind die Ursachen der männlichen Ehelosigkeit:

1. Der Wunsch nach geschlechtlicher Abwechslung; 2. geschlechtliche Ansteckung; 3. Weiberhaß; 4. Mangel an Geschlechtsbedürfnis oder geschlechtliche Normwidrigkeit; 5. andere Minderwertigkeiten, die eine Verehelichung erschweren. Die Männer dieser Gruppen können vom Gesichtspunkte der Nachkommenschaft als unerwünscht bezeichnet werden.

Hingegen dürften die Männer überdurchschnittlich sein: 6. Die von einem Lebensziel, Beruf usw. derart erfaßt werden, daß sie auf die Ehe verzichten; 7. deren rechtzeitige Verehelichung durch allzu lange Schulbildung usw. unmöglich ist. Man könnte hieran anschließend noch eine Gruppe sittlicher Hemmungen aufstellen („unglückliche Liebe", Furcht, eine Familie nicht ernähren zu können, usw.).

Die Aufgabe ist nun nicht die wahllose Heranziehung aller Menschen zur Verehelichung, sondern die Förderung der Ehelosigkeit der Unerwünschten und die Erleichterung der

Heirat und Fortpflanzung der Überdurchschnittlichen. Daß übrigens die Verehelichung mit der Fortpflanzung nicht gleichbedeutend ist, sollte bekannt sein; *in Paris ist die Verhältniszahl der Eheschließungen im Steigen begriffen*, ebenso in der aussterbenden alteingesessenen *Bevölkerung Neuenglands.*"[1]

∴

Von den Männern über 50 Jahre waren in Deutschland vor dem Krieg 300 000 unverheiratet. Diese Männer gehören meist den oberen Schichten an, wo Wirtschaftsschwierigkeiten kein Ehehindernis mehr bilden. Diesem Überschuß lediger und familienfähiger Männer stand — als automatische Reaktion — eine von Jahr zu Jahr zunehmende und unter diesen Umständen sehr angezeigte *Frauenauswanderung* gegenüber. Der Frauenüberschuß *sank* dadurch — vorübergehend. 1882 betrug er ein Plus von 42 Frauen auf 1000 Männer im Heiratsalter; 1914 nur noch 26. Die Frauenarbeit hat — im großen ganzen — die Ehewilligkeit und -möglichkeit *gefördert.*[2]

Der tiefste Wert und Sinn der Ehe liegt für die Frau darin, daß sie ihr ein bedingungslos geachtetes Gehege bietet, das, wenn sie selbst es achtet, sie davor bewahrt, in geschlechtliche Abenteuer hineingezogen zu werden, durch die sie in die tiefsten und schreckhaftesten Abgründe des Lebens geraten kann. Es wäre Wahnsinn, die Schutztendenzen und Sicherungen zu verkennen, die in den Grundsätzen des Bürgertums und in denen der offiziellen Moral gegeben sind. Nur daß diese Moral eine meist geheimgehaltene Kehr- und Rückseite hat, in der sie ihren eigenen Grundsätzen Hohn spricht, *das* war es, was zu einer berechtigten Opposition, Neuuntersuchung und Umwertung führen mußte.

---

[1] Die Junggesellensteuer vom rassenhygienischen Standpunkt. Von G. v. Hoffmann im „Tag" vom 5. Juni 1917. [2] Vgl. Gertrud Bäumer „Von Heiratsaussichten und Heiratsalter", „Über Land und Meer" Nr. 3, 1914.

V

Auf einem Schiff Auf einer Seereise von Genua nach Amsterdam, auf einem
holländischen Schiff, kam in Genua eine große Reisegesell-
schaft deutscher Herren aus dem Rheingebiet, die von einem
Vergnügungsreisebureau durch die Schweiz und Italien geführt worden waren, an Bord. Es waren fast durchwegs sehr
sympathische Erscheinungen, der schöne Menschenschlag,
wie er am Rhein zu Hause ist, Männer in reiferen Jahren,
den sehr gut situierten Ständen angehörend, zumeist Fabri-
kanten und, natürlich, Ehemänner und Familienväter. Die
Hauptsensation ihrer Reise war für sie — das Bordell in
Mailand gewesen. Sie wurden blütenreich, dithyrambisch in
ihren Schilderungen, denen sich niemand in der Schiffsgesell-
schaft, auch Damen nicht, zu entziehen vermochte. Wobei
nicht gesagt ist, daß diese Herren sich tatsächlich an italienischen Orgien beteiligt hätten, — sie waren nur ihr Publikum
gewesen und hatten nicht versäumt, eine Fülle von photo-
graphischen Aufnahmen zu machen. Man konnte sich mit
ihnen nicht unterhalten, ohne Gefahr zu laufen, daß sie ein
derartiges Bildnis aus der Tasche zogen ... Die Erfahrung,
die man als Frau in dieser Gesellschaft machte, war die, daß
diese Männer jeden Reiz, den sonst das andere Geschlecht auf
eine Frau ausüben kann, — für sie verloren. Sie hätte sich
mit keinem von ihnen auch nur in ein einziges wirklich be-
lebendes Gespräch einlassen können, sie hätte, so allein sie
war, von keinem von ihnen eine Annäherung ertragen oder
dulden mögen.

VI

Bewegungen Unter den sozial- und sexualpsychologischen Erscheinungen des letzten Jahrzehntes fällt dreierlei am stärksten
ins Auge.

1. Der Geburtenrückgang.

2. Eine Bewegung zur Erweiterung der sexuellen Rechte der Frau.

Angesichts der von Jahr zu Jahr zunehmenden Schwierigkeiten der Eheschließung konnte man nicht dauernd auf dem Standpunkt verharren, daß der Frau geschlechtliches Erleben *nur* im Rahmen der Ehe erlaubt sein sollte, — so sehr dieser Rahmen auch als *Schutz* gedacht ist. In Tausenden von Büchern, Broschüren und Aufsätzen wurde diese Erweiterung der geschlechtlichen Rechte der Frau theoretisch begründet, und in der Praxis ergab sich deren Notwendigkeit von selbst. ,,Und doch braucht das ,entehrte' Weib sich nicht zu scheuen, dem Mann, der sie heiraten will, als Mensch zum Menschen zu sagen, was sie getan hat. Sie braucht nicht zu erröten, sie hat ihr Menschenrecht ausgeübt, und kein vernünftiger Mann wird sie deshalb weniger achten."[1]

Trotz allen Elends, das sich daraus — als Norm — ergibt, nimmt das uneheliche Geschlechtsverhältnis immer mehr zu. Daraus folgt, daß man jetzt, mehr denn je, deutlich machen muß, *wo* denn eigentlich der wirkliche Unterschied zwischen rein und unrein auf diesem Gebiete ist, *nachdem ehelich und unehelich nicht mehr ohne weiteres mit diesen Begriffen rein und unrein identifiziert werden können.* Und da ergibt sich klar und deutlich der Satz, der der Leitsatz meines Werkes ,,Das Wesen der Geschlechtlichkeit" ist:

,,Jede Schmach, die aus dem Geschlechtsleben sich ergeben kann, hat ihr Kriterium immer und ausnahmslos in der Vielheit bzw. in der Mehrheit. Jedes Geschlechtsleben ist beschmutzt, das sich nicht ausschließlich zwischen *zwei* Menschen abspielt."

Wer diesen Satz bekämpft, tut es nur deshalb, weil er ihm für seine eigene Person unbequem ist; er wird ihn aber sofort gelten lassen, als *selbstverständliche Forderung*, jener Person gegenüber, mit der er sich zu einem Lebens- oder *auch nur zu einem Liebesbund* verbinden will. Und all das namenlose Un-

---

[1] Dr. H. Paul, ,,Die Überschätzung der Jungfernschaft" in der Zeitschrift ,,Geschlecht und Gesellschaft", Bd. 99, S. 14. 1907.

glück des Geschlechtslebens, von den Gemütskatastrophen angefangen bis zu den Verwüstungen der Geschlechtskrankheiten ergibt sich nur: aus dem Bruch des monogamen Prinzips.

So *berechtigt* eine prinzipielle Erweiterung der Geschlechtsfreiheiten der Frau auch ist, so gerät sie durch diese Freiheiten, im heutigen Wirtschaftsgefüge, doch sehr leicht in die größten Gefahren, die es für ein Frauenleben gibt.

Die Katastrophe der Mutterschaft, *ohne* genügenden Schutz, wie er allein im Rahmen der Einehe bestehen kann, ereilt immer mehr und mehr Frauen, wie uns das beständige Steigen der Geburtenziffer der Unehelichen, im Gegensatz zu dem ständigen Fallen der Geburtenzahl der Ehelichen *beweist*. Und so sehr wir *jede Art von Mutterschutz* fordern und fördern, so sehr müssen wir uns doch davor hüten, die Frau zu einer Mutterschaft, in der der Vater des Kindes nicht zu seinem und ihrem Schutz und zu seiner und ihrer *Erhaltung* zur Stelle ist, zu ermuntern. Keinerlei Staatsunterstützung, — *wenn* sie jemals für die uneheliche Mutter und ihr Kind als fortlaufende Lebensrente erreicht werden sollte, — wird *jemals* einen Ersatz bieten für eine wirkliche Ehe und für ein *Vaterhaus*, weder der Frau noch ganz besonders dem Kinde. Derartige öffentliche Unterstützungen können immer nur minimale bleiben, wie wir ja in der Kriegszeit gesehen haben. Dennoch sind sie oft die *einzige* Rettung, die einzige Grundlage des Budgets, und es ist ein *schweres Unrecht*, wenn man einer Kriegerfrau deswegen die staatliche Unterstützung entzieht, weil sie noch anderwärts, durch Arbeit, ein paar Mark auftreiben kann. Denn es kann doch nicht angenommen werden, daß ein Mensch von 30 Mark monatlich leben soll, sondern nur, daß dies die Grundlage, die ihn vor Obdachlosigkeit — aber noch lange nicht vor dem Verhungern — bewahren kann, für ihn sei.

Wehe dem Kinde, dessen Erziehung nur aus Staatsmitteln oder durch öffentliche Wohltätigkeit, — der immer etwas Grausames, Entehrendes, Versklavendes anhaftet, — bestritten werden soll, oder durch die Arbeit einer schwachen Frau oder durch Alimente, die man womöglich auf dem Klageweg eintreiben muß! Wir brauchen nur an unser eigenes, behütetes, geborgenes Elternhaus zu denken und uns auszumalen, wie sich unser Schicksal *ohne* Elternhaus gestaltet hätte, um das Furchtbare einer solchen Situation voll zu ermessen!

Das uneheliche Verhältnis bietet also der Frau keine zureichend beschützte Mutterschaft. Es zwingt sie, — wenn sie die uneheliche Geburt verhindern will, — zu fortdauernder Verhütung der Empfängnis und meistens zur *Fruchtabtreibung*, die eine Lebensgefahr ist, sie ins Zuchthaus bringen kann, dauernde *Unfruchtbarkeit* und schwere Unterleibsleiden zumeist zur Folge hat.

Daher wird die *Jungfräulichkeit* bei der Eheschließung *immer* einen sehr hohen Wert bedeuten, — weil sie die Gewähr ist für die *biologische Intaktheit.* Nur dort, wo man auf generative Zwecke der Ehe aus bestimmten Gründen keinen besonderen Wert legt, tritt dieses Moment in den Hintergrund, desgleichen dort, wo die persönliche Sympathie für eine Frau ausschlaggebend ist, besonders wenn es sich um eine Frau handelt, die schon verheiratet war bzw. in einem eheähnlichen Verhältnis lebte. Dort aber, wo man ein *Mädchen* zu finden erwartet, wird man auf die Jungfräulichkeit berechtigten Wert legen. Allerdings hat nur *der* Mann dazu ein Recht, der selbst einen intakten Organismus in die Ehe bringt. —

Kürzlich stand ich am Grab einer jungen Frau. Mit 19 Jahren hatte sie sich, in blühendster Gesundheit, verheiratet, und die Eltern gaben ihr ein großes Vermögen mit. Der Ehemann übertrug ihr *sofort* — bei der ersten Vermischung — eine Syphilis *schwerster* Art. Das unglückliche junge Geschöpf verfaulte bei lebendigem Leib und war binnen Jahresfrist unter der Erde. Der Ehren-Ehemann hatte mit ihrem Geld das Weite gesucht, und die trostlosen Eltern verzichteten auf seine Verfolgung, — da ihnen das Geld doch ihr Kind nicht hätte wiedergeben können. Daß man sich für *solche* Männer und *solche* Ehen „rein" erhalten soll, — daß eine Frau kein

Liebeserlebnis gehabt haben darf, nur damit dann ein solcher Freier eine „Jungfrau" vorfinde, — dieser Grundsatz allerdings bedurfte einer Umwertung.

∴

Die dritte auffallende Bewegung des letzten Jahrzehntes ist die Erweiterung der Freiheiten der Jugend, die sogenannte „Emanzipation des Kindes". Hierüber habe ich im 2. Kapitel vom „Wesen der Geschlechtlichkeit" Näheres entwickelt und möchte nur hinzufügen, daß diese Bewegung hart an der Grenze war, an der die sichere Entartung erwartet werden konnte, die Geschlechtsentartung der Jugendlichen. In Rußland ist es zum sogenannten „Ssaninismus" gekommen, zu den verfrühten Liebesorgien schulpflichtiger Kinder im Pubertätsalter. Ganz besonders trübe muten aber die Schilderungen an, die, auf Grund 20jähriger Erfahrung, von der als musterhaft gepriesenen amerikanischen Jugenderziehung gegeben werden. Dort sind die „Rechte" der Kinder derartig unbegrenzte, daß ihre Verwilderung die Folge sein *mußte*. Ein Forscher, Karl L. *Henning*, gibt darüber ausführliche Schilderungen[1].

„Schon in der frühesten Jugend werden Liebschaften als ganz selbstverständlich angeknüpft, und in der Volksschule, noch mehr in der sogenannten high-school hat jeder boy sein girl oder sweet-heart und vice versa. Schulkinder von 7—10 Jahren schreiben sich Briefe, ,die weder zu Rechnen, Lesen oder Geographie in Beziehung stehen', und H. teilt aus eigenem reichen Material die Briefe eines 8jährigen Mädchens an einen ebenso alten Jungen mit, worin dieser unter anderem aufgefordert wird, ,mit ihr bis an den Morgen zu schlafen', was die darüber befragte Briefschreiberin dahin erläuterte: ,well, I don' know, we just will have some fun'. — Schwängerungen von 13—15jährigen Schulmädchen sind nach H. ,durchaus keine Seltenheiten'; ebensowenig heimliche Trauungen, ohne Ahnung seitens der Eltern, wobei dann, wenn die

---

[1] Archiv für Sexualforschung I, Heft 2.

Sache zur Konjunktion kommt, ‚die ganze Klasse für die Ge-
maßregelten einstimmig Partei ergreift und so lange von der
Schule wegbleibt, bis die Betreffenden wieder zu Gnaden aufgenommen werden'. Durchbrennereien und sensationelle Zei-
tungsberichte (natürlich mit Photographien des betreffenden Paares) sind ‚zahllos'; ebenso Zusammenkünfte in Bor-
dellen usw. — Als ‚charity girls' werden gefällige Mädchen
bezeichnet, die Männer an sich locken, mit ihnen in ‚Hotels'
usw. gehen, ohne aber eine Bezahlung dafür anzunehmen. Die
an den meisten high-schools bestehenden geheimen Gesell-
schaften (*fraternities* und *sororities*) tragen zur Beförderung
geschlechtlicher Ausschweifungen wesentlich bei. Venerische
Krankheiten sind erschreckend häufig; nach *Birdseyes* Er-
mittelungen an amerikanischen Colleges sind mindestens 20%
der Studenten damit behaftet, bevor sie ihren Lehrkursus beendet haben; nach einer anderen Angabe beträgt die Durch-
schnittszahl der Infizierten schon bei den ‚undergraduates'
30%. — *Ganz besonders schlimm steht es mit den Colleges, in
denen das System der Koedukation besteht.* Erschreckend sind
die über Häufigkeit der Syphilis unter den Jugendlichen mit-
geteilten Zahlen. In Chikago gingen während 27 Monaten
600 Kinder unter 12 Jahren durch die syphilitische Abteilung
des Cook County Hospital (ca. 15% direkt Syphilis, 85%
Tripper). In Denver waren (nach dem dortigen Richter *Lind-
sey*) von der gesamten schulpflichtigen Jugend mindestens
20% mit Syphilis behaftet. Von den die Schule besuchenden
Zeitungsjungen (newspaper boys, newsies) haben in Chikago
$1/_8$ venerische Krankheiten usw. usw. *Haus* und *Schule* sind
nach H. für die erschreckende Verkommenheit der Jugend
in gleicher Weise verantwortlich. Mit Recht wurde neuer-
dings auf eine Reform des gesamten Schulwesens ge-
drungen, bisher jedoch erfolglos. — ‚Amerika, du hast es
besser?'.

Diese Schilderung wurde hier im Wortlaut aufgenommen,
um der *deutschen Jugendbewegung* einen Wink zu geben —
eine Andeutung darüber, daß die *Autorität* der Eltern, die

Pietät vor dem sittlichen Gebot und die Begrenzung der wilden und unreifen Triebe des Kindes etwas durchaus Notwendiges ist. —

Die deutsche Jugendbewegung drückt sich vornehmlich in der Wanderbewegung, die, nach der Meinung vieler, übertriebene Formen angenommen hat, die an den pathologischen „Wandertrieb" erinnern — und in verfrühter Literaturbetätigung aus. Besonders dieser Drang ins Literarische scheint mir für ganz junge Menschen, die erst noch viel lernen und aufnehmen müssen, bevor sie etwas Selbständiges zu sagen vermögen, verfrüht. Der Wandervogel allein verfügt über 20 Zeitschriften! — — Eine pamphlethafte, schwülstig-erotische Broschürenliteratur von Schülern ist ebenfalls schon vorhanden, und neue Zeitschriften von der Jugend für die Jugend werden beständig begründet. — Alles das scheint mir eine Gefahr für die Entwicklung dieser jungen Leute, welche ihnen besonders die ernsthafte Vorbereitung für einen Brotberuf erschweren muß und sie frühzeitig zu falschen Illusionen und Überhebungen drängt. — Weniger wäre — auf diesem Gebiet — entschieden mehr.

VII

Das Kind und das Heim Als Lösung des Problems der Unehelichen und damit des Sexualproblems dachte man mit dem Grundsatz, „Die Kinder nimmt der Staat" oder *versorgt* der Staat, durchzukommen. Man wollte diese Möglichkeit durch immer neue Steuern und speziell durch eine sogenannte „Generationssteuer", an die jeder Mensch den *vierten* Teil seines Einkommens (!) zu entrichten haben würde, herstellen.

Das klingt zwar sehr rationell, es steckt aber, wie bei den meisten theoretischen Weltverbesserungssystemen, ein erheblicher *Mangel an Phantasie* dahinter und zwar an *solcher* Phantasie, die *sich selbst* — mit ihrer eigenen Person — in ein derartiges System hineinzudenken vermag. Derselbe Phantasiemangel machte sich auch in der Bewegung für *Frauen-*

dienstpflicht geltend! Erst als eine wirkliche Zivildienstpflicht für Männer kam und jeden Mann ein Grauen erfaßte, der gewärtig sein mußte, von seinem persönlichen Lebensberuf abkommandiert zu werden, um in einem staatlichen Betrieb zwangsweise arbeiten zu müssen, — bekam man vielleicht eine Ahnung davon, was die *Zwangsarbeit,* — die man über Schwerverbrecher verhängt, — für die Frauen bedeuten würde. Nichtsdestoweniger wurde sie von den „Führerinnen" der Frauenbewegung „gefordert!" . . .

Entsetzen erfaßt uns, wenn wir uns vorstellen, daß wir selbst als „Staatskind" zur Welt gekommen wären, dem Staat gehörend, vom ersten Atemzug an, von und beim Staat erzogen, — das kasernierte Kind! Denn daß der Staat jemals „Generationsrenten" in *der* Höhe, die zur Erhaltung einer Mutter mit ihrem Kind im *Privathaushalt* ausreichen würden, allgemein bezahlen könnte, ist nicht anzunehmen. Er würde bestenfalls die Kinder übernehmen und sie in Staatsinternaten — für vorwiegend militärische Zwecke — kasernen- und findelhausmäßig aufziehen.

Wenn wir uns vorstellen, daß wir selbst, anstatt bei Vater und Mutter, inmitten einer Familie, deren Liebstes wir waren, von grenzenloser Elternfürsorge betreut und über alle Klippen gebracht, (Krankheiten usw.) — auf Elternschutz und Elternhilfe noch als Erwachsene dringend angewiesen, — beim „Staat" aufgewachsen wären, wo wir von Jugend und Kindheit an *eine Nummer* vorgestellt hätten, — so möchten wir solche „Reformierungen" der Welt lieber *nicht* kommen sehen und auch unsererseits keine Kinder für *dieses* Schicksal in die Welt setzen!

> „Alles neu
> Macht der Mai!"

Aber auf *diesem* Gebiet ist das sehr gefährlich. Selbst wenn man nicht an die Tretmühle der Waisenhäuser denkt, sondern an Einrichtungen öffentlicher Art, die „auf der Höhe" stehen, so wird doch — so blitzblank, hygienisch und zweckmäßig alle diese Einrichtungen auch sind, — nie die vollständige Unterordnung des Individuums unter ein Reglement auszuschalten sein.

Nun muß sich der Mensch selbstverständlich in der Gesellschaft unter- und einordnen, der Erwachsene im Berufsleben, das Kind in der Schule.

Ein Plätzchen in der Welt muß er aber haben, wo er — er selbst bleiben kann, *einen* Schlupfwinkel, dem er die Prägung seines Persönlichsten geben kann. Dieses Heiligtum des Persönlichsten ist das eigene Heim, welches mit der *Familie* steht und fällt, — mit der Einehe, mit der Monogamie. Sogar das Gesetz beschützt das Heim, als die letzte, die einzige Verschanzung des Individuums, Hausfriedensbruch wird schwer bestraft, — und „mein Heim ist meine Burg" empfindet selbst der gehetzteste und ärmste der Menschen, solange er eben ein Heim noch hat und nicht auf öffentliche Asyle angewiesen ist.

Jede Kasernierung bedeutet eine Auflösung des einzelnen Ich zu dem Bruchteil einer unpersönlichen Maschinerie. Wehe uns, wenn wir, anstatt im *Vaterhaus,* — d. i. ein Haus und Heim, das der Lebensarbeit eines *Vaters* und *Gatten* sein Bestehen verdankt, — anstatt in der Obhut der Mutter, die sie uns nur angedeihen lassen konnte, weil der Gatte und Vater *es ihr ermöglichte*, im Nest zu bleiben und das Kind zu betreuen, — wenn wir, — anstatt im Schoß der monogamen Familie, — als *abgelieferte Gebärware* in der gesellschaftlichen Anstalt großgezogen worden wären!

Die Erziehungsanstalten, denen uns unsere Eltern zeitweilig anvertrauten, sind mit der obligatorischen Staatserziehung *nicht* zu vergleichen, denn dort bezahlten ja die Eltern für uns, und damit war *ihre Kontrolle* über die Art, wie wir es dort „hatten", gegeben; und wenn wir dort irgend etwas entbehrt hätten, — so konnten wir weg.

Wir brauchen uns nur vorzustellen, daß uns unsere Mutter — anstatt mit einem ernsten Gatten, dessen ganze schwere Lebensarbeit *der Erhaltung seiner Familie* gewidmet war, — in „freier Liebe" gezeugt, dann dem Staat abgeliefert hätte und zu neuem „Erleben" weiter geeilt wäre, — anstatt ihres Lebens *Kernpunkt* darin zu sehen, *die häusliche Situation* mit Mann und Kind zu erhalten, — — wir brauchen uns dies nur auszumalen, als unser eigenes Schicksal, — um alle Reformen, deren Konsequenz eine weitere Zunahme der unehelichen Geburten wäre, — abzulehnen und alles das, was den *Bestand der Familie* ermöglicht, — schützen zu helfen.

Von der „Gesellschaft" will ich, als Norm, für das Individuum keinerlei Gemeinschaftshäuser, — außer Krankenhäuser, wenn sie *unvermeidlich* sind, — keine Einrichtungen, durch die der Mensch dauernd gezwungen ist, seine privateste Lebensführung nach Schema und Drill zu ordnen, sondern von ihr will ich zur Sicherung des Individuums eine großzügige staatliche Versicherungsordnung, — neben privaten Versicherungen, — staatliche Renten, — die bei typischen Katastrophen des Menschenlebens mit Summen in barem Gelde aushelfen, — sonst nichts.

Und alle sozialpolitischen Einrichtungen, die sich *bewähren* sollen und die in Zukunft notwendig werden dürften, weil die Aufrechterhaltung der abgeschlossenen Familienform *immer schwerer* wird, — z. B. Einküchenhäuser, Kinderhorte usw. — müssen sich durchaus der Familienform nachbilden, müssen von überflüssigen, peinigenden Schikanen, die heute nicht nur der sogenannten „Caritas", sondern auch solchen öffentlichen Einrichtungen, die das Publikum selbst bezahlt, anhaften, — wofür die Kriegszeit viele Beispiele bot, — durchaus frei werden, wenn sie sich als notdürftiger Ersatz der ehemaligen *bürgerlichen* Lebensweise, die schon der „guten alten Zeit" anzugehören scheint, — bewähren sollen.

Die kapitalistische Entwicklung des modernen Industriestaats hat die Familiengründung in Gefahr gebracht, unterwühlt, sie tatsächlich in den geeigneten Jahren unmöglich gemacht. Der Geburtenrückgang war die Folge. Der *Mittelstand, der das Zentrum aller kulturellen Möglichkeiten* ist, wenn er sich frei und behaglich — jawohl behaglich — entfalten kann, wurde daran zermürbt. Denn produktive geistige und organisatorische Leistungen ergeben sich nicht aus fortdauernder Unbehagen, aus einem Leben, das mehr und mehr zur Wüste wird, — in der Geschlechtssphäre ebenso wie in der der Nahrung und in allen andern.

Die proletarische Familie, in der die Mutter in die Fabrik muß und die Kinder vielfach dem Frühtod verfallen, die keine Sicherungen für das Alter und keine für die Hinterbliebenen treffen kann, (wie heute auch kaum mehr der Mittelstand), — bietet keine wirkliche *Umfriedung der Existenzen*. Jede Familiengründung, die mit dem Erwerb der Frau rechnet, entbehrt der sicheren Grundlage. Die zunehmende *Unsicherheit* der Existenz ist aber der *Hauptgrund* des Geburtenrückganges[1]. Die relativ stärkste Lebenssicherheit findet sich in der *wirklich* monogam erhaltenen Familienform. Die Beschränkung der Zeugung auf die monogame Familie ist anläßlich des beengten Nahrungsspielraums unerläßlich. Nur *wirklicher planmäßiger Familiensinn* kann heute, — bei dem Gefahrenwirbel, der das Leben geworden ist, — die wirtschaftliche Existenz erhalten.

VIII

Fazit Das Fazit, zu dem ich, nach jahrzehntelanger Durchforschung dieser Fragen, gelangt bin, ist: generative Vorgänge, wie Schwangerschaft und Mutterschaft, aber meist auch schon die Erweckung von Liebesgefühlen *ohne* diese Konsequenzen, — die nicht den *dauernden* Zusammenhang der Beteiligten mit sich bringen, — müssen für die Frau schwere Katastrophen bedeuten. Sie vernichten ihr soziales Schicksal, ihre persönliche Ruhe und Geschlossenheit und — das generative Wohl! Und *dieses* vor allem — nicht aber die flüchtige Triebbefriedigung — ist *ausschlaggebend* bei der Aufstellung sexueller Normen.

Aus unserem Geschäftsbericht (Bund für Mutterschutz,

---

[1] Vgl. Siegfried Dyck, „Bevölkerungsprobleme“. Preuß & Jünger, Breslau 1917.

46

Ortsgruppe Berlin 1915/16) entnehme ich unter den zahllosen Spielarten weiblichen Schiffbruchs, dem wir nur notdürftige Hilfe bieten können, — den Fall eines jungen Mädchens aus den ersten Gesellschaftskreisen, das, als Rote-Kreuz-Schwester im freiwilligen Hilfsdienst, einen Sanitäter aus der gleichen Gesellschaftsschicht kennen lernte, „dem es zunächst in gemeinsamen literarischen und künstlerischen Interessen" (so ködert man das *moderne* Gretchen — nicht mehr mit Gold und Geschmeide!) „näher trat. Als sie zu uns kam, körperlich und seelisch gebrochen, stand sie kurz vor der Entbindung. Das Kind, welches zur Welt kam, war, wie wahrscheinlich *die Mutter auch*, mit einer *schweren Gonorrhöe* behaftet, die der Erzeuger übertragen hatte. Der Fall komplizierte sich besonders dadurch, daß der Vater des Kindes, *unter Berufung auf seine Krankheit, die Möglichkeit seiner Vaterschaft bestritt* (!). Auch die Familie des jungen Mädchens war im Begriff, sich von ihr loszusagen, so daß wir ihr einziger Beistand und Berater waren... Das Kind war nach vier Wochen an der ererbten Krankheit gestorben."

Zu seinem Glück.

IX

Der Kampf gegen die Geschlechtskrankheiten ist während der Kriegszeit mächtig in Fluß gekommen. Im preußischen Herrenhaus wurde diese Frage der Gegenstand großer Debatten, und hier wurde besonders auf die Notwendigkeit einer rationellen *Sexualpädagogik* der Jugend gegenüber hingewiesen[1].

Von Interesse ist, daß *ein* Generalkommando in Deutschland, das von Schleswig-Holstein, — zum erstenmal — ein positives *Verbot des Geschlechtsverkehrs* venerisch erkrankter Personen erlassen hat. Die Verfügung lautet:

„Die durch Übertragung einer ansteckenden Geschlechts-

Geschlechtskrankheiten

---

[1] Der Erbringer dieses Antrags war der verstorbene Generalgouverneur von Belgien, Freiherr v. Bissing.

krankheit auf eine andere Person verübte vorsätzliche oder fahrlässige Körperverletzung ist nach den Paragraphen 223 ff. und 230 des Reichsstrafgesetzbuches mit Strafe bedroht. Zur wirksameren Bekämpfung der Geschlechtskrankheiten *verbiete ich eine derartige Körperverletzung* im Interesse der öffentlichen Sicherheit auch auf Grund des Gesetzes über den Belagerungszustand und ordne zur Durchführung dieses Verbots folgendes an:

Wer an einer übertragbaren Geschlechtskrankheit leidet, hat die *Erkrankung unverzüglich*, nachdem er von ihr Kenntnis erhalten hat, bei der *zuständigen Polizeibehörde und dem Polizeiamte mündlich oder schriftlich anzumelden.*

Die Polizeibehörden sind berechtigt, Personen, die *verdächtig* sind, an einer übertragbaren Geschlechtskrankheit zu leiden, ärztlich, und zwar in der Regel amtsärztlich, *untersuchen zu lassen.* Solche Personen können zur ärztlichen Beobachtung und, soweit sie krank befunden werden, bis zur Heilung von der übertragbaren Geschlechtskrankheit in einem Krankenhause *zwangsweise untergebracht* werden.

Zuwiderhandlungen gegen vorstehende Bestimmungen werden gemäß § 9 b des Gesetzes über den Belagerungszustand in Verbindung mit dem Gesetz vom 11. Dezember 1915, soweit nicht nach den bestehenden Bestimmungen eine höhere Strafe verwirkt ist, mit *Gefängnis* bis zu einem Jahre, beim Vorliegen mildernder Umstände mit Haft oder mit Geldstrafe bis zu 1500 Mark bestraft.

Zuwiderhandlungen sind namentlich: 1. die Unterlassung der vorgeschriebenen Anmeldung einer übertragbaren Geschlechtskrankheit; 2. die Nichtbefolgung der von der Polizeibehörde im einzelnen Falle zur Bekämpfung der Krankheit getroffenen Anordnungen, z. B. das Nichterscheinen zur Untersuchung trotz Vorladung.

Für Militärpersonen tritt in Ansehung des Anmeldungs-, Untersuchungs- und Behandlungszwanges an die Stelle der Polizeibehörde die vorgesetzte Dienststelle."

Diese Verfügungen, ebenso wie die Einrichtung der vom

Reichsversicherungsamt geplanten *allgemeinen Beratungs-
stellen* für Geschlechtskranke — kommen — in der Praxis —
einer *allgemeinen Reglementierung* gleich. Während also bestimmte Bewegungen des letzten Jahrzehntes — besonders
die abolutionistische Bewegung — für die *Aufhebung* der Reglementierung der Prostitution eintreten — (meine Bedenken
gegen diese Strömung habe ich im Hauptwerk dargelegt) —
tendiert die Praxis, die wirkliche Prophylaxis gerade auf das
Gegenteil, indem sie *alle* Personen, die Geschlechtskrankheiten
übertragen könnten, zu erfassen und zu beobachten sucht. —

Das *einzige* Mittel, die Geschlechtskrankheiten jemals einzudämmen und schließlich ganz verschwinden zu machen,
liegt aber weder da noch dort — das sind Notbehelfe —, sondern allein in der Erziehung der Jugend, besonders der männlichen Jugend, zum monogamen Ideal. *Nur* dann, wenn junge
Menschen *rein* und gesund in die Ehe treten, mit einem *ge-
schonten* Instinkt- und Triebleben — und die Ehe dauernd
rein erhalten *wollen*, — wird es keine Geschlechtskrankheiten
mehr geben.

Während man aber nicht müde wird, auf diesem Gebiet
selbst für die schärfsten Zwangsmaßnahmen einzutreten —
so befürwortet z. B. Professor von Unger (Basel) die zwangsweise Internierung und Isolierung *jedes* Geschlechtskranken
und sei es durch *Jahre* — bis zur völligen Ausheilung —, nennt
man die monogame Forderung gerne eine Utopie! *Alles Mögliche* will man tun, um die Quelle der Völker- und Rassen-
verderbnis zu entgiften, — nur von der Promiskuität will man
nicht ablassen.

X

Es ist meines Erachtens gefährlich, das Bedürfnis nach Jugend-
geschlechtlichem Glück, das gerade der *junge* Mensch aufs erziehung
lebhafteste empfindet, in der Erziehung totzuschweigen.
Aber mit umso größerer Deutlichkeit muß gerade dem heran-
wachsenden Jüngling klar gemacht werden, worauf er *vor*

allem als Wählender und Werbender, sowohl als auch der, dem ein Weib seine Liebe schenkt, sein Augenmerk zu richten hat: auf die strengste Durchführung des monogamen Prinzips *beiderseits*. Man muß dem Jüngling klar machen, daß es keinen schändlicheren Mißbrauch des eigenen Gefühls und des Gefühls eines andern Menschen gibt, als den *Verrat* auf diesem Gebiet; daß hier der Kern jeder nur denkbaren Verwüstung liegt; daß ein Mann es verschmähen soll, mit einem Wesen zu verkehren, das gleichzeitig mit anderen Männern lebt und daß seine eigene Beschränkung auf *ein* Weib nicht etwa ein „Opfer", sondern ein *hoher Gewinn* ist; daß er nur dadurch vor entehrenden Abenteuern bewahrt bleibt, die den ganzen Menschen umbiegen und umbilden, im verhängnisvollsten und ungünstigsten Sinn; daß es kein größeres Glück in der Welt gibt, als das bedingungslose, feste Zusammenhalten zweier Menschen, das *allein* eine Welt von Widerständen, wie sie heute, mehr denn je, der Mensch vorfindet, zu besiegen vermag.

Man glaube aber nicht, hier mit nüchterner Pädagogik wirken zu können. Es heißt vielmehr hier, auf fast intuitivem Wege, in der Jugend — besonders in der männlichen, aber auch in der weiblichen — eine *Ahnung*, einen Instinkt erwecken dafür, daß es sich hier um überaus mächtige Gewalten der Natur handelt und daß *von den Strömungen des Geschlechtswillens das Schicksal selbst getragen wird*; daß jede Loslösung des Geschlechtlichen von tieferen *metaphysischen* Bedürfnissen — eine schwere Verheerung der eigenen Seele bedeutet.

Man muß, wie ich glaube, darauf hinweisen, daß es einen Eros gibt, der eine *Maske* trägt, — die Maske der Liebelei, der Brunst, — die eines Tages fällt und Furchtbares enthüllt.

Bei den *Mädchen* muß diese Erziehung dahin gerichtet sein, sie vor dem *Blendwerk des Eros* zu bewahren, ihnen über die *Fallen* der „literarischen und künstlerischen Gespräche" die Augen zu öffnen und sie dahin zu bringen, den *Charakter* eines Mannes mit offenen Augen anzusehen, — bevor sie sich ihm anvertrauen und alle jene Gewalten entfesselt werden,

die, *wenn* sie einmal wachgerufen sind, keine höhere Einsicht
mehr zum Schweigen bringt!

XI

„Er fühlte, ebenso wie ich, daß wir keine Zukunft zusammen Dunkle
hatten, daß er für mich nicht der Mann und ich für ihn nicht Gewalten
die Frau war. Und doch — wir lechzten nacheinander. Wir
hatten die Bande gelockert, ohne uns zu fragen, ob es zum
Glück war. Wir hatten entfesselt, was sich dann nimmermehr
durch eine bloße Erkenntnis oder durch einen höheren Befehl
zurückscheuchen läßt. Es war da, es wollte sich erfüllen. Wir
schleppten daran, wie an einer Kette, und ich fühlte, daß die
mögliche *Befreiung* voneinander von der Stillung dieses
schmerzlichen Hungers — abhing.

Ich tat das, was niemals eine Frau tun soll, was aber jede
Frau tun muß, *wenn sie erst so weit gelangte,* diese dunklen
Gewalten überhaupt sich entwickeln zu lassen. Ich sagte Guido
nicht, daß ich sein Gespräch mit dem Bruder belauscht
hatte ... Als er an diesem Abend kam, wurde ich die Seine...

Dann sagten wir uns Lebewohl. Ich riet ihm, nach Hause
zu den Seinen zu reisen, und ich habe ihn niemals wieder-
gesehen. Aber von da an wußte ich erst, daß es Gewalten gibt,
die, *einmal entfesselt,* keiner höheren Einsicht mehr gehorchen
und daß man sich darum vor dem Spiel mit diesen Mächten
hüten müsse, wie vor jedem Spiel, bei dem es um Tod und
Leben geht. Daß besonders für eine Frau hier Wahnsinn und
Untergang lauert. Vielleicht wäre ich zugrunde gegangen,
wenn Guido mich plötzlich verlassen hätte, ohne daß ich gewußt hätte, warum. Wenn ich mir gedacht hätte, daß er mich
mißbrauchte, wenn ich nicht ganz genau so empfunden hätte
wie er selbst und wenn ich jenes Gespräch nicht belauscht
hätte. Und ich fühlte, daß ein solches Erlebnis, zum zweiten-
mal, mich vernichten müßte"[1].

---

[1] Aus einer Novelle der Verfasserin „Kriegstrauung".

XII

Frühehe Um der Liebe willen verzichteten eine Menge der besten
und edelsten Frauen der letzten Epoche auf alle die Vor-
teile und Sicherungen, die die „Vernunftehe", die der Frau
Versorgung gewährleistet und ihr eine haltbare Lebensposi-
tion bietet, mit sich brachte. Sie nahmen die Zügel ihres
Schicksals selbst in die Hände und gingen mit hehren Idealen
Verbindungen mit jungen, unfertigen Männern ein, denen sie
im Lebenskampf Helferinnen in jedem Sinne sein wollten.
Die sogenannte Frühehe, als Ehe *erwachsener*, aber sozial un-
fertiger Menschen, die heute propagiert wird, auch von wissenschaftlicher Seite[1], war also schon da, und sie wurde durch
ungeheure Opfer, besonders der Eltern, oftmals ermöglicht.
Diese Mädchen überwarfen sich deswegen oftmals mit ihren
Eltern, kränkten und verwundeten sie tödlich durch diese
gefährlichen Mesalliancen, die für Vater und Mutter einer
vornehm und gediegen erzogenen Tochter, die sie gern in
guter Hut und in der *entsprechenden gesellschaftlichen Stellung*
gesehen hätten,—schweres Leid bedeuten mußten. Als Fazit
wurden sie vielfach von diesen Männern nicht nur getäuscht
und mißhandelt, sondern auch in dem, was ihre Anschauungen, ihre Ideale, ihre Gesinnungen gewesen waren, um deret-
willen sie sich mit der Welt überworfen hatten, — blamiert
bis auf die Knochen. Denn diese so idealistisch aussehenden
Jünglinge, die ihnen die Zauber des Liebesparadieses vorge-
gaukelt hatten, jener Ehe, in der die Frau vom Mann nicht
verlangt, daß er sie „erhalte" und „versorge" (sondern womöglich noch ihn erhält und versorgt —), drückten diese
Frauen in jedem Sinne in die Niederungen des Lebens und
entpuppten sich nicht selten als Geschlechtsabenteurer, die
zwar eine Frau höherer Art für fest, für dauernd (um ein ge-
sichertes Heim durch sie zu haben) haben wollten, denen

---

[1] Vgl. Prof. Dr. Sigm. v. Kapff, „Die Frühehe, ihre Voraussetzungen
und Folgen". Verlag W. Kohlhammer, Berlin W. 35.

aber im übrigen nichts fremder war als der Begriff der *inneren Bindung* der Ehe überhaupt. So sah die Frühehe aus, für die man so große Opfer brachte. Die Frühehe des jungen Mannes ist dringend zu wünschen — gilt es doch, sein Kostbarstes, seine Liebeskraft, vor der Verwüstung zu bewahren, — aber sie ist nur zu denken mit *ernst und monogam* veranlagten Männern, — sonst führt sie nur zu ungeheueren Katastrophen. So manche Frau fand sich in einer furchtbaren Hörigkeit.

Es gibt allerdings Fälle, in denen die Aufopferung einer Frau für einen Mann sich lohnt. Auch in dem Sinne, daß sie eine besonders schwierige Situation um seinetwillen auf sich nimmt. Wenn es sich um einen Menschen handelt, der ihrer Liebe wirklich wert ist, so werden *soziale* Schwierigkeiten diese Menschen *nicht* auseinanderbringen. Ein solcher Mensch wird aber auch diese Aufopferung der Frau zu schätzen wissen. Dieser Fall ist sehr selten und nicht als Norm anzunehmen. Alles nur auf *Liebe* stellen, *ohne soziale Umfriedung*, wie sie das Leben einer Frau braucht, dadurch zu gewinnen, ist ein lebensgefährliches Unterfangen, zumal wenn die Liebe — versagt. Und gerade heute, wo der Daseinskampf ein so eminent schwieriger geworden ist, muß man sein Hauptaugenmerk, besonders als Frau, darauf richten, nicht an einen Menschen von labilem Charakter, von übermäßig erhitzbarer geschlechtlicher Begier zu geraten, der sich nach allen Seiten hin verzettelt, — weil sonst eben alles einstürzt. Die Voraussetzung jeder Möglichkeit eines sozialen Aufstieges ist heute, mehr denn je, die, daß zwei Menschen, die eine Ehe schließen, unverbrüchlich fest zusammenhalten und in ihrer Gemeinschaft die Quelle ihrer Kraft finden.

XIII

Ein *sonderbares* und *erschreckendes* Kapitel „Frühehe" bietet eine während der Kriegszeit entstandene Bundesratsverordnung über die *Aufhebung* der Dispens der heiratenden *weiblichen Kinder* vor dem 16. Lebensjahr durch den

Das Gesetz vom September 1915

53

Justizminister und die Übertragung der Heiratserlaubnis *unter 16 Jahren* an die Amtsgerichte. An *diese* Art „Frühehe", die den *indischen Kinderehen,* die für den Kulturmenschen des Westens der Inbegriff der Scheußlichkeit und des *Wüstlingstums* sind, — gleichkommt, — hatte wahrlich kein Gelehrter und kein Sexualforscher, die für die Frühehe *sexuell vollreifer* junger Männer eintraten, — jemals in Europa gedacht. Das Unbegreifliche — „das Unzulängliche — hier wird's Ereignis".

Dr. Reinhold Jaekel nennt diese Bundesratsverordnung vom *September* 1915, die sich auf § 1303 des BGB. stützt, wonach jedes weibliche Kind *von sieben Jahren an* (!!) mit Dispens (der nun *erleichtert* werden soll), heiraten kann, — „eine Kulturschmach des deutschen Volkes" und führt die vernichtenden Urteile aller großen Naturforscher und Ethnologen über die *Kinderehe* an.[1]

Ob man auf *solche* Art — Bevölkerungspolitik treiben wollte?! Diesem Bemühen würde die Tatsache des frühen *Erlöschens der Fruchtbarkeit* zu jugendlicher, unentwickelter Frauen und die Geburt degenerierter, minderwertiger Kinder — entgegenstehen.

Ploß führt in dem Abschnitt über das *Heiratsalter* und die *Erstgeburt* bei den Kulturvölkern mit Recht aus: „Im allgemeinen kann man sagen, daß das Heiratsalter der Mädchen um so niedriger ist, auf je tieferer Stufe sozialer Kultur sich das betreffende Volk befindet."[1]

Dr. Reinhold Jaekel schreibt:[1] „Es ist nicht zu bestreiten, daß die Bundesratsverordnung vom September 1915 *eine unsittliche, eine kulturwidrige ist.* Die Gemeinheit der *perversen Greisenhaftigkeit* der damaligen Gesetzgeber ergibt sich aus den Beratungen des in der 2. Kommission gestellten Antrags, welcher *Vollendung mindestens des 14. Lebensjahres* seitens des weiblichen Kindes bei der Eheschließung fordert, *aber keine Annahme fand* (!). Abgesehen davon, daß es durch

---

[1] In der Zeitschrift „Die neue Generation", Februar 1917, Oesterheld & Co., Berlin. Herausgeberin Dr. phil. Helene Stöcker.

nichts zu rechtfertigen ist, wenn der Staat einem 14- oder 15jährigen Kinde, das selbst noch der Erziehung sehr bedürftig ist, das gesetzliche Recht gibt, Gattin, Hausfrau und Mutter zu sein. Der Staat handelt damit direkt unsittlich, indem er eine Geschlechtsgemeinschaft legalisiert und sanktioniert, die er sonst als *Verbrechen gegen die Sittlichkeit* unter Strafe stellt nach dem RStrG. vom 15. Mai 1871: ‚Wer ein unbescholtenes Mädchen, welches das 16. Lebensjahr nicht vollendet hat, zum Beischlafe verführt, wird mit Gefängnis bis zu einem Jahre bestraft‘.

Damit unreife Mädchen heiraten können und eine *degenerative Nachkommenschaft* in das Leben setzen, treibt der Staat Kuppelei und fördert die Unsittlichkeit. Das ist ein Verbrechen der greisen perversen männlichen Gesetzgebung und Verwaltung.

Der § 1303 dieses BGB. ist eine Kulturschmach des deutschen Volkes. Die Frauenwelt müßte insgesamt gegen dieses Schandgesetz protestieren und seine Aufhebung verlangen. Am Heiratsalter erkennt man den Menschen und die Kultur eines Volkes. Bei hochstehenden und intellektuellen Völkern *wird seitens der Männer frühaltrig und gleichaltrig geheiratet*, während die Frauen nicht vor dem 25. Lebensjahre heiraten und damit eine gesunde, vitale, große und schöne Nachkommenschaft erzeugen." (Dr. Reinhold Jäkel.)

XIV

Die Mißachtung des monogamen Prinzips von Jugend an, die Begünstigung des Triebes nach *vielseitigem* Geschlechtsverkehr muß vom Knaben- bis zum Greisenalter eine systematische schwere Entartung des *Mannhaften an sich* mit sich bringen. Von der „geilen Sucht", wie ich es im „Wesen der Geschlechtlichkeit" nannte, — bis zum Sittlichkeits- und Sexualverbrecher und zum Zuchthaus ist schließlich nur ein Schritt, und es kommt hier nur auf die Gelegenheit an.

Ist schon ein junger Mann mit vielseitig buhlerischen Gelüsten eine widerliche Erscheinung, so ist wohl das Zerrbild eines Mannes — ein Greis von solcher Art.

In die Breslauer Skandalaffäre, die sich in der Epoche vor dem Krieg ereignete, waren 72 schulpflichtige Mädchen verwickelt. Fünfzehn der beteiligten Männer begingen Selbstmord. Sie gehörten den verschiedensten Ständen an: ein Offizier, ein Polizeibeamter a. D., ein Bäckermeister, ein Hotelbesitzer, ein Badeanstaltsbesitzer, verschiedene Kaufleute u. a. Die Überlebenden unter den Verhafteten wurden zu mehrjährigen Zuchthausstrafen verurteilt. Die minderjährigen Mädchen sollen sich „wie richtige Dirnen herumgetrieben" und benommen haben.

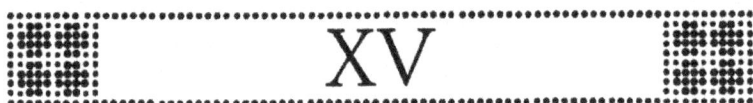

XV

Freiheit —
die ich meine

Es gab, in dieser letzten Epoche vor dem Krieg, in dieser Zeit eines unerhörten Verfalls, gewisse Freiheits - Siebenmeilenstiefel, die nicht nur zu babylonischer Sprach- und Begriffsverwirrung führten, sondern zur *Verelendung der Schicksale.*

Frei ist der Mensch, der — in erster Linie — über seine Zeit, die Einteilung seines Lebens und die Art seiner Beschäftigung frei verfügen kann. Also eine *Frau* nur dann, wenn sie in einer Situation lebt, die sie vor dem *Frondienst* in einem Brotberuf, zu dem sie nicht ein innerer Antrieb führte, *bewahrt.* Diese Situation bietet ihr also mitnichten eine scharf spezialisierte, mechanisierende Erwerbstätigkeit, die sie für 8—10 Stunden des Tages zur *Sklavin* macht, — sondern nur ein Elternhaus, in dem der Vater, oder eine Ehe, in der der Mann die Erhaltung der Familie übernimmt. — Wenn also *ein Mann* für sie Brot erwirbt, — dann ist sie relativ *frei,* und ihre Freiheit ist nur begrenzt von ihren natürlichen Pflichten als Leiterin des Hauses, Mutter der Kinder, Gefährtin des Mannes.

Man sah aber die „Freiheit" der Frau vielfach darin, daß sie sich von den „Fesseln" der Familie „befreite", — um dann in die Lage zu kommen, *fremden Leuten Sklavendienste zu leisten.*

Gewiß, eine Frau soll so erzogen werden, daß sie sich gegebenenfalls ihr Brot verdienen kann, — denn wenn sie das nicht planmäßig gelernt hat, nicht ausgebildet ist für einen spezialisierten Beruf, nicht die vorgeschriebenen *Etappen* dieses Berufes zurücklegte, — wird sie sich ihr Brot *nicht* verdienen können, wenn sie plötzlich in die Lage kommt, es zu müssen! Aber in diesem *Zwang*, — eine „Freiheit" zu sehen, ist eine von den öffentlichen Redensarten, die die Tatsachen auf den Kopf stellen.

Eine ebensolche verkehrte und irreführende Redensart ist die von der angeblichen „Erleichterung der Hauswirtschaft". — Durch die modernen Behelfe des Kochens auf Gas und der Wasserleitung bzw. der Warmwasserleitung soll die Hauswirtschaft angeblich — nach den Reden in den Frauenversammlungen — gegen früher *so* erleichtert worden sein, daß sie „keine eigentliche Arbeit" mehr sei!!

Die Damen, die so sprechen, haben nie selbst ein Mittagessen bereitet. *Das Gegenteil* ist wahr. Die Hauswirtschaft unserer Mütter und Großmütter war erleichtert, ja ein Kinderspiel gegen das, was heute eine Frau des Mittelstandes zu leisten hat, und zwar deshalb, *weil die Mütter und Großmütter des Bürgertumes billige und treue Dienstboten hatten,* während heute fast jede Art Bedienung für den Mittelstand *unerschwinglich* geworden ist. Diese Dienstboten von damals waren auch durchaus nicht beklagenswerte Opfer, die ausgebeutet wurden, es bestand ein gutes patriarchalisches Verhältnis zwischen ihnen und den Brotgebern, eine langjährige Verbindung, die meist auch mit dem Aufhören des Dienstverhältnisses, z. B. durch Heirat der Mädchen, nicht abbrach. — Die Dienstmädchen von heute, die jedes Vierteljahr — längstens — „ziehen" — und die Gewohnheiten von Schneppen vielfach in den Haushalt bringen —, die oft eine unerträglich gehässige und renitente Atmosphäre von Anfang an um sich verbreiten, — sind gewiß keine „Erleichterung" des Haushalts und der Hausfrau.

Heute heißt es für die Frau des Mittelstandes fast alles im

Hause *selbst tun*, und wenn sie dabei auch noch erwerben soll, so liegt hier eine unlösliche Situation vor.

Ähnlich sieht es mit den „Befreiungen" in der Erotik aus. Wenn ihre erotischen Rechte die Frau so „frei" machen, daß *kein Mensch* ihr gegenüber mehr Verantwortungen und *Verpflichtungen* hat, wenn ihr Intimstes ausgegeben wird, ohne daß sich für sie daraus *eine geebnete Lebensbahn* ergibt, — so ist das das Gegenteil von „Freiheit".

Frei — relativ wenigstens — ist eine Frau nur in einer guten Ehe mit einem sie beschützenden Mann, (es sei denn, daß sie über sehr große Vermögenswerte verfügt). *Dort* — in einer guten Ehe — ist sie die „Herrin" des Hauses, — die Domina, — nicht in der Vogelfreiheit oder im zehnstündigen Bureaudienst.

Wie weise die Sprache ist, erkennt man u. a. auch daraus, daß sie das Beiwort „frei" in Verbindung mit anderen Worten — vielfach zur Bezeichnung diffamierender, entehrender Verhältnisse anwendet: Freiwild, Freibeuter, vogelfrei, Freimädl, Freytöchter — der Ausdruck für die Prostitution.

Man wird, in bezug auf die Freiheit, die wir ersehnen, sich am besten an das Goethesche Wort halten:

> „Man kann in wahrer Freiheit leben
> Und doch nicht ungebunden sein."

XVI

Ehescheidung Die Ehescheidung immer mehr zu *erleichtern*, — darauf war die Reformströmung der letzten Epoche vor dem Krieg gerichtet, im Gegensatz zur Gesetzgebung, die die Scheidung seit 1900 erschwerte. Einerseits war dieser Wunsch nach Erleichterung der Scheidung dem wirklichen *Verfall* der Ehe zuzuschreiben. Da immer weniger Menschen das *Eheband* ernst nahmen, da die Ehe keine Gewähr mehr für den Bestand eines *monogamen* Verhältnisses bot, da die Unzuträglichkeiten, die sich daraus ergaben, gerade von modernen Menschen, mit sensiblen Nerven und Gefühlen, als eine Vergällung des

Lebens empfunden wurden, da das Hörigkeitsverhältnis der Frau zum Manne nachließ, — strebte man danach, aus einem Bündnis, das gebrochen und mißachtet worden war, in dem man keine Befriedigung mehr fand, herauskommen zu können. — In Wahrheit wächst aber, mit der zunehmenden Schärfe der geschäftlichen Lebensformen auf allen Gebieten, mit der immer größeren *Unsicherheit* der Existenz, mit der sich immer weiter verbreitenden Vereisung des Lebens — mit dem Anwachsen des luftleeren Raumes zwischen dem Einzelmenschen und der Gesellschaft, kurzum — mit der Amerikanisierung des Lebens — gerade auch wieder das Bedürfnis, sich in dieser „heulenden Einöde", wie ein Schriftsteller die moderne Großstadt treffend nennt[1], — ein Heim und die gesicherte, gefestigte Zusammengehörigkeit mit einem Menschen bzw. mit der Familie zu *erhalten.*

Von dem Kothurn einer stolzen Forderung der Frau: „Meine Ehe soll nur aus inneren Kräften leben, oder sie soll nicht sein"[2] — von dieser Forderung, die, wie Verfasser ausführt, gleichbedeutend ist „mit der Möglichkeit leichter Lösbarkeit des Bandes", wird sie in *dem* Grad „nachlassen" müssen — als sie das Leben, wie es ist, von Grund aus kennen lernt.

Da wird sie nämlich erfahren, daß man, auch als Berufsmensch, — irgendeine Kontinuität, irgend etwas *Bleibendes,* irgend etwas, wo man weiterbauen kann, kurz irgendeine Möglichkeit, sich vor einem Chaos von *Fragmenten* und immer neuen Experimenten zu bewahren und seine schon einmal ausgegebenen Lebenskräfte nicht gänzlich nutzlos vergeudet zu haben, — sich nur dann schafft und erhält, wenn man, den Menschen gegenüber, sich so verhält, wie jener weise Kakadu, von dem es heißt: „Er war ein großer Philosoph — drückt' stets ein Auge zu." — —

Eine Frau kann sich am allerwenigsten auf den Standpunkt stellen, der sich in Faustens Lebensprogramm ausdrückt, wel-

---

[1] Siegfried Trebitsch in der Novelle „Die Rache ist mein . . ." [2] Aus einem einschlägigen Artikel von Prof. L. von Wiese in den „Dokumenten des Fortschritts".

ches sogar ihn — am Schluß seines Lebens — mit Entsetzen er=
füllt:

> „Ich bin nur durch die Welt gerannt;
> Ein jed' Gelüst ergriff ich bei den Haaren,
> *Was nicht genügte, ließ ich fahren,*
> Was mir entwischte, ließ ich ziehn.''

Es heißt vielmehr für sie, — wenn *irgend* etwas bleibend
Wertvolles an ihrer Ehe ist, —: verharren. Auf dem Posten
bleiben, aushalten — durchhalten — so schwer es auch werden mag. Denn *Schwereres* bleibt ihr dadurch erspart.

Hier liegt ihre — vielleicht kosmische — Bestimmung. Sich
über das, was uns die Menschen schuldig bleiben, worin sie
uns enttäuschen, verletzen, entsetzen — übermäßig zu grä-
men, hat wenig Wert, wenn es auch bei tieferen und feineren
Naturen lange, sehr lange dauert, ehe sie dazu kommen, —
jenen Grad von Gleichmut und Unerschütterbarkeit sich zu
erringen, den nichts mehr umwerfen kann.

Besonders eine Frau — aber auch ein Mann — kann sich
nicht *fortwährend* scheiden lassen. *Dieser Abbruch ist etwas so
Furchtbares,* daß man besser tut, — und wenn auch sehr Böses
begangen wurde —, sich in die Weisheit des Christentums wie
in den tiefsten aller Brunnen hineinzustürzen und von da aus,
mit einem neuen Vorrat *positiver* Gedanken und Gefühle, —
mit denen allein man das Negative, das Böse, — überwindet,
wiederzukehren ... Zudem gibt es Verhältnisse zwischen
Menschen, die *unlöslich* sind bzw. deren Lösung — aus geheimen Gründen — schweres Verderben für beide Teile mit
sich bringt! Es gibt sogar Berufsbeziehungen und Freund-
schaften solcher Art — die innerlich nicht gelöst werden
können —, besonders aber stehen manche Eheverhältnisse
unter dieser *Bestimmung*. Was ich unter dem ,,Gattenband''
verstehe, habe ich im ,,Wesen der Geschlechtlichkeit''
dargelegt. Wo es empfunden wird, heißt es — bleiben. Umgekehrt gibt es Verhältnisse, oft sehr leidenschaftlicher und
lustbetonter Art, die *niemals* ein Gefühl *wirklicher* Verbundenheit mit sich bringen und sehr rasch — selbst gegen den
Willen der Beteiligten — zerfallen. Diesem Zerfall soll man

60

ebensowenig widerstreben, wie man — umgekehrt — dort
eine Lösung betreiben soll, wo ein sichtbarer oder unsicht-
barer, schicksalsbetonter Zusammenhang empfunden wird.

⁂

Eine sympathische, gut aussehende, gebildete Frau von
50 Jahren erzählte mir von ihren beiden Ehen. Der erste
Mann stand derartig unter dem Zwang geschlechtlicher Über-
reizung, daß er nicht selten mitten in der Mahlzeit aufsprang,
um zu einer Prostituierten zu stürzen. Schließlich verblödete
er und kam ins Irrenhaus, wo sie ihn jahrelang zu erhalten
hatte, ehe sie durch Scheidung loskam. Mit ihren zwei Kindern
stand die Frau völlig verarmt da. Da lernte sie ihren jetzigen
zweiten Mann kennen — als Kellner. Mit ihrer Hilfe gründete
er sich einen kleinen Laden, von dessen Ertrag die beiden
Leutchen mitsamt den zwei Kindern recht gut ihr Auskommen
finden. Das ganze soziale Niveau des Mannes wurde durch diese
Frau, die aus weit besserer Sphäre stammte, gehoben. (Die
Töchter des zugrundegehenden Mittelstandes müssen eben
unterkriechen, wo sie können.) Das Geschäft führt sie mit
ihm zusammen, und die Liebe — so sagte sie mir — sei immer
die gleiche, wie sie am Anfang war.

Aber — jedesmal — wenn der Mann geschäftlich verreisen
muß und von seiner Frau getrennt ist — fällt er. Jedesmal
wird dann — seinerseits diese Untreue sehr bereut und *ge-
beichtet*. Jedesmal ist er davon — geschlechtskrank. — —

Scheidung? Eine Unmöglichkeit für die Frau. Denn erstens
hat sie ihn lieb und er sie, und zweitens kann sie sich nicht mit
50 Jahren noch einmal mit ihren zwei Kindern in das Nichts
hinauswagen. Die gemeinsame Existenz ist es, die hier das
Band erhält, ebenso die Gutmütigkeit des Charakters des
Mannes, seine offene Natur, sein menschlich erschlossenes
Wesen. Wäre er ein Mucker und Heuchler, so würden seine
Abschweifungen jedenfalls noch schlimmere Folgen haben.

Dieser Fall — so kraß er klingt — ist noch der *harmloseste*
unter allen denen, die sich aus dem geschlechtlichen Treu-

bruch ergeben, den man ja auch einem Mann von wenig entwickelten geistigen Bedürfnissen nicht in dem Grade anrech-
nen kann, wie einem andern. Denn diese Ausschreitungen sind
temporärer Natur, sie tragen den Stempel eines Zwischenfalls.
Weit ärger läge die Sache, wenn es sich um einen jener Männer handeln würde, die sich überall in dauerhafte sogenannte
„Liebesbeziehungen" einlassen und mit einem solchen Geheimleben ihre Ehe fortsetzen. Es ist nicht anzunehmen, daß
derartige „Ehen" sich auf die Dauer erhalten. Eines Tages
kommt die Enthüllung, und die Wirkung ist dann eine so
furchtbare, daß nur ganz außergewöhnliche Umstände hier
jemals wieder ein gutes Einvernehmen schaffen können.

Alle diese Arten und Abarten, in denen Menschen ihr eigenes Leben und das ihrer Nächsten unterwühlen, kommen aus
einer dumpfen Unbewußtheit der Seele. Es sind unterbewußte
oder nur halbbewußte Kundgebungen eines *ererbten* Charakters. Es sind triebhaft dämonische Zwangszustände aus der
sexuellen und moralischen Sphäre, die diese Verwüstungen
heraufbeschwören. Hier ist die *Genesung des Willens* und
damit das Erwachen des Bewußtseins — alles.

Für den durch diese Vorgänge betroffenen andern Menschen,
der dadurch in eine von allen Seiten bedrohte und gefahrvolle
Lage gebracht wurde, — auf dem die Aufgabe liegt, die Situation einer Familie zu retten, — gelte als Richtschnur: — daß
er sich niemals mit dem *Dämon* eines Menschen auseinander-
setzen, niemals diesen Dämon zur Rechenschaft ziehen soll, —
sondern unverwandt den Blick auf sein ursprünglich Gutes,
Menschliches heften und nur *von daher* eine Sanierung erwarten soll.

⁘

Eine Frau kann immer wieder, durch Mißhelligkeiten
schwerer Art, gezwungen werden, eine Ehe oder eheähn-
liche Beziehung zu lösen. Daß dieses bloße Faktum, daß sie
geschieden oder in Scheidung ist, niedrigen Menschen Veranlassung gibt, sich an ihr moralisch zu vergreifen, fällt auf

dieseMenschen selbst zurück. In jeder gefährdeten, kritischen Lebenslage, wo weite Breschen der sie unter normalen Umständen schützenden Familienmauer offen liegen, eingerissen sind, —wird sich die Gemeinheit und die niedrigste Angriffslust in vielfachen Gestalten an eine Frau heranzudrängen suchen.

„Messalina! Wahrlich es gibt zu denken, daß man es diesem bis nahe der Würdegrenze anhänglichen Weibe nachrief. Vielmehr trifft,. in der Bedingtheit seiner Anwendung auf Marys übermäßige Leidensfähigkeit, Godwins Wort vom *weiblichen Werther* zu."[1]

In einem Abschnitt „Das Böse" habe ich im „Wesen der Geschlechtlichkeit" klar zu machen gesucht, daß man sich, in gefährdeten Lebenslagen, tunlichst von allen Menschen, von denen man Verrätereien und böswilligen Angriff zu befürchten hat, — zurückziehen müsse. Und das Glück, noch ein Elternhaus zu besitzen, wird einer Frau wohl niemals so klar werden als dann, wenn sie in die Verlassenheit, ins wildeste Leben hineingestoßen wurde und noch ein Heim hat, mit Vater und Mutter, wo sie ihre Wunden ausbluten kann. Hat sie es nicht mehr, ist sie in solcher Lebenslage darauf angewiesen, unter Fremden zu leben und wohl gar um ihr Brot zu kämpfen, — so sei ihr Gott gnädig!

„Alle leichten Ehescheidungsgesetze sind zum Frommen der Fessellosigkeit der Männer und ein Spott auf die Würde der Frauen." Dieser Satz von *Riehl* ist entschieden insofern richtig, als die historische Erkenntnis jener Ursachen, die *Bindungen* auf geschlechtlichem Gebiet überhaupt erschufen, dahinter steht. Diese Bindungen erfolgten vorwiegend zum Schutz der Frau, des Kindes, der Familie. Einen Schutz des Mannes stellen sie insofern auch dar, als dadurch auch er vor der Übernahme *neuer Verpflichtungen* — ohne daß die bisher bestehenden loyal gelöst wären — bewahrt bleiben kann oder soll.

Bei den Ehescheidungen während der Kriegszeit wurde mit besonderer Schärfe die Untreue von Kriegerfrauen von und

---

[1] H. Simon, „William Godwin und Mary Wollstonecraft".

vor den Gerichten bloßgestellt. — Natürlich wird kein Mann, der selbst nach dem Grundsatz lebt: „Was man nicht weiß, macht einem nicht heiß", *jemals* an die Treue einer Frau, an ihre sexuelle Bewahrung glauben können. Er nimmt stillschweigend an, sie mache es genau so wie er, und schon aus *diesem* Grunde wird die Ehe eines solchen Mannes — der die Frau beständig umlauert und verdächtigt — zusammenbrechen.

Verweigerung des Unterhalts der Ehefrau bei gleichzeitiger Fähigkeit der Unterhaltsgewährung war, auch während der Kriegszeit, ein besonders ins Gewicht fallender Scheidungsgrund; und während man im allgemeinen die Einkünfte eines Kriegsteilnehmers nicht pfänden kann, wurde in Hinblick auf die Unterhaltsrechte der Ehefrau eine besondere Novelle erlassen, die dies, da es sich um „offenbare Unbilligkeit" handelte, ermöglichte.

 # XVII

Sexualethik „Askese", besser gesagt — die selbstverständliche Sexualabstinenz, die ein Mensch aus zwingenden inneren und äußeren Gründen einhält, ist besonders in seelischen Krisen die *einzige* Möglichkeit, sein Ich wieder aufzubauen.

Auch hier kommt man mit den nur — rationalistischen Theorien der letzten Epoche, wonach die Abstinenz auf alle Fälle gesundheitswidrig sei, — vor ein Vakuum.

⁘

Während die Geburtenziffer der Ehelichen von Jahr zu Jahr in allen Staaten sinkt, — steigt von Jahr zu Jahr die Geburtenzahl der Unehelichen. Das beweist allerdings, daß mit diesem Faktum gerechnet werden muß, und zwar soziologisch sowohl als auch moralistisch. Es beweist, daß die soziale Zwangslage, die die Ehe mehr und mehr erschwert, nicht imstande ist, den stärksten Naturtrieb einzudämmen, und daß sich immer mehr Menschen das Recht nehmen, auf ein natürliches Geschlechtsleben, auch außerhalb der Ehe, nicht zu verzichten. *Dieses Recht muß auch anerkannt* werden, unter gewissen Einschränkungen. Und Ausgleichstendenzen in der doppelten Moral sind durchaus notwendig und wünschenswert. In meinem Buch („Wesen der Geschlechtlichkeit") heißt es: „Wenn wir auch von einer prinzipiellen Forderung der sexuellen Abstinenz bis zur Ehe, für den Mann sowohl wie für die Frau, absehen müssen und jedem Menschen *das Recht* auf Geschlechtserleben, *sofern es auf loyalem Boden steht* und sofern *die Konsequenzen dafür übernommen werden können,* zusprechen müssen, so haben wir doch zur Genüge auf alle Motive, die zur *größten Vorsicht* veranlassen, hingewiesen. Es ist ein Unterschied zu machen zwischen einem *prinzipiellen Recht* oder etwa zwischen der *Empfehlung* des außerehelichen Geschlechtslebens. Empfehlen läßt es sich im allgemeinen nicht, das *Recht* dazu muß, unter den obigen Einschränkungen, jedem Menschen gegeben werden, ohne daß ihn, im geringsten, wenn die genannten Voraussetzungen erfüllt sind, dafür Verachtung treffen kann."

XVIII

Man erhofft ein Reichsgesetz, wonach Kriegerbräuten mit unehelichen Kindern die Familienrechte ehelicher Mütter gewährt werden sollen. Interessant ist, daß hier das *monogame* Prinzip ausschlaggebend sein soll, d. h. diese Rechte nur dann der Braut gewährt werden sollen, wenn das Band zwischen ihr und dem gefallenen Krieger als eines, welchem eheliche Absichten zugrunde lagen, ohne daß aus der Familie jemand *Beschwerde* dagegen erhebt, — erkannt wird. Keinesfalls wird also eine „Kriegerbraut" legitimiert, wenn sich herausstellt, daß sie oder auch der Bräutigam gleichzeitig noch anderweitige Beziehungen unterhielten.

Unsere Hilfe im Bund für Mutterschutz rief eines Tages ein Mädchen an, welche wünschte, daß wir ihren „Bräutigam" — von fünf Müttern mit Kindern, die Alimentationsklagen

Kriegsreformen

gegen ihn erhoben, „befreien" sollten. Wir mußten ihr erwidern, daß wir ein Bund für Mutterschutz und nicht für Männerschutz seien und hätten ihr am liebsten geraten, sich selbst vor diesem „Bräutigam" zu schützen.

Werbung Daß ein „Bräutigam" nicht nur fünf, sondern auch hundert Frauen finden kann, zeigen die Fälle der **Heiratsschwindler**, zeigt ein Fall, wie der des Bela Kiss, der mehrere Mädchen, die sich ihm ergeben und ihm ihre Ersparnisse ausgeliefert hatten, tötete, die Leichen in Tonnen verlötete und immer weiter erfolgreich als Freier auftrat. — Kürzlich fand sogar eine Trauung in Weißensee statt, bei der der Bräutigam in Frauenkleidung erschien, wozu er die behördliche Erlaubnis hatte. — Auch ein derartiger „Mann" findet also eine oder mehrere Frauen.

Ob wir jemals eine Regeneration dieser verdorbenen und verkehrten Geschlechterverhältnisse erleben, ob jemals wieder ein natürlicher Werbekampf von seiten des Mannes und eine normale Auslese von seiten der Frau ermöglicht sein wird, ist nicht für alle Zukunft vorauszusagen. Das monogame Prinzip schiene — unter solchen Umständen — verloren, wenn es sich nicht durch seine eigene innere Gewalt dennoch durch die Jahrtausende erhalten hätte, nicht nur als ein sittliches Gesetz, sondern *als die unabweisliche Forderung jeder Sexualhingabe* zwischen Menschen — jenseits der Prostitution.

Die Sexualmoral, d. i. die Sexualbeschränkung der *Frau* wird erhalten — durch die drakonische Forderung der Gesellschaft; die des Mannes muß — durch die Frau erhalten werden. Dies ist wohl letzten Endes der Sinn und Zweck — des Ewig-Weiblichen.

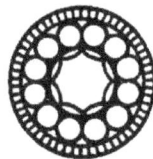

66

III. KAPITEL
DAS MONOGAME PRINZIP

1. Liebe und Treue. 2. Der sexuelle Treubruch. 3. Bedrohung der Ehe. 4. Sexualverzicht. 5. Buhlerei. Wirkungen. 6. „Natur" und Kultur. 7. Verrat. 8. Björnson. Die Huzulen. Körper und Seele. 9. Das eheliche Prinzip. 10. Familienzwist. 11. Der junge Mann und die Liebe. Das Dogma und Stigma der Epoche vor dem Krieg. 12. Besitz oder — Wechsel. 13. Seelische Verdrängungen. Die Sexuallinie der Zukunft. Cäsaren einst und jetzt. 14. Das einzige Mittel gegen die Geschlechtskrankheiten — Monogamie. Magnetismus der Treue.

I

Liebe und Treue In einem Roman von Michel[1] findet ein Mädchen auf dem Feld ein Knäuel Schlangen und will sie töten. „Laß sie," sagt ihr jemand, — „sie sind in der Liebe." — „*Das* ist ihre Liebe?" fragt das Mädchen entsetzt, — „sie sind *nicht zwei* — sie sind ein ekler Haufen." — „Das ist die Liebe — der Schlangen." Und ihre Sichel fährt hinein.

Ein erotisches Vergnügen ist durch den Todesstoß, den man damit *dem* Menschen versetzt, mit dem man sich sein Leben und seine Zukunft aufbauen wollte, — zu teuer bezahlt. Auch ist es unrichtig, zu glauben oder zu sagen, daß dieser Akt mit dem Augenblick vergeht. Er hat vielmehr vielfache Folgen, äußerer und *innerer* Natur, besonders solche auf die eigene Seele. Aber auch wenn dieser Akt gar keine Folgen hätte, so würde er doch genügen, um *dem* Menschen — an dem dadurch ein Verrat begangen wurde, einen psychischen Chock zu versetzen, der vielleicht nie wieder zu beheben ist.

Nur wenn es sich um eine Anziehung handelt, die *so* stark ist, daß man dafür die bisherige Verbundenheit *zu opfern bereit ist*, ist es relativ gerechtfertigt, wenn man ihr folgt, — wobei man „nur" noch die Gefahr läuft, um einer Illusion willen eine Lebensbeziehung geopfert zu haben, — niemals aber dann, wenn sie nur zu Verknotungen führt, die an die „Liebe" der Schlangen erinnern.

Was ist Treue? Der Wille nach unbedingter *Erhaltung* einer Gemeinschaft und das Bewußtsein ihres Wertes.

Wer jemals mit dem Gedanken auch nur spielte, ob er mit dem oder jenem bzw. der oder jener nicht besser „daran" wäre, der hat seine Ehe schon gebrochen — wie Christus es ausdrückt: „Wer ein Weib *ansieht*, ihrer zu *begehren*, der hat mit ihr schon die Ehe gebrochen in seinem Herzen." Und der legt, selbst wenn es nur Gedankenverrat bleibt, doch schon den Keim des Zerfalls in seine eigene Ehe.

---

[1] In der „Neuen Rundschau" erschienen; aus der Erinnerung zitiert.

Denn wer solche Gedanken hegt, der betrachtet diesen Bund *als ein Provisorium* und der ist ständig seelisch darauf vorbereitet, diesen Bund, den die Treue eines Lebens zum festesten Rückhalt dieses Lebens machen soll, bei irgendeinem Anlaß preiszugeben. — Wer sich solchen Gedanken und Gefühlen überläßt, der verrät seinen Gefährten auf Schritt und Tritt, er handelt an ihm, wie sein schlimmster Feind und wird es, wenn der Bruch erfolgt ist und noch irgendwelche Differenzen, die sich aus der Loslösung ergeben, dazukommen, — offen werden. Denn für die *Feindschaft* zu diesem Menschen, — die gefährlichste, die es gibt, — war er durch sein Geheimleben schon lange prädisponiert. Daher die Ausartungen und Bösartigkeiten bei Scheidungsprozessen, die Entladungen von Haßmagien, die dabei erfolgen, alles übertreffen. — Solange das Band noch hält, werden diese Abschweifungen zu beständigen Kränkungen und Ungerechtigkeiten führen, und es hängt nur von dem *Temperament* des andern Menschen ab, wie lange er diese Situation, diese beständigen Stachelungen und Reizungen, aushält.

Treulos sein ist der tiefste Makel eines Charakters. Nicht umsonst hat das Germanentum diesen Wesenszug der *Treue* als die höchste Vollendung des ritterlichen Menschen empfunden. Treu sein ist gleichzusetzen der germanisch-ritterlichen Devise „Ich dien'", — denn treu sein heißt, das Ich mit seinen wechselnden Begehrlichkeiten unterordnen einer höheren Idee, die das Leben der verbundenen Menschen leiten und der man dienen soll.

Auch falsche Freunde sind eine Erscheinung, vor der einen lautern Menschen ekelt. Falschheit ist das Merkzeichen subalterner Naturen. Für eine wenn auch nur relative Anhänglichkeit ist ein besserer Mensch fast unbegrenzt dankbar. Auch in den Kämpfen des Lebens legt er in seinen Berufsbeziehungen den höchsten Wert auf jene *Treue*, die seinem innersten Wesen, seinen Bemühungen und seinem Wirken dargebracht wird, um so mehr dann, wenn es heißt, — einer

schöpferischen Kraft, die sich ihren Weg erst bahnen muß,
auf diesem Weg — Treue zu wahren.

Es liegt etwas sehr Schmerzliches darin, innere Beziehungen
— welcher Art sie auch gewesen sein mögen — abbrechen
zu müssen.

⁝

In das tiefste Elend stürzen sich Menschen andauernd —
durch Treulosigkeit. Der falsche Eros ist es, der ihnen die
Sinne verblendet und das Gemüt betört. Der buhlerischen
Liebe steht, als eine ganze Welt des Gegensatzes, jene Liebe
entgegen, die ein Heimatgefühl gibt, die die wirklichen Heim-
stätten errichtet, der allein jeder Kult des Herzens gelten soll.

„Ganze Geschlechter schöner Wesen, die einst die Erde be-
lebt haben, sind an *Entwicklungsabirrungen* untergegangen.
Die Natur kann auch die Menschheit fallen lassen und dafür
die den guten Instinkten *strenger* gehorchenden Wesen heran-
züchten. *Der monogamische Instinkt ist von der Natur er-
züchtet. Bricht ihn die Menschheit im ganzen und dauernd wieder, so bricht sie mit ihm zusammen.*"[1]

Derselbe Autor fährt fort:

„Wenn aber die Männer so rechtlos verfahren, wie ich es
weiter oben angedeutet habe, dann wird die Frau sich allmählich das Recht selbst holen müssen, das ihr versagt wird.
Schon bei vielen sittlichen Fortschritten im Tierreich wie
unter den Menschen waren die *Weibchen* die stetig und still
treibenden Faktoren. Sie haben zuerst *Ausschließlichkeit im
Geschlechtsverkehr* geübt, sie haben *zuerst geschlossene* Ehe geschaffen, sie haben allmählich die polygamische Ehe zur
monogamischen übergeleitet, sie haben die Menschheit zur
lebenslänglichen monogamischen Ehe geführt, sie werden
auch unbewußt und bewußt im Dienste der großen Entwicklung Mittel finden, sie zu befestigen und die Abirrungen zu

---

[1] Aus einem aus einer wissenschaftlichen Zeitschrift fortgelegten Blatt.
Der Anfang des Aufsatzes mit dem Titel und dem Namen des Autors
ging mir verloren.

bekämpfen, freilich erst, nachdem ihrer schon viele Millionen zum Opfer gefallen sind. Es besteht jetzt schon eine *starke Bewegung unter den Frauen* in dem Sinne, daß sie die *bösen Erfahrungen in der Ehe nicht mehr verheimlichen.* Sie sind sich darüber klar geworden, *daß ein Leben ohne Ehe nicht so schlimm* und jedenfalls in weit mehr als der Hälfte der Fälle dem Leben in der Ehe, wie es heutzutage in der Regel sich gestaltet, vorzuziehen sei. Sie haben entdeckt, daß die Ehe gar nicht notwendig das Ziel aller weiblichen Wesen zu sein braucht. Die Frauen werden beruflich gebildet und wirtschaftlich selbständig genug, um einen *unwürdigen Bewerber* abweisen zu können. Sie werden unwiederbringlich mehr und mehr aufgeklärt über das Treiben der meisten Männer, und dieses Wissen wird ihre eigene Sittenreinheit nicht stören; sie werden die Männer besser beurteilen lernen, *bevor sie einen Entschluß fassen.* Diese Umwandlungen sind im vollen Begriffe, sich zu vollziehen, ohne daß Eifersucht und Brotneid der Männer diese naturnotwendige Entwicklung zu hemmen vermöchte. Die gut beanlagten Jungfrauen *müssen und werden dazu gelangen, ihrerseits an den Mann, mit dem sie sich zu verloben im Begriffe stehen, die Forderung der Reinheit, d. h. der Keuschheit vor der Ehe und der Ausschließlichkeit in der Ehe, in aller Bestimmtheit zu stellen mit gleichem Rechte, wie sie der Bräutigam an die Braut stellt."*

Wenn auch dieses Ideal der vorehelichen Keuschheit des Mannes im allgemeinen vielleicht zu hoch gespannt ist und sicher nicht von den Frauen als Forderung erhoben wird, — so ist doch *die* Forderung in jeder Liebe da, — die in dem andern einen Menschen finden will, für den „alles Geschlechtliche" nicht nur ein „Gleichnis" oder eine Angelegenheit der Routine, sondern ein tiefes Erlebnis ist. Das setzt eine besondere Art der geschlechtlichen *Vergangenheit* voraus, während für die Gegenwart und Zukunft überhaupt nichts andres gelten kann, als die Vorstellung der Ausschließlichkeit.

Alles das, was sich als Forderung hier ergibt, ist als „Bedingung" nur dann zu verstehen, — wenn man — wie ich es

im Vorwort zum „Wesen der Geschlechtlichkeit" ausdrückte
— *mit jemandem sein Glück sucht.* Erwartet man sein Glück
nicht von ihm, ist er einem gleichgültig oder antipathisch,
— so kann auch die Forderung der Treue nicht gestellt werden, — wohl aber die: dem andern über sich klaren Wein ein-
zuschenken. Empfindet man aber ein Band, das man fürs
Leben erhalten will, — so vergegenwärtige man sich, ob Verlockungen der geilen Geschlechtsgier es *lohnen,* — *diesem*
Menschen — sich zu entfremden.

Ich begreife sehr wohl, daß es Zwangslagen gibt, die Menschen bestimmen, ihren Glückshunger heimlich zu stillen und
— oft aus Schonung — lieber Betrug zu üben als ein Heim
und eine Ehe zu sprengen, — ich bezweifle nur, daß dabei für
alle Teile etwas Befriedigendes herauskommt. Es wird aber
auch niemandem, der sich betrogen fühlt, der sich auf eine
Sandbank gesetzt empfindet, ein Vorwurf daraus zu machen
sein, — wenn er selbst betrügt, ja selbst dann nicht, wenn
er das Band zerbricht. Das *schlechte Zusammenleben* erzeugt solche Situationen, und dieses Zusammenleben ist oftmals nur deshalb schlecht, weil der Wille zur Treue fehlt.

Tragisch wird der Fall nur dann, wenn Menschen, die sich
ursprünglich von ganzem Herzen gut waren, dadurch aus-
einanderkommen, — wenn etwas, was einem lieb war, einem
plötzlich durch und durch verekelt und verdorben ist.

Es gibt nun eine Art Männer in der neueren und neuesten
Zeit, die angeblich — in der Theorie, die keine Grenzen kennt
und grau ist — auch der Frau — *ihrer* Frau — alle Freiheiten
geben — um sich, gestützt auf *diesen* „Vertrag" — die ihre
zu wahren. Wird ein solches „Angebot" wirklich gemacht,
so bedeutet es die schwerste Beleidigung, die Gefahr der Ver-
sumpfung der ganzen Familie, und zudem ist es meist nichts
andres, als eine verlarvte Verabschiedung, oft auch eine Falle.
In einigen wenigen Fällen ist es etwas Harmloseres: eine intellektuelle Dummheit, — wie denn „Intellektuelle" meist die
am unsichersten instinkthaft Orientierten sind. Die Intellektualität ist oft nichts andres als ein Gegenbemühen gegen

eine *organische Schwäche*, — das Bemühen, ein Manko des Instinktlebens durch geistige Übungen auszugleichen. Intellektualität *und* ein scharfer Instinkt für das Wesentliche, Richtige und Wahre findet sich nur sehr selten vereint. —

Dieser „Vertrag" auf gegenseitigen Ehebruch steht schon darum auf ungleichen Füßen, weil es dem Mann gar nicht einfallen wird, die Frau wirtschaftlich erhalten zu wollen, wenn sie mit andern lebt; wenigstens auf die Dauer nicht. Auf einmal wird er sich, der erst alles nur auf „innere" Dinge stellte, — auf die Gesetze berufen. Sie hat sich „mitschuldig" gemacht und darum — bei einer Scheidung — den Anspruch auf Unterhalt verwirkt. Sie wird daher aus einem Leben der sozialen Geborgenheit und der persönlichen Unabhängigkeit sich zu einer Sklavenfron verurteilt sehen. Der Mann, in den Händen fremder Weiber, die nur darauf lauern, seine Ehe zugrunde zu richten, wird, auch wenn er ursprünglich die Absicht hatte, für die Frau zu sorgen, sehr bald dieser Absicht entfremdet werden und wird auch, *in neuen Verbindungen*, nicht nach zwei oder mehreren Seiten hin das Nötige beschaffen können.

Es gibt allerdings Fälle, wo dem Trieb nach geschlechtlicher Ungebundenheit *nicht* das loyale Gefühl für eine Frau, die einem Mann ihr Schicksal anvertraute und ihm als seine Frau ein Heim bot, zerstört. Sie sind selten. Ich kenne ein Ehepaar, das sich äußerlich trennte, weil der Mann — „leben" wollte. Er verübelte es der Frau nicht im geringsten, daß auch sie nicht vereinsamt sein mochte und sorgte mit derselben Treue für ihren standesgemäßen Unterhalt, für ihre unabhängige Existenz, wie früher. Eine Erbschaft, die ihm zufiel, legte er sofort auf ihren Namen an. Das innere Band zwischen diesen beiden Menschen, die einander die Schmach des Verrates erspart hatten, bestand weiter, es festigte sich sogar während dieser so loyalen Trennungsperiode und — während der Schrecken des Krieges — fanden sie sich aufs neue.

Überhaupt kann jede Sexualentgleisung leichter verwunden werden, als die häßlichen Charakterzüge, die meist *durch* diesen Verrat — ans Licht kriechen. Ein gewissenloses Verhalten in *den* Fragen, die die fundamentalsten sind, — in ökonomisch-wirtschaftlichen Fragen, scheidet Menschen weit gründlicher, als eine sexuelle Verirrung. Auch hier muß man festhalten, daß ein Mensch unter dem Zwang einer Sexualhypnose sehr viel Böses tun kann, ohne daß sein *Wille* dafür voll verantwortlich zu machen ist. Nirgends offenbart sich der wirkliche, der angestammte *Charakter* eines Menschen in dem Grade auf eine meist schreckenerregende Art, — nirgends kommt so viel bodenlose Gemeinheit zutage als dann, wenn ein Mensch unter demoralisierendem geschlechtlichen Einfluß oder überhaupt unter geschlechtlichen Reizungen unguter Art steht. Da öffnen sich — die Abgründe.

> „Und der Mensch versuche die Götter nicht
> Und begehre *nie und nimmer* zu schauen,
> Was sie gnädig bedecken mit Nacht und Grauen."

∴

Ein Offizier schreibt mir, indem er von seiner 12 Jahre währenden glücklichen Ehe berichtet: „*Ich kann Ihnen aus Erfahrung sagen, daß es etwas Wundervolles ist, wenn sich alle sexuellen Erinnerungen, Gedanken und Wünsche nur auf e i n Weib konzentrieren.*"

Das metaphysische Etwas, das, was uns in die Knie zwingt, — ist die Liebe in metaphysischem Sinn. Das Geschlecht aber — losgelöst vom Metaphysischen — ist der Götze, der rohe, mächtige, heimtückische und furchtbare menschenfressende Götze.

II

Der sexuelle Treubruch Es sei ohne weiteres zugegeben, daß man einen Menschen sehr liebhaben kann, so lieb, daß er einem in gewissem Sinne unersetzlich ist — und dennoch zum Treubruch kommt — Mann sowohl wie Frau. Beim Mann vollziehen sich solche Ausbrüche der Libido, des Detumeszenztriebes mit rapider

Schnelligkeit, — ehe er sich recht besinnt, ist es schon „geschehen". Bei der Frau bedarf es einer Belagerung, die, wenn sie hier nicht ganz feste, auf Überzeugungen beruhende Grundsätze hat, mit ihrer Niederlage im wörtlichsten Sinne endet. Es ist im tiefsten Grunde das Bedürfnis nach einer Steigerung des Lebensgefühles, welches Menschen auf diese Art zum geschlechtlichen Treubruch bringen kann. Es ist das, was Männer zumeist „nur körperliche Beziehungen" nennen, was aber gerade nicht nur körperliche Beziehungen sind, sondern das Bedürfnis nach Rauscherlebnissen. So sehr wir auch hier sagen müssen: „Alles verstehen, heißt alles verzeihen", und so wahrscheinlich es ist, daß eine edle Frau und auch ein edler Mann hier Vergebung gewähren wird, wenn der Fall vereinzelt bleibt, wenn der Hang dazu überwunden wird und wenn der Gesamtcharakter der andern Person es wert ist, — so können wir uns doch nicht der Erkenntnis verschließen, daß die Gefahren eminent große sind, und daß man darum den Willen der Menschen lieber dahin lenken soll, auf diese Art von Erlebnissen, die sich an jeden Menschen herandrängen, lieber zu verzichten und dem Bunde seiner Ehe in diesem Sinne „Opfer" zu bringen, die in Wahrheit nur Opfer scheinen, in tieferem Sinne aber Bewahrungen vor Unheil sind.

Die Gefahr für den Mann besteht darin, daß er in Verbindlichkeiten hineingerät, die höchst folgenschwer sein ganzes weiteres Leben belasten können: Schwängerungen, Abtreibungen, uneheliche Kinder usw. Ferner die Gefahr der Geschlechtskrankheiten. Und hier fängt das Verbrechen gegenüber der eigenen Frau und Familie an; endlich, intime Beziehungen, die ihn mehr und mehr den Seinen entfremden, — was dann, wenn diese Beziehungen eben erhalten werden sollen, die schwersten Folgen für den häuslichen Frieden hat. Endlich, der Fall in seiner Steigerung, — daß er einer von den gefährlichen Dirnen ins Garn gelaufen ist, die ihn systematisch von den Seinen abzieht, — ein Fall, der gewöhnlich den vollständigen Ruin der ganzen Familie mit sich bringt.

Der eine Fall, — der selten ist, — daß sich einem verheirateten
Mann ein edles und gutes Weib uneigennützig hingab, weil
sie ihn liebt, sein eigenstes Ich für das ihre eine vollkommene
Ergänzung bot, — in diesem seltenen Fall wird das monogame Prinzip am mächtigsten im Gefühl der beiden Menschen sich geltend machen, und die eine oder andere Beziehung wird geopfert werden, und tiefe Schmerzen werden
bereitet werden müssen. Im übrigen wird sich ein solches
Weib, wie das eben geschilderte, nur dann einem verheirateten Mann hingeben, wenn sie annimmt, er lebe nicht mit
seiner Frau. Es ist ausgeschlossen, daß eine Frau von edler
Art mit einem Mann freiwillig wird leben wollen, der außerdem noch mit einer anderen verkehrt.

Bei der Frau sind die Gefahren die, daß sie dort, wo sie
entflammt wird, auch ihr Herz hingibt und so zu verhängnis-
vollen Entschließungen getrieben wird, deren verhängnis-
vollste die ist, ihre Ehe zu lösen. Tut sie das nicht, so läuft
sie Gefahr, als Ehebrecherin mit Schimpf und Schande davon-
gejagt zu werden. Und sie kommt, vor allem, wenn sie ihre
Beziehung geheim halten will, in die unhaltbare und für eine
bessere Frau ganz unmögliche Lage, mit *zwei* Männern leben
zu sollen. Auch hier wieder macht sich die Gewalt des monogamen Empfindens geltend, welches solche Situationen bei
besseren Menschen nicht duldet.

Ehebruch durch das physische oder seelische Versagen des
einen oder andern Teiles ist zwar entschuldbar und begreiflich, — aber nicht minder gefährlich. Handelt es sich um die
Eingehung eines intimen Verhältnisses, während man mit
einem Mann oder einer Frau verbunden ist, mit der man in
Wahrheit nicht in sexuellem Verkehr steht, — so ist das vor
dem Gesetz zwar formal ein Ehebruch, nicht aber in Wirklichkeit, denn es ist kein Bruch des monogamen Prinzips. Man lebt
ja dann nicht mit zweien, sondern mit einem Menschen.
Immerhin ist die höchste, die reinste, die metaphysische Idee
der Ehe die, daß man sich so tief mit dem andern Menschen
verbunden fühlt, daß auch sein physisches Versagen den

andern nie dazu verleiten wird, eine andere Bindung einzugehen, weil das innere Band damit auf jeden Fall bedroht ist; daß bei echter innerer Bindung auch jahrelange Trennung kein Grund ist, die Treue zu brechen, ist für Menschen von tieferem Empfinden Selbstverständlichkeit.

Der Bruch einer Ehe, in der jede Neigung, jeder Wert des einen für den andern Menschen geschwunden ist, — einer durch und durch verfehlten und unglücklichen Ehe, die dennoch nicht gelöst werden kann, — ist ein sehr typisches, trauriges Kapitel, das sich von selbst erledigt. Viel Gutes wird auch bei einer solchen Beziehung nicht herauskommen. Immerhin gab es in der älteren Generation genügend Ehen, die aller Freuden entbehrten und in denen dennoch ein höherer sittlicher Standpunkt, besonders der Frau, oft aber auch des Mannes ein anderweitiges Sichschadloshalten verbot. *Den Kindern kam das zugute.* Unsre Untersuchung beschäftigt sich aber eigentlich überhaupt nicht mit jenen Ehen, die in Wahrheit in einem tieferen Sinn es innerlich nicht sind, in Ehebeziehungen, in die ein Mann hineingeht mit dem Trost: „Es gibt ja noch Mätressen", oder eine Frau nur um einen Futterplatz zu haben. Unsre Untersuchung beschäftigt sich mit der Ehe von Menschen von besserer vertiefter Kultur, für die diese Bindung wirklich eine innere Bedeutung hat und die dennoch in die Gefahr geraten können, sie zu brechen.

Ein lebens- und temperamentvoller, geistig bedeutender Mann, in jeder Hinsicht eine anziehende, sympathische Persönlichkeit, hat eine liebe, feine, sanfte, kleine Frau, deren Mangel an erotischem Temperament aber so offenkundig ist, daß man es begreiflich findet, daß dieser Mann hier nicht sein Genügen findet. Zu verargen ist hier nichts und zu verurteilen noch weniger; auch ist es begreiflich, daß die beiden Menschen, schon um ihrer Kinder willen, die Ehe dennoch aufrecht zu erhalten wünschen, daß also die Frau hier eine sehr tiefe, sehr weitgehende und sehr edle Resignation übt. Nur daß eine solche Ehe eine *glückliche* zu nennen sei, — bestreite ich, und daß ein solches Verhältnis als Richtschnur gelten soll. Der Mann, als durchaus „modern" und tolerant gesinnt, gibt ohne weiteres zu, daß er seiner Frau dieselben polygamen Rechte zugestehe, die er sich selbst nimmt, bzw. polyandrische. Vor dieser nun auch auf die andre Seite erweiterten Möglichkeit wird einen normal empfindenden Menschen schon ein leises Grauen überschleichen, und man wird sich fragen, wozu denn diese beiden Menschen überhaupt als Geschlechtswesen verbunden bleiben sollen. Dank der Hemmungen und des Mangels an sinnlichem Bedürfnis der Frau kommt es nicht zur Ausnützung dieser Erlaubnis. Wäre ihr Temperament aber nicht ein frigides, sondern auch nur eines von normaler weiblicher Leidenschaftlichkeit, so würde sich ein Rattenkönig von Komplikationen ergeben, die die Ehe ohne Zweifel eines Tages dennoch zum Einsturz bringen müssen, was übrigens auch so zu erwarten ist. Denn es ist wahrscheinlich, daß dieser Mann eines Tages an ein Weib geraten wird, das ihn besser ergänzt und daß diese Frau dann sein häusliches Kompromiß nicht in Kauf nimmt, sondern ihn vor ein Entweder — Oder stellt. Das monogame Prinzip wird früher oder später dennoch zu seinem Recht gelangen.

Ein bekannter Dichter lebte in seiner ersten Ehe beständig in Abschweifungen. Als er die beherrschende Geliebte fand, war die Scheidung, die sie forderte, die sofortige Folge. Sowohl mit seiner ersten Frau als auch mit seinen Kindern blieb er in innigstem Kontakt, und diese Scheidung dürfte allseitig, nach langen tiefen Schmerzen, als eine Erlösung empfunden worden sein. Die zweite Frau, die ihn beherrschte, sagte mir, das Unbegreifliche sei ihr, daß seine erste Frau seine fortdauernde Untreue ertragen und geduldet hat. Wenn er ein Weib auch nur ansähe, ihrer zu begehren, wie es in der Schrift heißt, würde sie ihn verlassen. Die Toleranz einer Frau ist also durchaus das Produkt, abgesehen von wirtschaftlicher Abhängigkeit, eines mehr oder minder passiven und resignierten Naturells.

Und wenn selbst dieser so weitgehend tolerante Mann, von dem früher die Rede war, eben deswegen, weil seine Ehe für ihn unbefriedigend ist, ein Liebesverhältnis anknüpft, das ihn halbwegs erfüllen soll, so wird er doch bei seiner Geliebten nicht wieder einen andern Mann vorfinden wollen, — sondern er wird erwarten, daß er sie allein besitze. *Niemand auf der Welt wird seine Zärtlichkeiten jemandem zuwenden wollen, der die seinen anderwärts hinträgt.* In diesem Falle wird sich die Empfindung immer ins Gegenteil wandeln. Das monogame Empfinden bzw. die monogame Forderung ist also wohl sicher als ein *Naturgesetz* anzusprechen, zumindest unter den höheren Lebewesen. In der Praxis empfindet das jeder Mensch ausnahmslos. Und der Grund, daß es in der Theorie bestritten wird, liegt nur darin, daß ein jeder in solchem Falle sich als den aktiven und nicht als den passiven Teil sieht. Aktiv will er sich alle Freiheiten wahren, — aber das gleiche zu erdulden, — dafür würde er sich bedanken.

Nun haben in früheren Zeiten, besonders die Frauen, auf diesem Gebiet eine durch die Verhältnisse erzwungene größere Toleranz geübt, und so kam es zu der „doppelten Moral". Die Frauen damals wurden sehr jung und unfertig verheiratet, hatten gleich eine Menge Kinder und im allgemeinen keine besonderen persönlich-subjektiven Ansprüche an Liebe und Ehe. Auch hatten die Männer der früheren Generation im allgemeinen mehr Haltung in der Ehe; auch ihnen war das Band etwas Ernsteres, als den heutigen Menschen. Moderne Menschen schließen so einen Bund aber beiderseits mit ganz bewußten inneren Ansprüchen; die Frauen legen das Hauptgewicht nicht mehr auf die Versorgung — obwohl sie das oft bitter büßen — sondern auf das innere Verhältnis. Und wenn dieses in die Brüche geht, — wie es durch den Treubruch am ärgsten geschieht, — bleibt eben — nichts.

III

Jedem Menschen, der heute auch nur ein Dach hat, wird dieses Stück Besitz und Stellung mißgönnt. Jede Ehe ist eine Art Kartell, welches von den Außenstehenden mit böswilli-

Bedrohung der Ehe

gen, neidischen, hämischen Augen von vornherein angesehen wird. Wer kennt nicht die Redensarten: Er ist zu gut für sie, oder: sie ist zu gut für ihn. Der Islam sagt: „Meide die Bekannten, sie mißgönnen dir das Wenige und das Viele." Sind nun zwei Menschen wirklich fest und treu verbunden, — so kann niemand an sie heran. Merken aber diese feindseligen Elemente, die jede Ehe umlauern, daß da eine Bresche ist, so schiebt sich von dieser Stelle aus, alles das, was ich Ratten und Schlangen nannte, von da hinein, bis das Haus von ihnen unterwühlt, *so* unterwühlt ist, daß es einstürzt.

Die hohe Achtung und die Liebe, die ein Mann vor aller Welt seinem Weibe erweist, die unbedingte Treue, die er ihr hält, in jedem Sinne, ist der beste Lebensschutz für ihn selbst und umgekehrt. Man kann kurz behaupten: solche Familien, die zusammenhalten, kommen hinauf, und die, die nicht zusammenhalten, wo einer den andern verrät, herabsetzt, beständig an ihm zerrt und sich dafür mit andern kartelliert und verbündet, die kommen herunter.

Ebenso wie das Verbrechertum von der Wissenschaft als Abweichung von der Norm erkannt wurde, als ein Atavismus aus jener Urzeit der gemeinen und direkten Triebbefriedigung, ohne Rücksicht auf die Umwelt und die Folgen, — ebenso ist ganz gewiß das Bedürfnis nach gleichzeitiger mehrseitiger Geschlechtsbefriedigung, ohne Rücksicht auf das, was sich daraus ergibt, ein Atavismus aus den Zeiten der Hordenehe, ein Rückschlag rohester Instinkte, die noch keine von den Anpassungen und Beschränkungen erfuhren, durch die sich die Menschheit zu ihrer Höhe entwickelte. Der verfeinerte Mensch hat dieses Bedürfnis nach gleichzeitig vielseitiger Geschlechtsbetätigung durchaus nicht. Er hat vielmehr das Bedürfnis, alles, was er an Liebeskräften an geschlechtlicher und seelischer Hingabe und an den entsprechenden Ansprüchen besitzt, auf *einen* Menschen zu übertragen bzw. von ihm zu empfangen. Aus diesen höheren, zentralisierenden, erotisch-sozialen Instinkten entwickelte sich — die Ehe. Erst wenn dieses Verhältnis gebrochen, zerstört, zertreten wird, wird ein solcher Mensch vielleicht wieder innerlich frei, für die Möglichkeit, anderweitig sein Liebesbedürfnis zu befriedigen. Ein solcher Mensch liebt immer — so oft ihn ein brutales Schicksal auch zum Abbruch zwingen mag — monogam.

Gerade weil wir größere Freiheiten auf diesem Gebiete anstreben und damit rechnen müssen, daß eine immer größere Anzahl von lebensvoll empfindenden Menschen sich — durch die Erschwerung der Ehe — diese Freiheiten in immer weiterem Maße nehmen wird und nicht selten dazu gezwungen ist, — gerade deswegen müssen wir doch endlich einmal klarmachen, unter welchen *Voraussetzungen* diese Freiheiten allein berechtigt sind, im eigenen Interesse derer, die sich sie nehmen. Denn man kann doch nicht den Frauen anraten, sich in wilde und zermürbende Verhältnisse hineinzustürzen, sich an Männer zu verschenken, die dieses Bündnis nicht ernst nehmen, nicht hochhalten, so daß in wenigen Wochen oder Monaten schon wieder das traurige Finale da ist. Einmal an geschlechtliches Leben gewöhnt, wird die Frau um so schwerer entsagen können, und wenn sie dann wieder und immer wieder an Männer gerät, die ihre Hingabe mißbrauchen, indem sie dieses Bündnis nicht rein erhalten, — oder an solche, die einen unerträglichen Charakter offenbaren, — so wird ein Schiffbruch dem andern folgen. Die monogame Voraussetzung ist *das mindeste*, was man von jedem Sexualverhältnis jenseits der Prostitution verlangen und erwarten muß. Es ist das mindeste, was auf diesem Gebiet *anständiges Menschentum bedeutet.*

IV

Und gerade deswegen, weil es durch den Frauenüberschuß, Sexualverzicht durch den verkehrten Werbekampf dazu gekommen ist, daß ein auf Liebe gegründetes Verhältnis in- und außerhalb der Ehe fast nirgends mehr wirkliche Geborgenheit bietet, weil es soweit gekommen ist, daß kein besseres Weib mehr beruhigt *seine Seele in ein solches Verhältnis hineinbetten kann,* ohne in der brutalsten Weise enttäuscht zu werden, — darum sage ich etwas voraus, was ebenso sicher eintreffen wird, wie der „Gebärstreik", den ich mir anzukünden erlaubte, als man die Möglichkeit dazu noch verlachte: den Sexualstreik oder *Sexualverzicht* der besseren, der vornehmeren weiblichen Elemente, der übrigens schon im Gange ist. Nicht aus asketischen Grundsätzen, nicht aus bürgerlicher Tugend bleiben heute schon so viele begehrenswerte und begehrte Frauen und Mädchen lieber allein, sondern deswegen, weil sie auf allen Gebieten der Erotik nur ganz abnormes Unheil sehen und ähnliche Erfahrungen auch selbst machten. Ein junges, schönes, 26jähriges, sehr reiches und vornehmes Mädchen erklärte mir, sie werde niemals heiraten und noch weniger ein Verhältnis eingehen, weil sie überall nur Mißbrauch sehe, in und außerhalb der Ehe. So manches „Altjungferntum" ist als gar nichts andres aufzufassen, — denn als freiwilliger Sexualverzicht, weil die dem erotischen Leben anhängenden „Nebenerscheinungen" allzu abschreckende sind.

In der „Vossischen Zeitung" hat vor längerer Zeit Dr. Felix Teilhaber darauf hingewiesen, daß die Ziffer der Ledigen unheimlich wächst. Er hat festgestellt, daß in Groß-Berlin heute, d. h. damals, etwa 20% ehefähiger Frauen ledig sind, während es vor einer Generation kaum die Hälfte war. In Dänemark soll eine Versicherungsgesellschaft ins Leben gerufen werden gegen Ehelosigkeit. Die versicherten Frauen sollen, falls sie bis zur Vollendung des vierzigsten Lebensjahres nicht verheiratet sind, eine laufende materielle Unterstützung erhalten. Dieses Unternehmen scheint mir außerordentlich zeitgemäß.

Daß bei komplizierteren Persönlichkeiten die erste Verbindung nicht gleich die einzige fürs Leben sein wird, wird sich sehr oft ergeben. Es muß daher mit einer Sukzession, einem eventuellen Nacheinander auf diesem Gebiet gerechnet werden. Jedes Verhältnis aber, wenn es überhaupt irgendeine Befriedigung mit sich bringen soll, ist nur monogam zu denken. Der Schmutz liegt in meiner Auffassung nicht in dem

Nacheinander, in der Sukzession, so schmerzlich sie auch sein mag, und so sehr es jeder Frau zu wünschen ist, davor bewahrt zu bleiben, sondern in der gleichzeitigen geschlechtlichen Mehrseitigkeit, die jedem Menschen von normalem Empfinden Schauer einflößen muß. Natürlich wird der Wille nicht nur zur Ausschließlichkeit, sondern auch zur Dauer bei jedem ernsten Bündnis vorausgesetzt.

Das, was jeder im Auge hat, dem sein Geschlechtsleben auch etwas Metaphysisches ist, ist der Wille zu einer guten, dauerhaften, auf Ausschließlichkeit beruhenden, legitimen, d. h. allseitig anerkannten Ehe. Daher eine wissende Frau dort, *wo sie eine Ehe nicht wünscht,* auch ein Liebesverhältnis ablehnen wird, — niemandem *Rechte* an sich geben wird, dem sie nicht *alle* Rechte zu geben bereit ist. Alles das, was die Ehe von der freien Liebe unterscheidet — und zwar zum Vorteil der Ehe, sofern sie wirklich eine ist, — habe ich schon im ersten Teil meiner Untersuchung „Die sexuelle Krise", besonders aber im Hauptwerk „Das Wesen der Geschlechtlichkeit" eindringlichst entwickelt.

Aus der großen Reformströmung auf diesem Gebiet, die ungefähr um 1900 herum einsetzte, ist sehr viel Enttäuschung insofern erwachsen, weil die Reform sozusagen in umgekehrter Reihenfolge vor sich ging. Man wollte und brauchte erweiterte Freiheiten auf sexuellem Gebiet. Man nahm sich sie. Da aber eine grundlegende moralische Läuterung meist nicht vorangegangen war, erwuchs aus dem Ansturm gegen die bürgerlichen Konventionen, die dort, wo sie eingehalten werden, tatsächlich einen weitgehenden Schutz gegen Mißbrauch bieten, viel Unheil, besonders für die Frau. Erst, wenn eine durchgreifende Läuterung im Gebiete erotischen Erlebens sich vollzogen haben wird, wenn es eine wirkliche innere Kultur gibt in dieser Frage, auch männlicherseits, dann werden erweiterte Freiheiten etwas organisch und naturgemäß sich daraus Ergebendes sein, während sie heute meist nur zu schweren Katastrophen führen.

Im Vorwort zum „Wesen der Geschlechtlichkeit" habe ich

gesagt: „Monogamie ist allerdings nicht immer Liebe. Aber Liebe ist immer — Monogamie." Ich füge hinzu: wenn ich die Wahl habe zwischen gesicherter Monogamie — gesichert durch den Charakter, die Neigung und die Grundüberzeugungen des Mannes — ohne „Liebe" im Sinne von immerwährend flammender erotischer Brunst, oder aber diese „Liebe", dieses Strohfeuer der Leidenschaft, ohne gesicherte Monogamie, so wähle ich, mit tiefster Dankbarkeit für ein solches Geschick, das erstere. Denn das letztere würde mich nur zur mißbrauchten, hörigen Geschlechtssklavin machen, — das erstere hingegen gibt mir die Gewähr, daß meine Hingabe im wichtigsten Punkte der Gemeinschaft hochgehalten wird und damit Gewähr und Halt für die Dauer dieses Bündnisses; nicht nur auf den Willen zur Dauer kommt es an, sondern besonders auf den Willen zur Ausschließlichkeit. Wenn die gewahrt wird, wird sich meistens auch die Dauer erhalten. Während umgekehrt, wenn die Treue gebrochen wird, auch die Dauer in ständiger Gefahr ist und sich meist *nicht* erhalten wird, trotz des ursprünglichen Willens dazu.

Darum meidet jeder, der die freie Wahl hat, ganz instinktiv, die sexuelle Dauerverbindung mit einem Typus, von dem ihm dieses Schicksal des Geschlechtsverrates zu drohen scheint. Und so wie kein Mann ein Weib heiraten will, das erotisch vielseitig entzündlich ist, wie ihm oft eine reizlosere Frau, wenn sie nur *sexuelle Stabilität* zu besitzen scheint, als Frau, willkommener ist, — ebenso wird auch eine entwickelte, wirtschaftliche selbständige und urteilsfähige Frau diesen Typus Mann, der sich überall entzündet, zur Ehe ablehnen, d. h., sie wird ihm ihr Schicksal, ihr intimstes Seelenleben und besonders auch ihren Körper nicht anvertrauen wollen. Unter „Frauen, die man nicht heiratet", versteht man jenen oben geschilderten Typus. Denselben Typus gibt es für die bessere Frau, sofern sie überhaupt eine Wahl und genügende Lebenserfahrung hat — auch im männlichen. Mit solchen Männern, wenn sie Bildung und gute Manieren haben, unterhält man sich, — aber man heiratet sie nicht. Es sei allerdings zugegeben, daß sich gerade der Mann der letzten Epoche sehr oft von einem dirnenhaften Frauentypus angezogen fühlte und sich sogar von ihm unterjochen ließ. Desgleichen Frauen von entsprechenden Männern. Diese Erscheinung spricht sehr deutlich für einen Verfall der generativen Instinkte.

V

Der typische Ehebruch männlicherseits erfolgt meist nicht um einer großen Leidenschaft willen, sondern — um nichts. Bloß aus dem Trieb nach möglichst vielseitigen Sexualeroberungen. Wer von diesem Trieb besessen ist, der hat den gefährlichsten Bazillus, den es gibt, im Leib, und derartig Behafteten weiche man aus. *Buhlerei*

. Die Buhlerei lag in der Luft, in der allgemeinen Stimmung, in der Atmosphäre.

. In bezug auf das monogame Prinzip hebe ich nochmals hervor, daß ich nicht einmal so weit gehe, zu behaupten, daß eine Ehe keinesfalls gebrochen werden darf oder soll, — denn darüber entscheiden zwingende innere Bedürfnisse und tausend Umstände, die von Fall zu Fall anders liegen, — ich behaupte nur, daß eine Ehe, die gebrochen wird, keine *glückliche* Ehe mehr ist, daß sie in sehr vielen Fällen zerrüttet werden und sehr oft einstürzen wird. Und zwar ist es fast einerlei, ob es sich um offenen Treubruch oder um heimlichen Verrat handelt. Der offene Bruch ist oftmals eine Erlösung, — wenn er auch im ersten Moment als Katastrophe empfunden wird, — der heimliche Verrat ist die schleichende Pest, die jedes ehelich-erotische Verhältnis auf die Dauer unterwühlen muß, *weil da beständig im geheimen dritte Personen in der feindseligsten Weise eingreifen.* Für die Aufdeckung dieser Zusammenhänge, die der geheime Verrat schafft, für die Umbildung des Charakters, die sich daraus ergibt, glaube ich ein ganz ungewöhnliches, bis dahin vollkommen geheimes Material in meinem Werk „Das Wesen der Geschlechtlichkeit" erbracht zu haben. Ich glaube etwas aufgedeckt zu haben, was *Wirkungen* seit Jahrtausenden seine verheerenden Wirkungen übte und üben konnte — weil es dem Bewußtsein der Menschen entzogen war, und ich glaube, gerade mit diesem Teil der Untersuchung mir einiges Anrecht auf Dank erworben zu haben.

Von der monogamen Forderung ablassen, das Gewissen der Menschen in diesem Punkt mit irgendwelchen hohlen Freiheitsphrasen benebeln, die Hemmungen lockern und auflösen, — das hieße, die Menschen dazu treiben, daß sie den Boden, in dem ihr Schicksal wurzelt, sich selbst abgraben. In der Erfahrung wird es jeder, der es versucht, erleben, daß er, wenn er einem Menschen, der ihm vertraute, die Treue brach, für ihn so *entwertet* ist, daß nur durch besondere Schicksalserlebnisse und -läuterungen das Band jemals wieder geknüpft werden kann. Die Wirkung auf die Umgebung wird niemals ausbleiben. Die echte wirkliche Freiheit, nach der wir streben sollen, ist die: vor uns selbst, vor dem Besten in uns, zu bestehen.

VI

„Natur" und Kultur Daß es sich bei der gewohnheitsmäßigen geschlechtlichen Untreue um eine unausrottbare männliche Naturanlage handle, wie man stets behauptet, kann ich nicht zugeben. Millionen Menschen leben in vollständigem Zölibat, ohne deswegen krank oder wahnsinnig zu werden, obwohl labile Konstitutionen durch *vollständige* Sexualabstinenz vielleicht erschüttert werden, — noch viel mehr aber durch Mißlichkeiten und Katastrophen, die ihnen aus einem unglücklichen und verfehlten Sexualleben, mit all seinen weitgreifenden Folgen, erwachsen.

Daß aber das Leben eines Mannes mit *einer* Frau, die er sich selbst freiwillig erwählt hat, durchaus gegen die „Natur" ginge und er unbedingt in die gefährlichsten Geschlechtsabenteuer sich hineinstürzen müsse, weil es die „Natur" so will, — daß er eine Enthaltsamkeitsperiode, wie sie sich durch Schwangerschaft und Geburt ergibt, nicht überdauern könne,

— daß er nicht nur eine frigide, sondern auch eine sehr lebensvolle Frau, die vielleicht viel mehr erotisches Temperament hat, als er selbst, mit allerhand Abhub aus der Tiefe „betrügen" müsse, — alles im Namen der „Natur", — scheint denn doch eine sehr angreifbare Behauptung. Er tut es, weil er *will*, — aber nicht, weil er *muß*, — weil die Gelegenheit, die Verführung dazu übergroß ist, — weil ihm der Begriff der inneren Bindung und die Ahnung vom Zusammenhang sichtbarer mit unsichtbaren Vorgängen fehlt.

Gewisse ganz rohe Triebe der Natur, die bei Männern und Frauen *ursprünglich gleichermaßen* da waren, sind übrigens im Lauf der Kulturentwicklung der Menschheit erfolgreich eingedämmt worden, und darin liegt ja gerade das *Wesen* der Kultur. Wenn ich hungrig vor einem mit Lebensmitteln aller Art gefüllten Schaufenster stehe, so wäre es durchaus „Natur", daß ich die Glasscheibe eindrücke und mir herausnehme, was mir paßt. Kraft genug, von Natur aus, hätte ich ja dazu. Es *nicht* zu tun, hat uns die Kultur — das Bedürfnis der Menschen nach geordneten und gesicherten Zuständen — gelehrt und gezwungen. So kann man auch geschlechtlich nicht in jeden Brot- oder Fruchtkorb, der einen lockt, unbeschadet hineingreifen, ohne die Interessen andrer schwer zu verletzen und sich selbst aufs empfindlichste zu gefährden.

Wäre die Polygamie unabweisbare Natur und Nötigung des Menschen, — wie etwa das Bedürfnis nach Nahrungsaufnahme es ist, — so hätte die Menschheit sich nie über die Hordenpaarung hinausentwickelt und nie die Einehe erfunden, die seit Jahrtausenden die Grundlage der Gesellschaft der weißen Rasse ist, und die hohe Entwicklung des Abendlandes über das Morgenland möglich machte.

Und der Verfall der Monogamie ist vielfach auch auf die Durchsetzung des Abendlandes mit hunnisch-tatarischen Elementen, auf den Verfall der reinen Rassenelemente überhaupt, zurückzuführen. Die Vermischung mit dem eingewanderten bzw. durch die Kriege eingeschleppten Sklavenmaterial führte zur biologischen und politischen Entartung des alten Hellas und Rom, die Geschlechtsorgien der Antike zu ihrem völligen Zusammenbruch.

VII

Verrat Von Arthur Schnitzlers „Komödie der Worte" sagt ein Kritiker[1]:

„Ihr *tieferer* Gram ist" (nachdem sich der Verrat enthüllt) — „der Schwund von Liebe, Glauben, Treue ... Der Grund des Vertrauensbruches liegt aber jedesmal im Geschlechtlichen. Oder: der Vertrauensbruch äußert sich geschlechtlich." Eine Frau in diesem Stück könnte durch eine Mitteilung — daß er sich irre — den Schmerz des Gatten verringern. „Doch weil er tückisch gehandelt und geredet hat, entlastet sie den Gemahl nicht."

Ungeheuerlichkeiten — wie sie nur — das Leben bietet!

In der „Stimme"[2] heißt es: „Verödung, Vereisung . . . .

Nicht, daß man noch liebt, daß man *nicht* mehr liebt, ist das Vereisende. Und wo *ist* der, den man liebte, wo? Wo ist er denn hin? Hat ihn die Erde verschlungen? Denn der da, den man *nicht* liebt, eher haßt, verabscheut, — ist denn das der, den man liebte? Wo ist er denn hin?

Und wo ist das, was man ihm *hingab*, all die warme Lebensfreude? Fort. Aus den Adern genommen, und nichts kam dafür wieder. Leer, verblutet, verödet." — —

Mit tausend Masten fuhren die stolzen, die hochgemuten Frauen dieser letzten Epoche — hinaus auf den Ozean des Lebens und der Liebe. Das, was in ihnen glühte, ist in das Nietzschesche Wort eingeschlossen:

„Ich will, daß dein *Sieg* und deine *Freiheit* sich nach einem Kinde sehne. Lebendige Denkmale sollst du bauen deinem *Siege* und deiner *Befreiung*."

Sollte der Sieg — sollte die Befreiung — — nicht auf *andrer* Bahn liegen, als man anfangs dachte?

---

[1] Alfred Kerr im „Tag". [2] „Die Stimme". Roman in Blättern von der Verfasserin. Verlag Wedekind & Co., Berlin 1907. Auflage vergriffen.

Des Weibes Sieg, des Weibes Befreiung ist die — von den Bränden der Leidenschaft. Nur so wird sie Mittlerin — Führerin — Erlöserin — des Mannes. Nur so kann sie lebendige ·Denkmale setzen ihrem Siege und ihrer Befreiung.

⁛

Alles Lebendige braucht ein Gleichgewicht von Be-
„Awegungs- und Ruhekräften; kein Mensch kann leben, ohne ein Minimum von Stabilität und *Zuverlässigkeit,* von Beharrung zu empfinden, *ohne einen Platz auf der Welt zu wissen, der ihm sicher ist.*"[1]

Dieses Elend der seelischen Obdachlosigkeit — schafft der Verrat.

Von dem Augenblick an, in dem ein Mann vor seiner Frau oder eine Frau vor ihrem Mann ein verhängnisvolles Geheimnis zu wahren hat, kann er — oder sie — sich nicht mehr rückhaltlos geben, und somit versiegt *das,* was die Liebe erweckt und erhält: die vertrauliche Hingabe, die innigste Strömung von Mensch zu Mensch.

VIII

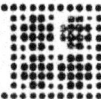

„Aus der Tiefe meiner Seele hasse und verwünsche ich *jede* Björnson
Lehre, die nicht ein reines und heiliges Heim zu ihrem Eckstein macht . . . Alle Zivilisation gründet sich *darauf,* die Tugenden blühen darin, und Früchte und Blüten und Duft gehen von ihnen über *den* häuslichen Herd aus, wo *ein* Mann *ein* Weib liebt. Die reichsten Worte der Welt sind: meine Braut, mein Weib, Vater, Mutter, mein Kind. Ohne diese Worte ist die Welt nur eine Lagerstätte, und die Menschen sind ohne sie nichts als Tiere . . . . Dadurch, daß wir uns kleinweise an *viele verteilen,* wird die *Kraftquelle* unserer Natur zu unserer größten *Schwäche,* wird der Liebesdrang irregeleitet und das Schönheitsverlangen gefälscht."[2]

In den Karpathen gibt es oben im Hochgebirge einen Stamm Die Huzulen

---

[1] Julius Bab, „Die Frau als Schauspielerin". Verlag Oesterheld & Co., Berlin W. 15. [2] *Björnson* in einer Flugschrift über Monogamie.

— die Huzulen. Von ihnen wird in einem etymologischen Aufsatz berichtet: „Sie kennen nicht den *Begriff* der ehelichen Treue."

Natürlich gibt es *daher* überhaupt keine geschlechtlichen Grenzen für sie, und sie bestehen, wie weiter berichtet wird, fast durchweg aus degenerierten, zwerghaften, zum großen Teil auch idiotischen Individuen, — als Folge der Inzucht und der Syphilis.

Körper und Seele Der „kleinste" sogenannte „Seitensprung" kann das Fürchterlichste über eine ganze Familie bringen: die Geschlechtskrankheit.

Aus diesem Zusammenhang ist es gewiß (auch mit) zu erklären, daß gerade die körperliche Untreue — ausschlaggebend ist für den Ruin zwischen Menschen. Der physische Ekel spricht hier mit. In keiner Gesetzgebung der Welt ist die seelische Hinwendung zu einer dritten Person ein Scheidungsgrund, — in jeder aber: die „nur" körperliche Vermischung. *Hier* erst setzt sofort — im Gefühl des andern Gatten — das Unüberwindliche ein.

Der *Mord*, als Reaktion auf den Geschlechtsverrat, ist eine tägliche, ständige Rubrik der Tagesblätter.

Körperliche Untreue wird zumeist von rapide anwachsenden Entfremdungen zwischen bisher verbundenen Menschen begleitet sein. *Jedes* Geschlechtsverhältnis verändert im übrigen *sofort* die Beziehungen eines Menschen zu *jedermann* — nicht nur zu *den* Menschen, die er dadurch beeinträchtigt — geschweige denn erst zu diesen. Daher gerade *diese* Intimität nur dann gewährt werden soll, wenn man gesonnen ist, dieser Beziehung die *Pforten seines Lebens weit zu öffnen.*

IX

Das eheliche Prinzip Um die schwere Mühsal und Bürde des Lebens zu bewältigen, um seinen guten Mut zu behalten, dazu gehört — wenn man zu Zweien ist — eine Aufmunterung, die man nur aus der treuesten Gefährtenschaft empfangen kann.

Wenn nun die *Treue gebrochen* ist und der Verrat in seiner häßlichsten Form sich mehr und mehr einwurzelt, so führt das schon deshalb zum Zusammenbruch der Ehe, weil man von dem andern Menschen Gefährtenschaft in der Mühsal, unter solchen Umständen, nicht verlangen kann; ja man kann überhaupt gar nichts mehr von einem Menschen erwarten und fordern, den man verraten und betrogen hat; man kann z. B. nicht von ihm erwarten, daß er einen dann bei einer Krankheit liebevoll pflegen wird; daß er schwere Sorgen mit einem trage, soziale Katastrophen mit einem überwinde; am allerwenigsten aber kann man von dem Menschen, den man selbst verriet, *Treue* erwarten und verlangen. Was die Treue aufrecht erhält, das ist ja gerade das Gefühl: Dieser Mensch, mit dem ich verbunden bin, *liebt mich* und ist mir *ganz* zu eigen. Die Vorstellung der körperlichen Intimität eines Menschen, *dem man sich selbst gab*, mit einer andern Person — wirkt — wie Faustschläge ins Gesicht.

Daß man solche Selbstverständlichkeiten erst analysieren muß, um sie allgemein ins Bewußtsein zu bringen, zeigt nur, in welcher Verfallszeit wir waren. Alle die paradoxen und Verwirrung erzeugenden Widersprüche, die sich in der Literatur um das Sexualproblem herum in der letzten Epoche breit machen konnten, finden ihre *Lösung*, wenn man die Norm aufstellt: die Unreinheit liegt in der gleichzeitigen Mehrseitigkeit der geschlechtlichen Beziehung — sonst in nichts. Den Mann zerstört diese Mehrseitigkeit nur dann nicht *völlig*, wenn er eine überschäumende Kraftnatur von gewaltigster Persönlichkeit ist, und auch dann wird ihm die Panmixie die Durchdringung und einheitliche Gestaltung seiner verschiedenen Charakterelemente erschweren.

Schon die erotisch betonte *Gedanken*hinwendung zu einer dritten Person, schon der *Wunsch* allein — vermag zwei Menschen, die bisher verbunden waren, immer weiter auseinander zu bringen. Ist nun die andre Seite nicht unerschütterlich, wie der Fels im Meer, und reagiert auf die wenn auch unausgesprochene so doch fühlbare Abwendung, sucht auch sie für die Wünsche ihres Herzens — wenn auch erst nur in Gedanken — *ein andres Ziel* — dann ist der Zusammenbruch dieser Beziehung fast unvermeidlich.

Das Furchtbarste, was man *sich selbst* antun kann, ist übrigens die Zwiespältigkeit des Empfindens, das zwischen zwei Menschen, zwei Gefühlen hin und her schwankt.

Wissenschaft heißt: Gesetze auffinden.

Und das *Gesetzmäßige* des ehelichen Begriffes, das Moment, von dem er *abhängt,* — ohne das er nicht gedacht werden kann, in reiner und voller Repräsentation seiner *Idee,* — ist das monogame Prinzip, die gegenseitige geschlechtliche Ausschließlichkeit. Die Verwirklichung dieses Prinzips allein verbürgt das volle seelische Gleichgewicht zwischen zwei Menschen und die *ungeschwächte Konzentrierung ihrer Interessen auf gemeinsame Ziele,* — die die Basis der Ehe ist. Aus jedem Bruch dieses Prinzips ergeben sich *Interessenkonflikte,* die zuerst den Familienfrieden gefährden und gegebenenfalls die Existenz aller Beteiligten bis an die Wurzel erschüttern können.

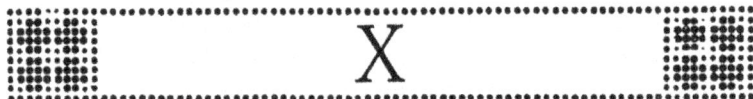

X

Familienzwist Es gibt Familien, die alle Verdrießlichkeiten, die sie draußen erleben, alle Nervositäten abladen, — in und auf die Ihren; die mit jedem Fremden auf besserem Fuß verkehren, als mit ihren Angehörigen, die glauben, die Intimität sei dazu da, aller üblen Laune freien Lauf zu lassen und Schonung und Rücksicht sei im Umgang mit Familienmitgliedern überflüssig.

Solche Familien kommen leicht herunter, sie sind besonders gefährdet. Die Welt macht sich ihren Unfrieden zunutze, und sie haben keine *seelischen Reserven* durch- und aneinander. Kommt nun gar schwere Unbill hinzu, die einer dem andern zufügt, schwere Kränkungen, die die bösen Gefühle wachrufen, — so haben die feindlichen Gewalten von draußen ein fast widerstandsloses Material für ihre zerstörenden Absichten.

92

Mit *welchen Augen* kann nun aber gar ein Mensch — ein Mann oder eine Frau — sein Heim und seinen oder ihren Gefährten betrachten, — wenn er selbst sich sexuell mit einem andern ausgegeben hat, ihn in sich aufnahm, von ihm durch und durch imprägniert ist! . . . Alle Mängel, alle Fehler wird er aus dem andern förmlich hervorreißen, — um sich vor sich selbst besser zu entlasten. Mit einer seelischen Brille feindseligster Art wird ein solcher Mensch in seinem „Heim" herumgehen — wenn er selbst dieses Heim entehrt und verraten hat.

Es gibt natürlich besonders starke, wenig suggestible Naturen, aber in der sexuellen Sphäre ist kein Mensch ganz unsuggestibel, — die meisten aber werden durch animalisch-geschlechtliche Einflüsse direkt willenlos, und da diese Einflüsse zumeist aus der schmutzigsten Tiefe stammen, so werden sie von ihnen förmlich ausgehöhlt und gleichen bald leeren Formen, leeren Eimern, in die aller Unrat entleert werden kann...

Wenn erst die Ehe mit dem unbedingten *Willen zur Treue* geschlossen werden wird — und nicht mit ruchlosen Hintergedanken, — so wird die *Auslese* ganz anders spielen, — nach dem Schleiermacherschen Grundsatz: „Schließe keine Ehe, die gebrochen werden muß."

Bei der allgemeinen Geschlechtsentartung der letzten Epoche vor dem Krieg, sah man auch Ehen, wo wahrlich alles da war, was ein Mensch von seinem Lebensgefährten verlangen kann, wo dieser Bund aus Liebe geschlossen und dennoch — wie unter höllischem Zwange — gebrochen und besudelt, ja mit Füßen getreten wurde, — ohne „Enttäuschung", ohne daß ein besonders verlockendes Objekt es begreiflich machen würde, ohne jeden andern „Anlaß", als weil die „Gelegenheit" sich dazu bot. — — Wer A sagt, muß aber auch B sagen, und auf *diesem* Gebiet ist man bald am Ende des Alphabetes. Aus einer schmutzigen Verbindung ergeben sich weitere Handlungen, die zu vermeiden und zu überblicken der geschwächte Wille nicht mehr die Kraft hat. Ein

Netz von Ränken und Betrügereien ist bald gesponnen, und was darin *erwürgt* wird, ist das eigene Lebensglück und nicht selten das Glück einer ganzen Familie.

Von der Anklage des Gattenmordes werden *Männer*, die die Untreue einer Frau durch die äußerste Selbstjustiz rächen, fast immer freigesprochen, und besonders während der Kriegszeit ereigneten sich solche Familiendramen bei Kriegsteilnehmern, die ihre Frau der Untreue verdächtigten oder überführten, sehr häufig. Zur Entlastung bei der Anklage auf Mord wird dann angenommen, — ein solcher Zeitungsbericht liegt mir vor, — „sein Geisteszustand habe sich an der Grenze eines pathologischen Zustandes bewegt." — Welche Ungeheuerlichkeiten müssen Frauen erleben, überleben, durch und durchleben — und dabei noch ihre fünf Sinne, ihre Arbeitskraft, ihre Beherrschung wahren, wenn sie nicht ihre ganze Familie in den Abgrund stürzen wollen, vielmehr die Aufgabe haben, sie von da zu erretten.

Die positiven Kräfte eines menschlichen Gemütes — das sind auch die Beharrungs- und Duldungskräfte — wachsen, — wenn es eine *Mission* fühlt. So sagt auch die „Frau vom Meer" — als das Dämonische sie mit stärkster Magie an sich lockt — und sie plötzlich erkennt, — daß in ihrer Ehe jemand ihrer *bedarf* (dort ihre Stieftöchter) —: „Sollte hier eine *Aufgabe* liegen?" ... Diese Erkenntnis macht sie — bleiben.

In *dieser* Formel — liegt die ewige Mission der Frau.

XI

Der junge Mann und die Liebe

„Wer hätte einen *edleren Liebesdrang* als der junge Mann, der aus einem guten Heim kommt? Es gibt keine Grenze für die Opfer, welche er bringen möchte, wenn sein Herz einmal ergriffen worden. Und dieser edle Drang wird in dem Alter, wo der Grund gelegt wird, auf Abwege geleitet und verliert sich in Unsauberkeit[1]."

---

[1] Björnson in seiner Flugschrift „Monogamie und Polygamie", deutsch bei Herm. Lazarus, Berlin W.

Trotz aller vorehelichen Unsauberkeiten entflammt eine edle Liebe das Beste in einem jungen Mann. Es ist dann so, wie Björnson es sagte. Seine Hingabe, sein guter Wille, seine Bereitschaft selbst zu jedem notwendigen Opfer — wie sie die Familiengründung eines Mannes erfordert — ist voll und ganz da. Und der furchtbarste Gedanke ist der, daß selbst eine solche reine, heiße und zärtliche Liebe — sich ins Gegenteil verkehren kann, weil die vorehelichen Triebe und Gewohnheiten *während* der Ehe mit der *geliebten* Frau — die Obermacht bekommen haben. — —

Die Idee der Monogamie läßt sich nur vom Standpunkt einer — wenn auch „wissenschaftlich" formulierten — so doch ganz an der Oberfläche bleibenden Vernünftelei „bekämpfen"; diese Argumente bestehen aber nicht vor den tieferen Schichten des Erkennens und des Erfühlens. Unter diesem Stigma — mit dürrem Rationalismus verheerende Triebe zu „erhärten", — unter dem Fluch der völligen Verschlossenheit der innersten Quellen der Offenbarung — stand die ganze letzte Epoche, deren flaches Dogma hieß: fort mit der Metaphysik! — — Aber nur aus den „irrationalen Quellen" (wie Lagarde es nennt) kann jemals die *Erneuerung* kommen, — aus den tiefsten Schächten des menschlichen Gemüts, aus der letzten Erschlossenheit der menschlichen Seele.

(Randglosse: Das Dogma und Stigma der Epoche vor dem Kriege)

XII

Das Besitzbedürfnis ist ein Kulturtrieb durch und durch — auf jedem Gebiet. Besonders aber auf *dem* Gebiet, — dem diese Untersuchung gilt. Nur der primitivste, der roheste Organismus hat diesen Trieb — wirklich zu eigen zu haben, was er liebt, in dem Sinn, daß diese intimsten Gaben sich andern verschließen, — nicht. Je hochwertiger und seelisch reicher ein Mensch ist, desto mehr wird ihm der, der seiner Seele ein Heim bieten kann, (auch hier ist die Idee des „Heims" das Ausschlaggebende) unersetzlich.

Von den Reizen des häufigen Wechsels auf diesem Gebiet

(Randglosse: Besitz — oder Wechsel)

kann doch nur *der* schwärmen, der schnell und leicht und
überall Wesen findet, *die er lieben kann*, mit denen er sich
heimisch fühlt; also der in der Liebe und in der Anschmie-
gung an Menschen durchaus unwählerische Typus. Wer aber
zu denen gehört, die sich unter den Menschen, wie sie in Massen da sind, überhaupt nicht sehr behaglich fühlen, der sehr
empfindsam ist für das, was von ihnen ausströmt, der sich
nicht jedem anschließen oder gar anschmiegen kann, der
selbst eine Eigenart zu wahren hat, die auf fremde Ströme
meist sogar schmerzhaft reagiert, — der wird, wenn er unter
Tausenden endlich einmal e i n e n Menschen gefunden hat,
mit dem er sich „heimisch" fühlt, wo er nicht *Fremdes* allzu kraß empfindet, — ihn dafür schon lieben. Und um so
schwerer er sich in der Masse, in der weiten Allgemeinheit, —
wohl fühlt, — um so mehr wird er an dem bißchen Heimat,
das er überhaupt finden kann, festhalten. Darum sind sehr
exklusive Menschen dort, wo sie sich einmal angeschlossen
haben, meist sehr anhänglich; nur wenn man sie förmlich in
die Flucht jagt, sind sie zu verscheuchen. — Dies gilt nicht
nur in bezug auf ihre Liebe, sondern auch auf alle andern
Lebensbeziehungen, am stärksten aber in der Geschlechtssphäre. Sich hier — loslösen zu müssen, bedeutet für sie —
aus den Angeln ihres eigenen Wesens gehoben zu werden,
die furchtbarsten inneren Vorgänge begleiten bei ihnen einen
solchen Prozeß.

Monogamie ist nicht aus „Moral", sondern, vor allem, aus
physischer und psychischer *Ökonomie* der begehrenswerteste
Zustand für Menschen, die für wahllose Vermischungen nicht
geschaffen, — dazu vollständig *unfähig* sind. Immer wieder
auf diesem Gebiet neue Anpassungen, neue Verschmelzungen
und neue Lösungen zu erleben, ist für sie — der Weg zur
Selbstzerstörung, — wie diese Vorgänge es im Grunde für
jeden sind.

Die Ehe in der Tierwelt, „ja selbst die strengste, unver-
brüchlichste Monogamie, sehen wir in zahllosen Fällen —
Störche, Schwalben führen wahre Musterehen ohne Standes-

ämter, Treue über den Tod hinaus, von den Inséparables stirbt der überlebende Gatte nach dem Tod des andern den freiwilligen Hungertod"[1]. (— In der Menschenwelt, wo in der Ehe für die Hinterbliebenen oft nichts erübrigt werden konnte — nicht selten den unfreiwilligen.)

Daß *Treue und Untreue tiefe organische Triebe sind*, beweisen viele Beispiele aus der Tierwelt. So berichtet Wulffen[2] — nach Boelsche —:

„Man kann Tauben noch so sehr untereinander mengen, die Männchen werden ihrem Weibchen *nicht dauernd untreu*; auch das in der *Lüsternheit treulos gewordene Männchen* kehrt alsbald zu seinem ersten Weibchen zurück. Als Darwin Tauben der verschiedensten Art zusammensperrte, wurde nicht ein einziges Mischlingsjunges geboren. Andrerseits haben die Antilopen in Südafrika bis zu zwölf, ja die Saigaantilope in Asien bis zu hundert Weibchen."

Auch daß die Eifersucht ein Urgefühl ist, hebt Darwin hervor, indem er auf die „mit besonderen Waffen zur Bekämpfung ihrer Nebenbuhler ausgerüsteten Vierfüßler" hinweist.

Unter den Menschen findet das Durchschnittliche auf Schritt und Tritt am ehesten seinesgleichen, Wesen, mit denen es sich unschwer paaren kann. Der höherwertige Mensch ist glücklich, wenn er irgendwo *einen* Menschen findet, in dem er Wurzel zu schlagen vermag.

Darum ist es bei derartigen Menschen unvermeidlich, daß sie, wenn sie einmal auf diesem Gebiet Schiffbruch erlitten, — Jahre und Jahre lang allein bleiben — wenn nicht für immer. Und nicht, daß hier ein bewußter Wille zur Abstinenz wäre, sondern die Schwierigkeit besteht für sie in der Auslese, die ihr Wesen trifft.

•᛬•

---

[1] Dr. Rhenius in einem Artikel „Wie unterwarf der Mensch das Tier?" im Zeitgeist des „Berl. Tageblatt". [2] „Der Sexualverbrecher", Verlag O. Langenscheidt, Berlin-Großlichterfelde 1910.

Im Punkte der monogamen Forderung stellen wirklich Liebende—und zwar aller Gesellschaftsklassen—ganz instinktiv, — Ansprüche aneinander, gegen die selbst die strengste
Moral noch leichtsinnig erscheint. Ein Blick — ein Wort zu
einem andern,—kann genügen, daß sich der Liebende sofort
tödlich verletzt fühlt.

Exklusivste Monogamie ist die conditio sine qua non —
ich will gar nicht sagen der Sittlichkeit — nein — aber des
Glückes, des menschlichen Liebes- und Eheglücks. Ohne sie
kann der Begriff „Liebesglück" nicht gedacht werden, und
gibt es zwischen zweien niemals eine wirkliche Einheit, — es
sei denn durch eine ans Wunderbare grenzende Resignation
und Beharrlichkeit auf der einen Seite[1]. — Die monogame
Forderung wird überall da gegenseitig erhoben, wo ein Mann
und eine Frau — mit normalen Menschenrechten — zusammen leben, auch wenn ihr Bündnis durchaus nicht im Feuer
der Leidenschaft steht. Es ist eine Forderung der Loyalität,
der Reinlichkeit, — auch jenseits erotischer Gluten. *Glücklich* ist eine Ehe deswegen, auch wenn die Treue gehalten
wird, — noch lange nicht, — dazu gehört mehr. Aber dies
ist die wichtigste Voraussetzung dieser „Entente".

XIII

Seelische
Verdrängungen

Die *seelischen Verdrängungen*, die sich durch den Geschlechtsverrat ergeben, sind in ihrer Wirkung schlimmer,
als jene — der Onanie. Und gerade deswegen gilt ja die
Onanie für so überaus schädlich, weil sie die *Phantasie* auf
Abwege bringt. In weit höherem Grade geschieht dies durch
den fortgesetzten *Betrug* in der erotischen Sphäre, durch Geschlechtsverkehr nach mehreren Seiten. Der Mann, der bei
diesem Akt, — dem Geschlechtsakt, — der alle Gefühle der
Zwei-Einheit aufs vollkommenste entbinden soll,—etwas zu

---

[1] Ein „Tagebuch einer glücklichen Frau" hat eine Amerikanerin ver-
öffentlicht. Sie schildert die weitgehenden Abschweifungen und Vernachlässigungen ihres Mannes, bei dem sie sich trotzdem „glücklich"
fühlt.

verbergen — zu *verdrängen* — hat, treibt Raubbau an seiner eigenen Seele und an seiner Geschlechtskraft und erlebt niemals die vollständige Entlastung, die sonst die Umarmung in der Liebe mit sich bringt. Ein solcher Verkehr wird auch bei der Frau zumeist keine Auslösung schaffen.

Die Sexuallinie der Zukunft

Die Entwicklung zur reinen, einfachen Sexuallinie ist die — der Zukunft. Sie geht durch die Geschichte. Je weiter zurück in der Kulturzeit — desto willkürlicher im Geschlechtlichen, desto orgiastischer geht es zu.

Cäsaren einst und jetzt

Man vergleiche die Sexualbedürfnisse eines antiken Cäsars —etwa des „Heliogabal"[1]— mit der musterhaften Familienrepräsentation solcher moderner Fürsten- und Herrscherhäuser, die hier die stärkste Quelle der allgemeinen Achtung zu Recht erkennen, wie z. B. die deutsche Kaiserfamilie.

Wie das *Bevölkerungsproblem* sich innerhalb der *monogamen* Familie löst, — welch ungeheure Ausbreitung und Vermehrung innerhalb der strengsten Monogamie *möglich* ist,—wenn nur die wirtschaftlich-sozialen Verhältnisse die entsprechenden sind und die biologische Intaktheit da ist, — zeigt die große Familiengruppe, die das deutsche Kaiserpaar —*ein* Mann und *eine* Frau — innerhalb eines Menschenalters ins Leben rief.

XIV

Das einzige Mittel gegen die Geschlechtskrankheiten — Monogamie

Monogamie ist das einzige „sichere" Mittel zur Ausrottung der Geschlechtskrankheiten, zu ihrem radikalen Abbau, zu ihrer Brachlegung. Denn *was nützt das Gesundheitsattest bei der Eheschließung*, welches als moderne Reform aus rassenhygienischen Gründen (und zum Schutz des Individuums) verlangt wird, wenn nicht beide Teile mit dem absoluten Willen zur sexualen Ausschließlichkeit die Ehe führen? Ein Mann kann kerngesund in die Ehe treten und sich dann bei einem einzigen „Seitensprung" die schreckliche Krankheit holen, — die, wie Neisser sagt, beim wilden

---

[1] Der Roman dieses Titels von Louis Couperus, deutsch von Else Otten, erschien 1917 bei Rütten & Loening, Frankfurt.

Geschlechtsverkehr nahezu *unausbleiblich* ist. Ich kenne einen Fall, da heiratete ein blühendes, schönes, junges Mädchen einen gesunden, kräftigen Mann. Er war, im Gegensatz zu ihr, ein sehr derber, sehr gewöhnlicher und rüder Mensch. Wenige Wochen nach der Hochzeit, als die junge Frau bei ihren Eltern zu Besuch war, „holte“ er sich die Syphilis und setzte dann in seiner Ehe eine *ganze Reihe* venerischer Kinder in die Welt. Mit der Frau kam es so weit, daß sie auf dem Streckbett behandelt wurde. Zum Unglück war sie an diesen Mann *sexual versklavt*, auch hatte er ihr Vermögen durchgebracht, zu Hause waren noch unversorgte Schwestern, — und sie *blieb* in der Ehe mit diesem verseuchten Mann, der dabei ein roher und schamloser Patron war, der jedes einzelne Dienstmädchen des eigenen Haushalts „benützte“, — lebte mit ihm weiter und gebar syphilitische und idiotische Kinder.

Die sexuelle Hörigkeit gerade dieser Frau ist um so bemerkenswerter, als sie eine engelhaft sanfte und — der sonstigen Welt gegenüber — reine und keusche Natur war. Ein Wesen, das geschaffen schien, auf den sonnigsten Höhen des Frauenglücks zu wandeln.

⁘

Wenn also das monogame Prinzip „abgelehnt“ wird, — so ist eine Frau mit dem „verbrauchten“ Mann noch besser dran, als mit dem jungen. Denn wenn schon Geschlechtskrankheiten „erworben“ werden sollen, (zumeist das einzige, was in solcher Ehe erworben wird), dann lieber *ausgeheilte* — als frische.

Umgekehrt denke man an ein „Ehepaar“ in *bestem* Sinn. An zwei Künstlergestalten muß ich denken, die beide aneinander wuchsen zu einem strengen, fast priesterlichen Stil der Darstellung. Würden beide diese erhabene Linie in ihrer Person und in ihrer Kunst haben können, — wenn ihr Eheleben verschmutzt wäre? —

Magnetismus der Treue   Ein Mensch ist für einen andern der Akkumulator für alle seine zärtlichen Empfindungen, solange der seine geschlechtliche Befriedigung *ausschließlich* bei ihm sucht. *Mit einem Schlage bricht das ab*, wenn andere geschlechtliche „Möglichkeiten" zugelassen werden. Der andre hat dann für den Abschweifenden die Anziehungskraft verloren, — ein fremder Magnet wirkt ein, — und unbegrenzte, noch weitere „Möglichkeiten" stehen vor der Phantasie und dem entbundenen Willen. Das ganze Benehmen wird *sofort anders*. Der Magnetismus ist gebrochen, ausgeschaltet, der Kontakt gestört, nicht selten für immer zerrissen.

Wenn man sich *seine eigene Liebe* für einen Menschen bewahren will, dann muß man — ihm treu bleiben.

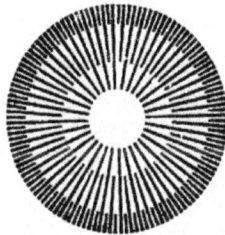

IV. KAPITEL
EINSCHRÄNKUNGEN UND EINWENDUNGEN

1. „Gute" Ehen. 2. Das Kriterium. 3. Zola. Napoleon. 4. Scheidung und Trennung. Die soziale Situation der Ehe. Männliche und weibliche Untreue. Euripides. Körperlicher und seelischer Ehebruch. „Nur" körperlich. Hebbels Genoveva. 5. Äschylos. Juridisches Gesetz. Physikalisches Gesetz. Goethe und Frau von Stein. Psychologisches Gesetz. Don Juan, Falstaff, Casanova. 6. Instinkt und Gefühl bei der Ehewahl. Auch ein „Naturgesetz". Die „Vereinigung" von Treue und Untreue. Die „Trennung" von Sinnen und Seele. Verzicht oder Gewinn? 7. Mortalität der Männer. Sexualverzweiflung. 8. Die Unehelichen. Proselyten? Ein Stammbaum. Generative Verantwortungen. Fehlgeburten. 9. Die gerade Bahn.

I

"Gute" Ehen Es wurde mir — schriftlich und mündlich — mancherlei gegen die „Tendenz" meiner Ausführungen, — die keine vorgefaßte, sondern eine nachgewonnene war, — entgegengehalten. So z. B., daß es viele Ehen gibt, die sehr „gut" sind und in denen die Männer dennoch heimlich auf Abwegen sind. Darauf muß man erwidern, daß diese Ehen nur deshalb „gut" sind, weil die Frauen, oft zu ihrem Glück, mit Blindheit geschlagen sind; daß ein sensitiver Mensch aber für ein Manko an Vertraulichkeit, — wie es sich bei Abschweifungen zeitweilig unbedingt ergeben muß, — äußerst empfindsam ist. Es ist ein eigenartiger Selbstschutzinstinkt der menschlichen Seele, (so nannte ich es schon in dem Flugblatt „Krieg und Ehe"[1]) daß Männer wie Frauen bei allen Unzuträglichkeiten in ihrer Ehe auf *jeden* Gedanken eher verfallen, als auf den wirklichen Grund dieser schlechten Stimmungen, — die Untreue. Und schon im I. Teil dieser Untersuchung *„Die sexuelle Krise"*[2] zitierte ich in ähnlichem Zusammenhang einen Satz von Robert Hessen:

„Die Syphilis, die in Ihren eigenen werten Familien die Zähne der Enkel schwärzt, ihnen weiche Knochen und harte Drüsen beschert, den Jünglingen schon die Haare nimmt, der *Fluß, der die Wangen Ihrer verheirateten Töchter bleicht,* ihren Gang müd und schleppend werden, sie über Seitenstechen klagen läßt, so daß sie kaum noch Treppen steigen können, — stammen aus demselben großen Jauchebecken, *dessen Säuberung Ihnen leider keine Freude macht"*[3].

Sicherlich gibt es in der Bourgeoisie auch Frauen genug, denen die „Seitensprünge" ihrer Männer vollständig gleichgültig sind. Das besagt nur, daß diese Frauen zu ihren Männern kein erotisches und überhaupt kein stark persönliches Verhältnis haben und in ihnen nichts sehen, als die Er-

---

[1] Oesterheld & Co., Verlag Berlin W. 15. [2] Eugen Diederichs Verlag, Jena 1909, 5. Tausend. [3] „Die sexuelle Krise", S. 191 u 192.

104

nährer. Menschen — Frauen — von etwas verfeinerter Kultur und von ungebrochenen Instinkten erwarten aber von einer Ehe vor allem ein *persönliches* Verhältnis.

II

Wer die Meinung, daß ein erotisches Verhältnis zwischen zwei Menschen monogam erhalten werden muß, wenn es eine *glückliche* Dauergemeinschaft werden soll, — nicht gelten lassen will, wer nicht sieht, daß hier — im Geschlechtsverrat — ein schwerer Verstoß gegen *Treu und Glauben* liegt, — der sage mir — wo denn überhaupt auf diesem Gebiet die Gemeinheit oder Unlauterkeit anfängt, — wenn nicht da. Natürlich ist in Betracht zu ziehen, *an* wem dieser Verrat begangen wurde, *mit* wem, *von* wem und unter welchen Begleitumständen.

Hat ein Mann z. B. ein Mädchen lieb, das sich ihm hingab, auch ohne Ehe, so wird er sie doch nur *so* lange seiner Liebe und seiner Achtung für würdig halten, solange er glaubt, sie *allein* zu besitzen. Merkt er, *daß sie sich auch mit andern abgibt*, so wird er, — soferne er *persönliche* Empfindungen in dieses Verhältnis trug, — mit Grausen fliehen.

Warum aber soll ein andrer Mensch — anders empfinden?!

Hier liegt das Kriterium, — das entscheidende Merkmal, der Unterschied zwischen rein und unrein auf diesem Gebiet, der Gegensatz zwischen höchster Höhe und abgründigster Tiefe der Geschlechtlichkeit — nirgends sonst[1].

[1] Liebliche Düfte entstiegen dem Theaterprozeß, der im Mai 1917 in Wien verhandelt wurde. Der Kläger, der Direktor des Deutschen Volkstheaters, Carl Wallner, der gegen einen Redakteur die Ehrenbeleidigungsklage erhoben hatte, wurde vor der öffentlichen Meinung — zum Angeklagten. Die Schauspielerin Claire Vallentin sagte als Zeugin aus, der Direktor habe ihr erklärt, „er könne nicht dulden, daß sie ein Verhältnis habe, sie könne zehn Verhältnisse haben, *aber nicht eines.* Alle hervorragenden Schauspielerinnen seien Priesterinnen der Liebe und darum übten sie große Anziehungskraft auf das Publikum aus. Sie habe ironisch erwidert, sie könne dem Wunsch des Direktors nicht nachkommen, weil alle Herren an der Front seien." Der Präsident: „Sie haben sich gegen eine solche Zumutung nicht verwahrt,

III

Zola   Aber man denke an Fälle — wie an den Fall Zola. Daß Zolas Ehe durch seine gleichzeitige zweite Gewissensehe, aus der Kinder entsprossen, *glücklicher* geworden sei, ist nicht anzunehmen. Im übrigen wurde hier *kein Verrat geübt*, — wie die Offenkundigkeit der zweiten Verbindung beweist. Zola wünschte sich sehnlichst Nachkommenschaft, die ihm in der Ehe versagt blieb, war in der Lage, seinen väterlichen und männlichen Pflichten als Ernährer zweier Familien loyal gerecht zu werden und hat, — vermutlich im Einverständnis mit der ersten Frau, wenn auch sicherlich nicht ohne tiefen Schmerz ihrerseits, — ein neues Band geknüpft. Es ist *nicht* anzunehmen, daß Zola gleichzeitig mit *beiden* Frauen lebte, vielmehr dürfte es sich um ein Nacheinander gehandelt haben. Jedenfalls haben hier vornehme Menschen eine außergewöhnliche Situation — vornehm bewältigt.

Napoleon   Bei den Argumenten, die die Vielseitigkeit auf sexuellem Gebiet rechtfertigen sollen, wird sehr oft auch auf Napoleon hingewiesen.

Nicht jeder Mann ist eine überschäumende gigantische

---

sondern dem Direktor eine heitere Antwort gegeben?" Frau Vallentin: „Ich konnte ihm nicht antworten, wie ich wollte, denn ich bin die wirtschaftlich Schwächere."

Der Direktor sah also eine Benachteiligung seines Geschäftsinteresses darin, daß die Schauspielerin ein *monogames* Verhältnis unterhielt. Sie sei dadurch für das Publikum weniger interessant und pikant, als wenn sie möglichst viele Liebhaber hätte. Mit demselben „Recht" könnte er ihr auch eine anständige Ehe verwehren.

Dieser „Standpunkt" ist nicht nur — sagen wir — unentwegt, sondern auch töricht und falsch. Wer sich erotisch verzettelt, erreicht niemals die hohe Kunst. Er — bzw. sie — wird nach kurzer Periode der „Pikanterie" — innerlich leer und damit schal und uninteressant. Gerade eine Schauspielerin hat auch die Sympathien des Publikums auf die Dauer nur *dann* für sich, — wenn man vor ihrer Weiblichkeit Respekt hat. Eine Duse hat immer mehr Prestige in der Öffentlichkeit gehabt, als jener Typus, den man — ein Luder nennt.

Und eine Duse der deutschen Bühne, *Gemma Boic*, hat man, an diesem selben Theater, aus Haß und Scheelsucht gegen ihre reinere, stolzere Art — in den Tod getrieben.

Kraftnatur wie Napoleon. Und auch dessen „Vielseitigkeit"
wird nicht gerade dazu beigetragen haben, seine jeweilige
Ehe *glücklicher* zu gestalten. Wieweit diese sexuelle Vielseitigkeit ging, ist nicht genau bekannt, aber daß sie ihm
die *Beherrschung des Dämonischen* in seiner eigenen Natur
erschwerte, ist als sicher anzunehmen.

Im übrigen war Napoleon der größte Egoist der Welt und
nichts weniger als ein *sittliches Vorbild*. Millionen Menschen
trieb er in den Schlachtentod, um sich in seinen Anlagen als
Feldherr und in seinen unbegrenzten Machtgelüsten voll zu
entfalten. Es endete — schlecht — wie jedes Übermenschen-
tum.

Frauen gegenüber war er im allgemeinen *sehr ritterlich*.
An Josefine war er jahrelang geradezu versklavt und sah
über *ihre* Untreue hinweg, — obwohl er sie erfuhr und sie
ihn *rasen* machte[1]. Wahrhaft geliebt ist er wohl eigentlich
niemals worden. Josefine betrog ihn, während er ihr, über
alle Entfernungen, — mitten im Schlachtentaumel, — die
Treue wahrte und seine ganze Glut nur auf sie konzentrierte.
Inzwischen amüsierte sie sich mit einem Leutnant. — Marie
Luise, seine zweite Gemahlin, die er hoch in Ehren hielt,
gab ihm den Stallmeister Grafen Neipperg (die Nachkommen nennen sich italienisiert: Montenuovo) zum Nachfolger, und die polnische Gräfin Walewska, — die Einzige, die er nach Josefine liebte, — *verließ* ihn, obwohl sie
einen Sohn von ihm hatte und er alles tat, um sie wieder-
zugewinnen, — als er den Bund brach und sich aus politischen Gründen mit Maria Luise vermählte, nachdem er
Josefine deswegen zur Scheidung gezwungen hatte.

Mit dieser Gewalttat — die an Metaphysisches rührte —
sank sein Stern. Wahrhaft fürstlich sorgte er für Josefine,
blieb mit ihr in ununterbrochener Beziehung, — dennoch
konnte sie die Verstoßung nicht lange überleben.

---

[1] Vgl. die Quellen, ferner in der neueren Literatur Hermann Bahrs
„Josefine" und Doris Wittners Napoleonroman „Drei Frauen", Verlag Grethlein & Comp.

Er selbst starb vollständig vereinsamt, — keine seiner Frauen war ihm ins Exil gefolgt.

Ein Napoleon kann auch zehn, auch hundert Frauen *wirtschaftlich erhalten*, ein Mann in normalen Verhältnissen — kaum eine. Es werden sich daher aus dessen erotischen Vielseitigkeiten — noch ganz andre Konsequenzen ergeben, als bei Napoleon.

In einer sexualwissenschaftlichen Zeitschrift wurde gesagt, Napoleon sei selbstverständlich auf dem Standpunkt gestanden, sich überall, wo er war, — ,,das Detumescenzerlebnis zu verschaffen".

Inzwischen verschaffte *sie* es sich zu Hause — auch.

Daß man sich von einem Napoleon nicht freiwillig scheiden läßt, — auch wenn er die Ehe bricht, — wenn man *durch ihn aus einem Nichts eine Kaiserin wurde,* dürfte ebenfalls recht begreiflich erscheinen. Bleibt man doch sogar schon dann in einer gebrochenen Ehe, wenn sich's um einen Zigarrenladen handelt. — Im übrigen hat Napoleons Ehe selbst — als solche — durch seine Abschweifungen geradeso gelitten, wie die eines jeden anderen Mannes.

IV

Scheidung und Trennung

Eine Scheidung — eine Abkehr ehemals intim verbundener Menschen voneinander — ist unter allen Umständen eine schwere Katastrophe, besonders aber in dem heutigen Daseinsgedränge. So manche Frau, die glaubt, ihre verfehlte Ehe hätte für ihr weiteres Leben *keine Bedeutung,* — wenn sie einmal gelöst sei, — irrt. Denn durch die Knüpfung und Lösung dieses Bandes kam ihr Leben *in eine ganz andre Bahn,* — entfremdete sie vielleicht ihrem Elternhaus, — führte sie zu neuen Erlebnissen, die ihr vielleicht, wenn sie sich rechtzeitig vor einer Ehe aus *erotischer Übereilung* hätte *warnen* lassen, — erspart geblieben wären.

Und die Katastrophe wird nicht minder schwer, wenn etwa die Frau es ist, die sich von einem Mann, dem sie sich *einmal gegeben*, abwenden muß, weil sie erkannt hat, daß sein und ihr Charakter, sein und ihr Wollen und Streben unvereinbare Gegensätze sind. *Nur* auf dieses Zusammenklingen der Charaktere und der Willensstrebungen kommt es an, — nicht auf einzelne Verfehlungen, die vergeben werden können, — wenn der *gute Wille* beiderseits da ist und die Charaktere zusammen taugen.

> „Frauen! richtet nur nie des Mannes *einzelne Taten*;
> Aber über den *Mann* — sprechet das richtende Wort!"[1]

So manche Ehe hält sich — durch eine *soziale Situation*, die in irgendeiner Weise für persönliche Entbehrungen *entschädigt*. Erst wenn man weder das eine — noch das andere hat, — weder Liebe und Harmonie, noch auch eine halbwegs erträgliche soziale Situation, — beginnt die wirkliche Lebenskatastrophe.

Die soziale Situation der Ehe

Und gerade dieses zum *Kubus* erhobene Unheil, dieser Bankerott auf *allen* Linien, war in dieser letzten Epoche das Schicksal vieler Frauen von idealster Gesinnung geworden. Sie hatten auf die „Vernunftehe" verzichtet, und waren dann in der „Liebesehe" so schmählich enttäuscht worden, — daß ein Ruin dabei herauskam, der in einer normalen Durchschnittsehe ganz und gar unmöglich ist, weil da, wenn schon das persönliche Verhältnis sich dürftig gestaltet, — wenigstens der Frau eine *beschirmte Lage* bleibt, die sie vor dem gemeinen Frondienst des Lebens — vor Deklassierung — bewahrt.

Darum muß ich alle sogenannten „Freiheiten" ablehnen, die in Wahrheit in der Praxis — zu Versklavungen führen.

∴

Die Redensart — der „polygame" Trieb des Mannes ist ein „Naturgesetz" — ist eben nur eine Redensart. Denn wenn eine Frau sich in einen andern als ihren Mann verliebt und sich ihm vereint, — so ist das auch ein „Naturgesetz", — denn *gegen* ihre Natur tut sie es doch nicht, und zudem ist hier meist *Liebe* — und nicht *Unzucht* — im Spiel, und dennoch läßt man sie die Konsequenzen der Untreue

Männliche und weibliche Untreue

---

[1] Schiller.

bitter büßen. Die gerichtlichen Verfolgungen der Untreue von Kriegerfrauen hatten oft einen mittelalterlich grausamen Zug, —während gleichzeitig beständig in „objektiver" und „wissenschaftlicher" Weise auf die Vermehrung der Geschlechtskrankheiten durch die Heimkehr der Kriegsteilnehmer öffentlich hingewiesen wurde . . . Während also der Kriegsteilnehmer sich draußen venerische Krankheiten holte, — sollte ihm die Ehefrau zu Hause unverbrüchliche Treue wahren

Und welche Tragödien, mit Mord und Totschlag, entwickeln sich aus weiblicher Untreue, — Tragödien, die *nur* durch das Rasen rein persönlicher Triebe hervorgerufen werden, weil ja ein Mann gewöhnlich in seiner *wirtschaftlichen Existenz* nicht ruiniert ist, wenn die Frau einen Liebhaber hat, — umgekehrt aber, durch die Verbündelungen des Mannes mit der Tiefe, — zumeist auch die Existenz einstürzt. Bei Scheidungen ist fast immer die Frau die Geschädigte, trotzdem ihre Rechte vor dem Gesetz nicht unbedeutende sind. Aber wer will aus einem Menschen des kleinen, abhängigen Mittelstandes, der in geschlechtlichen Ausschweifungen lebt, mit Wesen der niedrigsten Art intim verbündet ist, — zureichende wirtschaftliche Sicherheiten herausholen?! — — Der Geliebte einer Frau wird meistens wenigstens ihrer eigenen Sphäre angehören, während das „Verhältnis" eines Mannes gewöhnlich den untersten Klassen entstammt und seine ganzen bisherigen *sozialen Anschauungen* herabdrückt und degradiert.

Euripides Euripides hat ja allerdings geschildert, wie sich Athenerinnen nachts mit „Knecht und Maultiertreiber" vergnügen und — wenn sie „die ganze Nacht *geludert*, frühmorgens Knoblauchstengel kauen, damit der Mann, wenn er vom Wachtdienst kommt, nichts riecht, noch Argwohn schöpft". Damit hat er die unterste Stufe der *Verrottung* gekennzeichnet[1]. Wenn sich nun Männer der besseren Schichten, die

---

[1] Vgl. eine Studie von Dr. Heinrich Stümcke, „Das Sexualverbrechen in der dramatischen Dichtung", Zeitschrift für Sexualwissenschaft, Dezember 1915.

eine Ehe und ein Heim haben, mit weiblichen Wesen, die der Kategorie „Knecht und Maultiertreiber" entsprechen, — einlassen, — so bedeutet das genau das, was es weiblicherseits bedeuten würde.

Das Argument — die Untreue war „nur" sinnlich körperlich und nicht von seelischer Art, bietet ein Schulbeispiel, wie durch eine beharrliche Suggestion, die mit präziser Absicht gegeben wird, aus schwarz weiß gemacht werden kann. Es wird zur *Beschwichtigung*, „zum Trost", zur leichteren Erlangung der Verzeihung, ein Argument gegeben, welches, wenn man es genau besieht, gerade der Beschwichtigung und Versöhnlichkeit *am meisten entgegensteht*. Denn niemals ist es der seelische Treubruch, obwohl auch er schwerwiegende Wirkungen haben kann, der ein Band so unerbittlich zerreißt, als gerade eben der körperliche. Seelische Untreue ist ja auch kein Scheidungsgrund, und der Ehebruch gilt nur als begangen, wenn die Treue körperlich gebrochen wurde, womit ja auch die seelische Untreue einbegriffen ist. Sich sein Weib oder seinen Mann in der intimsten Umschlingung und Vermischung mit einem anderen *Körper* denken zu müssen, — das zerreißt das innere Band, — so radikal wie nichts anderes. Wenn er oder sie vielleicht einen andern Menschen als Freund oder Freundin haben, mit denen sie oder ihn eine starke Sympathie, ja selbst seelisch-erotische Momente verbinden, — eine Beziehung, von der man weiß, daß hier Verehrung, ja selbst seelische Liebe da ist, so wird eben, solange diese Liebe *platonisch* bleibt, ein Grund zum Bruch nicht gegeben sein.

Erst die körperliche Vereinigung mit einem Dritten bedeutet unzweideutig den Bruch der Ehe, in jedem Sinne, der Sitte und dem Gesetz, sowie dem Gefühl nach, — beiderseits. Und gerade mit dem *Fehlen* der seelischen, der *sublimen* Momente der Liebe in der Geschlechtsvermischung setzt *die Verachtung ein*, die Überzeugung, daß es sich hier um einen Vorgang handelt, der mit entscheidendem Ekel erfüllt. Wenn eine Frau eines Tages ihrem Manne

Körperlicher und seelischer Ehebruch

„Nur" körperlich

III

gesteht, sie liebe einen andern, wenn sie daraufhin ihr Bett
von dem seinen trennt, weil sie so rein empfindet, daß sie,
mit dem Gedanken an einen andern, seine Umarmung nicht
mehr ertragen kann, wenn sie schließlich fortgeht, um sich
dem andern zu geben, so kann in seiner Seele nur Schmerz,
aber nicht Verachtung und Haß gegen sie zurückbleiben.
Eine solche Katastrophe ist, wenn sie bereut wird, bei guter
Gesinnung, d. h. wenn der Mann nicht in fremde Hände geraten ist, gutzumachen. Versöhnung ist denkbar. Kommt er
aber darauf, daß er ein Weib hat, das sich nur sinnlich hingibt, nur aus Geschlechtsgier, ohne seelisches Empfinden
mitsprechen zu lassen, daß sie sich also in der niederen Orgie
tummelt, etwa mit seinen Dienern sich im Ehebett ergötzte,
während er verreist war, so wird für diese Person innerhalb
der heutigen Welt nur eine Tracht Prügel und der radikalste
Hinauswurf die einzig mögliche Behandlung sein. Innerhalb
der romantischen Welt, im Mittelalter, war es die schimpf-
lichste Todesart, die hier zur Sühne verlangt wurde.

Hebbels
Genoveva Als die Verleumdung dem Grafen Siegfried in Hebbels
Genoveva hinterbringt, sein Weib habe ihm mit einem alten,
blatternarbigen Diener, dem Drago, die Treue gebrochen,
da fleht er:

> „Ich hörte falsch! Nicht wahr, ein Sänger kam,
> Ein goldgelockter, in mein stilles Schloß.
> Er sang — er sang vielleicht von mir! Und sie
> Verwechselte in süßem Rausch den Mund,
> Der ihr mein Angedenken sanft erneut,
> Mit meinem eigenen Mund und küßte ihn,
> War's so? Die Schande ist für mich gleich groß,
> *Doch nicht für sie.*
>
> Golo: Dem Sänger hätt' ich wohl
> Das Tor verschlossen, wie es sich gebührt,
> Ihr hörtet recht. *Kein Sänger*, Drago war's!"

Und als er dieses hört, (diese Verleumdung, die die Hölle
ausgebrütet hat), da kann es keine andere Wirkung geben,
als daß er den Boten mit seinem Schwert hinausschickt, um
die Metze abzuschlachten, bevor er sie noch wiedergesehn
hat. Das Bild ihrer Hoheit, ihrer Reinheit vermag nicht, ihn
gegen die Verleumdung zu wappnen. Die Vorstellung, sie

habe sich mit dem alten schmutzigen Diener im Ehebett gewälzt, ist so entsetzlich, daß er sie und ihr Kind, und *wäre es auch seines*, ausrotten muß, so schnell wie möglich. Und ganz dieselben Empfindungen hat aber auch im umgekehrten Fall die Frau, und sehr oft handelt sich's dann *nicht* um Verleumdung — sondern um — Wahrheit, Tatsache.

Obwohl im alten Griechenland der Staat das Kebsweiber- tum duldete, die reine Einehe also nicht bestand, machte der Mann, der seine Frau schätzte, davon nicht Gebrauch. (Ebensowenig wie im heutigen Orient, worüber später Genaueres folgt.) Und Äschylos hat „in dem *ersten* gigantischen Ehebruchsdrama der Weltliteratur"[1] Klytämnestra, die Mörderin ihres Gatten, Agamemnon, sich *damit* vor dem Greisenchor rechtfertigen lassen, daß sie sagt: „Da liegt er. Mich hat er beschimpft, sein Ehgemahl. Vor Ilios mit Chrysestöchtern süß gekost." Auch auf seinen Ehebruch mit Kassandra verweist sie, — um zu rechtfertigen, daß sie selbst den Äghistos als Geliebten nahm und mit ihm den Heimkehrenden — tötete.

Das abendländische *Gesetz* gibt der Frau das *Recht, die-* *selbe sexuelle Ausschließlichkeit* in der Ehe zu fordern, die man von ihr fordert. Wenn dies *gegen die Natur* wäre, so hätte sich dieses Gesetz, das die *Ehe* beschützt, nicht mit einer solchen Einheitlichkeit in der ganzen abendländischen Welt entwickelt und behauptet, *trotz* der Abhängigkeit der Frau!

So wie nach dem Gesetz der Undurchdringlichkeit dort, wo ein Körper ist, nicht gleichzeitig ein zweiter sein kann, — so kann auch ein Körper nicht gleichzeitig an zwei Stellen sein — und auch eine Seele nicht. In der Liebe sich mit Rivalität abfinden, heißt also „teilen", — statt des *Ganzen* nur die Hälfte haben, bzw. ein Viertel, Achtel, Zehntel usw. Wenn aber *irgend*ein Gefühl, so will gerade *dieses* — Fülle und Ausschließlichkeit.

An den Beispielen nicht nur der gesamten Weltliteratur, sondern auch aus dem Leben der größten Menschen ersehen

---

[1] Vgl. die vorerwähnte Studie von Stümcke.

wir, daß eine kostbare Beziehung sofort in die Brüche ging,
sowie eine andere Liebe dazwischen kam. Goethe und Frau
von Stein waren einander unentbehrlich. Als er Christiane
fand, wollte er diese Beziehung — als Freundschaft —
aufrechterhalten. Daß sie schwerverletzt sich zurückzog,
hat er ihr vorübergehend sogar *verübelt*, und der berühmte
Brief *über den Kaffee* — in dem er ihr vorwirft, sie sei jetzt
so reizbar, weil sie zu starken Kaffee trinke!!! — ist ein
document — — masculin. Der Schmerz, den ihr sein Verlust
verursachte, ließ sie aber dann später, als er längst fest
mit Christiane vereint war, mit Aufbietung aller Kraft
des *Verzichtes*, seine menschliche Annäherung wünschen. Die
aber war *unmöglich*, — denn sie hätte, zumindest in den ersten
Jahren, seine Ehe gefährdet. In ihre Gefühle hat er sich
tief hineingedacht, als er die Mondlieder dichtete, in denen
die verlassene Frau um den verlorenen Freund klagt.

Psychologisches Gesetz Ohne auch nur einen Blick auf ihr Fenster zu werfen,
durchschritt Goethe den Hof ihres Hauses. Zitternd stand
sie oben und hoffte, er werde bei ihr eintreten. Er aber ging
durch den Hof, um die Münzensammlung, die im selben
Haus untergebracht war, zu besuchen. — Nach Jahren
knüpfte der Verkehr wieder an, und besonders nach Christia-
nens *Tod* — suchte er wieder sie und nur sie. Das edle Band
wurde erneut. Als Greis schickte er ihr einen gemalten Teller,
mit einem Spruch über seine ewige Liebe . . .

Sterbend bat sie ihre Umgebung, — ihr Leichenzug möchte
nicht an Goethes Haus vorbeigeführt werden, da ihn dies
zu sehr erschüttern würde. — — —

⁘

Don Juan, Falstaff, Casanova In einer Besprechung des „Wesens der Geschlechtlichkeit"
wurde bemerkt, daß die polygame Anlage eine „hohe Kul-
turbedeutung" besitze, was sich in der Kunst in Gestalten
wie Don Juan und *Falstaff* (!) ausdrücke!

In der Kunst hat *jede* Spielart Mensch Kulturbedeutung
und Reiz, und es kommt nur auf das *Wie* der Gestaltung an.

114

Wenn aber ein Dichter einen Don Juan gestalten will, echt und lebenswahr, so muß er eben zeigen, wie dieser Mann *verheerend* im Leben reiner Frauen wirkt, — er muß ihn also als eine Macht darstellen, die die höchsten generativen Bestimmungen *nicht erfüllt*, sondern *durchkreuzt*. Schließlich wird Don Juan — vom Teufel geholt. Und die Nachkommenschaft eines Don Juan ist unrettbar dem Untergang geweiht, weil kein Vaterschutz für sie besteht.

Falstaff ist vom Dichter als der Typus eines geilen, ebenso lächerlichen als widerlichen *alten Wüstlings* gezeichnet — als nichts sonst.

Daß sich eine „*glückliche Ehe*" mit einem Don Juan oder einem Falstaff verwirklichen ließe, *hat noch kein Dichter zu schildern versucht*, und es dürfte ihm auch schwerfallen.

Ein Don Juan wie Casanova, — dessen Memoiren ich, vom kulturpsychologischen Standpunkt aus, mit zu dem Kostbarsten zähle, — wirkt *nur* deshalb nicht verheerend, weil er mit weiblichen Wesen, die ihm genau als Typen entsprechen, seine Abenteuer hat, — mit Kurtisanen und dergleichen; man denke z. B. an die Episode mit den *zwei Nonnen*, die sich mit ihm — zu dritt — in einem Bett vergnügen. In gewissen Zeiten, die man *in der Sprache aller Völker* — *Verfallszeiten* nennt, — lag derartiges in der Luft; in anderen Zeiten — in solchen des Aufbaus — hat man andre „Ideale".

In einer geistvollen Studie eines Autors, — der nicht mit dem der vorerwähnten Besprechung identisch ist, — „Meditation über Don Giovanni" von Leopold Ziegler[1] wird „die Untreue gegen das Weib auf der angeborenen und *verirrten* Tendenz nach Tat, Eroberung, Werk, Fruchtbarkeit" beruhend, dargestellt. Der sexuell nicht fixierbare, also der untreue Mann, — der gewohnheitsmäßige Polygamist, — ist meist der unproduktive Mann, der sozial nicht genügend leistungsfähig ist. Die Kräfte, die sich nicht in wirklichen positiven Taten ausleben können, — bewirken eine ständige

---

[1] Erschienen in der „Schaubühne", Herausgeber Siegfried Jacobsohn.

Gärung im Geschlechtlichen, — die Sucht nach dem Abenteuer, nach immer neuen Stimulantien und Sensationen.

„So haben wir das Männliche des Don Juan. Statt sich individuell zu steigern, was freilich nur in den Prozessen irgendwelcher Tätigkeit oder Gestaltung möglich wäre, statt im rastlosen Emporstieg zu höhern Stufen des Daseins zu gelangen, Wertvolleres, Besseres, Reicheres aus sich hervorzubilden, ist dieser Unglückliche darauf angewiesen, lediglich die äußern Gegebenheiten seiner Welt, die Gegenstände und Personen, die seine Begierde erregen, verändern zu können. Nicht er, der unproduktiv in jeder Hinsicht ist, darf sich erneuern, sich wandeln, sondern die Welt muß es für ihn tun. Der unfruchtbare Mann, *noch erheblich unbeglückter* als das unfruchtbare Weib, verfällt leicht einer Täuschung, *die ihm Fruchtbarkeit vorzuspiegeln gefällig* genug ist. Indem er sich zu täglich *neuer Eroberung*, neuem Genusse, *neuer Motion* anstrengen muß, *weil er mit errungenem Besitz nichts anzufangen weiß*, wird er stets die Welt um sich bewegen und auf diese Weise nichts bemerken, *wie er selber nicht von seiner Stelle rückt*. Das Leben reizt ihn nur als des Lebens Unruhe, als ständige Bewegung und Veränderung der Eindrücke. *Dem Schaffen verloren*, sucht er sich dafür im Abenteuer zu entschädigen. *Um nicht von der Leere seines unproduktiven Wesens erfaßt zu werden*, stürzt er sich in die strotzende Fülle der *âventiuren — auch er auf der Flucht vor sich selbst*. Bei der innern Einförmigkeit seines bestimmenden Triebes muß *der Unersättliche* die Vielförmigkeit der Eindrücke ersehnen, auf die sich sein Begehren erstreckt. Und dies Begehren, wie könnte es bei seiner maßlosen Vitalität ein andres als ein erotisches sein? Der Mensch, der weder front noch arbeitet noch *schafft*, vermag sich seines heftigen Lebensdranges nur in einer ebenso heftigen Geschlechtlichkeit zu entäußern."[1]

---

[1] Leopold Ziegler.

VI

Die Tatsache, daß weder ein Mann noch eine Frau ein Instinkt und Gefühl bei der Ehewahl Wesen als Ehegefährten haben wollen, das der stärksten Verlockung der Natur, der Geschlechtsverlockung gegen- über, nicht „taktfest" ist, — hier nicht ganz bestimmte Grundsätze hat, welche als Hemmungen wirken, — be- steht.

Derartige Wesen werden also sehr oft von der Ehe- wahl übergangen und von der Fortpflanzung ausgeschaltet. Beim Mann, der durch das Massenangebot auf der andern Seite auch noch Ehegesponsinnen findet, wenn er ein Hugo Schenk oder ein Bela Kiss ist und sich „fortpflanzen" kann nach allen Seiten, — *geschieht die Ausrottung in den Kindern*, die mangels väterlicher Fürsorge elend zugrunde gehen, — desgleichen meistens die Frauen, die seiner Verführung er- liegen, und, letzten Endes, er selbst.

Bewußte Grundsätze und eine ganz klare Willensrichtung sind hier nötig, weil, von *Natur*, die Geschlechtssphäre *die Stelle des schwächsten Widerstandes ist*, — weil hier dem Or- ganismus ein „Genuß" geboten wird, der von allen der ver- führerischste ist oder — in der Brunst — als solcher er- scheint. Die Verblendung erreicht hier ihr Maximum.

Diesen Verlockungen stehen Hemmungen gegenüber, wel- che teils aus Instinkten, (wie Furcht und Scham), teils aus *Erfahrungen* stammen. Wenn diese Hemmungen deutlich er- kannt und *anerkannt* werden, so ergeben sich *Grundsätze*, die gegen die Gefahr der Promiskuität wappnen.

Ein Wesen, das diese Hemmungen und Grundsätze *nicht* hat, will man im allgemeinen nicht als Ehegefährten, weil man auf solch ein Wesen seine eigene erotische Hingabe nicht konzentrieren will und kann, (trotzdem diese Gefühle gerade von diesen Typen, soferne sie erotisches Kolorit ha- ben, vorübergehend entflammt werden), — weil man hier deutlicher als sonst irgendwo fühlt, daß die persönlichen Ge-

117

fühle mißbraucht und die ganze eigene Person und ihre *Sphäre* in ihren Rechten und Ansprüchen empfindlich verkürzt und beleidigt, ja entehrt und geschändet wird.

Wenn Kosaken eine Frau überfallen und sie notzüchtigen — fühlt sie sich vielleicht weniger entehrt, als wenn sie fortgesetzt in ihrem eigenen Heim, in ihrer intimsten Sphäre, verraten wird. —

Die soziale Entehrung ist schließlich die Folge der persönlichen Schändung. Man fühlt und weiß, daß hier entweder *beiderseitige Promiskuität* entstehen muß, — oder daß der eine Teil der mißbrauchte Hanswurst des andern wird.

Darum wird der Begriff „ein *anständiger* Mensch" bei der besonnenen bürgerlichen Ehewahl mit Recht als oberster Wert in den Vordergrund gestellt.

Daß er „anständig" ist, genügt natürlich noch nicht, um die sonstige Harmonie zu verbürgen, — aber es ist die Voraussetzung für alle andern, höheren Möglichkeiten eines dauerhaften Eheglücks.

Und die Ehen jener Menschen, *die sich für höhere Kulturtypen halten, als der bürgerliche Typus es ist,* — diese Ehen sollen an innerem Wert *mehr* — viel mehr — bieten, als die nur bürgerlichen, — nicht aber deren primitivste, unentbehrlichste Grundlagen vermissen lassen. *Das* war die Tragödie der hochgemuten Töchter des Bürgertums der letzten Epoche. Sie dachten, — etwas Besseres sich selbst wählen zu können, als was ihnen die Eltern zugedacht hatten, — sich in eine höherwertige Sphäre, als die elterliche es war, hinaufschwingen zu können, — mit einem Gefährten, — und dann ergab sich die beschämendste Minderwertigkeit.

Niemals wird man durch irgendwelche intellektualistischen oder wissenschaftlichen oder ästhetenhaft-artistischen Theorien die Tatsache aus der Welt schaffen können, daß jeder Mensch, Mann oder Frau, der sich in gutem Glauben mit einem andern erotisch oder ehelich verbunden hat, — sich zu tiefst *ernüchtert*, erkältet, enttäuscht, abgestoßen fühlt, wenn er gewahr wird, — daß dort keine Treue gehalten wird.

Das Wie und Warum kann dann, unter Umständen, so beschaffen sein, daß Verzeihung — oder Resignation — erfolgen kann, — es kann aber auch so geartet sein, daß sich Grauen, Entsetzen, Verzweiflung daraus ergibt. Wer dann nicht — an *sich* dauernd verzweifeln will, — wird diesen anfänglich blutenden Schmerz umwandeln — in Verachtung und dieses schwer zerstörende, *fremde* Element, — das dieser andre Mensch ihm schließlich geworden ist, — aus seiner Lebensbahn abstoßen.

Glücklich ist ein Sexualbund eben nur dann, — wenn *beide* Teile sich glücklich fühlen!

Auch ein „Naturgesetz"

Die Frau, wie der Mann sich sie *wünscht*, — ist nicht die frigide — sondern die außerordentlich liebes- und genußfähige Frau. Warum soll *die* nun, wenn sie in ihrer Ehe der Verödung preisgegeben wird, — wenn sie in keiner Weise empfängt, was sie begehren darf, — nicht das, was sie hier vermißt, von einem andern zu empfangen suchen? Ist das vielleicht auch ein „Naturgesetz"...? Es erscheint vielmehr recht *natürlich* und auch nicht unberechtigt, daß sie, unter solchen Umständen, nicht gerade „Treue" wahren will und kann — und zwar um so weniger, je *normaler* sie in ihrem Geschlechtsbedürfen veranlagt ist. — Die *Gefahren*, die sie dabei läuft, sollen aber nicht unterschätzt werden, und sie wird *besser* tun, — ihr Naturrecht zu unterdrücken und erst einmal reinen Tisch zu schaffen, ehe sie ihre Gunst anderweitig verschenkt. Auch diese „Freiheit" kann in Wahrheit — zu Versklavungen führen, wie denn meist jede volle Auswirkung unseres Naturverlangens und Naturrechtes — sich durch die gegebenen Verhältnisse verbietet.

Wenn ein Mann aber seine Frau sich als liebevolle Gefährtin erhalten will, — so *muß er danach leben.*

∴

Dieser Trieb, — der zur erotischen Annäherung verführt, — meldet sich auf Schritt und Tritt. Wer ihm nachgibt, kommt in ein Chaos, in ein Dickicht.

119

Männer, die selbst sehr feurig sind und weniger feurige Frauen haben, kühle und oft auch asexuelle, frigide Frauen, — werden dies als Erklärung anführen.

Man sieht aber sehr häufig auch Frauen, die trotz höchst lebensvoller Anlage und erotischer Persönlichkeit, — die Treue unbedingt wahren, solange sie überhaupt in ihrer Ehe bleiben, — weil sich eine starke Natur überhaupt nicht zersplittern kann, während umgekehrt ein fast leblos wirkender Mann an ihrer Seite herumtaumelt, von Exzeß zu Exzeß.

Die „Vereinigung" von Treue und Untreue   Jede physische Geschlechtsuntreue ist der Ausdruck einer — wenn auch nur zeitweiligen — *innern* Abwendung. Kein Mann wird untreu, wenn er innerlich *ganz* seinem Weibe gehört. Es ist *nicht* wahr, — obwohl es sehr oft vom „stärkeren Geschlecht" behauptet wird, — daß Treue und Untreue sich prachtvoll „vereinigen" lassen. Die Sucht nach beständiger Abwechslung im *Typus*, — die dann den *einen* auf Kosten des *andern* herabzusetzen geneigt ist, — die unreife Art, sich jedem neuen Eindruck allzustark hinzugeben und ihn zu *überschätzen*, — charakterisieren den untreuen Menschen. Ein derartiger Mensch ist die größte Gefahr für seine Umgebung, — weil er die Natur eines andern Menschen nicht voll und ganz sich abrunden läßt, — gemäß ihrer eingeborenen Art, — an der ein Weiser, ein Goethe — seine Freude haben wird, — sondern vielmehr beständig andres, was er irgendwo gesehen hat, auf sie aufzupfropfen sucht. Dieser Typus des durch und durch untreuen Menschen ist meist identisch mit dem des Erz-Egoisten, er findet sich in ganz rücksichtslosen, brutalen Naturen, die überhaupt keinen Menschen neben sich frei atmen lassen und auf jeder Gemeinschaft wie ein Alpdruck lasten; man atmet auf, wenn man sie los ist.

Die „Trennung" von Sinnen und Seele   Die berühmte angebliche Trennung von Sinnen und Seele ist ein Märchen. An den Vorgang der körperlichen Vereinigung sind Gefühle geknüpft, die das *Zentrum* jenes seelischen Komplexes, den man Liebe nennt, berühren. Man haßt ein Weib nicht, während man es umarmt, — man ist in diesem Vorgang ganz — bei ihr, in ihr, mit ihr. Die elendste Dirne, die nicht wert ist, die Schuhsohlen einer reinen Frau zu berühren, wird von dem Mann, der sich mit ihr vermischt, — während er es tut — geliebt . . . Und warum sollte der Fall vereinzelt bleiben? Es entstehen Gefahren, die *größer* sind, als die der Geschlechtskrankheiten, — Dauerbeziehungen zur Tiefe. — — —

Und niemals wäre diese Vermischung möglich, wenn die Liebe *festgehalten* worden wäre von der Seele, — wenn das Bild der Liebe vor der Phantasie stünde, — wenn die innere *Treue* da wäre. Treue ist, im tiefsten Grunde, nichts andres, als das unzerstörbare Bewußtsein des tiefsten und kostbarsten Wesenskerns eines Menschen, — um dessentwillen man ihn geliebt hat.

„Ich habe die *Erinnerung*, das Wesen, die *Idee von Dir* so fest in mein Herz und Hirn gepreßt", schreibt Robert Browning an Elisabeth Barrett.[1]

Es sind Strömungen des Unterbewußten, verhaltene Aversionen, die die verschiedensten Quellen haben, — seelische Gärungen — und Nervenschwächen, die Liebende und Gatten einander entfremden.

Es ist Wahnsinn, sein eigenes herzliches Gefühl für jemanden aufs Spiel zu setzen, dadurch, daß man einem fremden Einfluß in der Geschlechtssphäre Raum gibt. Über Entfernung und Trennung hinweg gilt das erst recht, — denn das einzige Glück, das einzige Heimatgefühl, das man in der Fremde mit sich trägt, ist das der Verbundenheit zu einem andern Menschen, durch das intimste Band, das Gattenband.

Durch einen Bruch dieses Bandes muß dieses *eigene Gefühl* einen schweren Stoß erleiden, und darum hat man nicht nur den andern Menschen verraten, sondern sich selbst beraubt, sich um etwas Unersetzliches ärmer gemacht, wenn man dieses Gefühl zerbricht.

Daß man dafür einen Lebenswert eingetauscht hätte, der diesen Verlust bzw. diese Lädierung des innersten Gefühls

---

[1] Vgl. „Die sexuelle Krise", V. Kapitel, S. 160.

aufwiegt, ist meistens nicht der Fall, — sondern das Gegenteil: — daß man etwas sehr Schmutziges in sein Leben hineingepackt hat.

Natürlich ist die quellende, herzliche Vertraulichkeit, die bis dahin zwei Menschen verband, — mit dem ersten Bruch der Treue dahin. Es ist dann wie eine Landschaft, — die man nicht mehr im rechten Lichte sieht, mit der man die Fühlung verloren hat. Es tritt ein erzwungenes Verlegenheitsgebaren — wenn nicht Schlimmeres — direkte Feindseligkeit — an dessen Stelle, und die Welt hat wieder eine freudlose, öde und unbefriedigte Ehe mehr. .

Verzicht oder Gewinn? Es sei zugegeben, daß es eine Zumutung nicht leichter Art ist, um eines bestimmten Menschen willen allen anderen geschlechtlichen Erlebnissen zu entsagen. Aber dieser „Verzicht" ist ein gegenseitiger — das bedenke man wohl. Und gerade darum wird der Bruch dieses Vertrages als Verrat und Mißbrauch empfunden, — von *jedem* Menschen ausnahmslos. Dieses Gefühl tödlichster Verletztheit „Eifersucht" zu nennen, hieße fast schon einen zu hochgespannten — zu leidenschaftlich betonten Begriff für eine *selbstverständliche* Sache gebrauchen.

Und bei den geschlechtlichen Verlockungen, die sich an jeden Menschen herandrängen, beachte man nicht nur, was sich einem da „bietet", — was man für den Moment dabei „gewinnt", — sondern, was es kosten kann, — äußerlich und — besonders — innerlich.

Menschen, die sich zur Ehe überhaupt eignen, werden in dem Moment der Treuforderung, — vorausgesetzt, daß ihre Ehe ihnen überhaupt wertvoll ist, — nicht ein „Opfer", einen „Verzicht" sehen, — sondern sie werden den höchsten Wert dieses Bundes *gerade darin* sehen, *daß sie nicht mehr nötig haben*, nach Abenteuern auf diesem Gebiet Ausschau zu halten. Sie werden diesen Zustand der Gebundenheit als *das* empfinden, als was er gedacht ist: als den der gegenseitigen Sexual- und Gemütsversorgung, — wobei angenommen wird, daß jeder von beiden alles tut, um für den andern begehrenswert zu bleiben.

VII

Der *Mangel an geschlechtlicher Schonung* ist der Grund der hohen Mortalität der Männer. Trotz des andauernden Knabenüberschusses der Geburten überwiegt die männliche Sterblichkeit — auch abgesehen von den Ausrottungen durch die Kriege — derart, daß es in der Großstadt, z. B. in Berlin, in normalen Zeiten *rund fünfmal* mehr Witwen als Witwer gibt[1]. — — Die Verwüstung der geschlechtlichen Gesundheit ist der Hauptgrund der verfrühten Männersterblichkeit. Der Statistiker *Jaekel* hat nachgewiesen, daß die größere Sterblichkeit des männlichen Geschlechtes im Pubertätsalter, mit dem 15. Jahr beginnt, und daß das Leben des Mannes im Alter von 20—25 Jahren am stärksten gefährdet ist. Dr. M. Vaerting schreibt dazu:[2]

„Die außerordentlich hohe Mortalität der Männer zwischen 20 und 25 Jahren zeigt, wie notwendig eine Aufbesserung der männlichen Geschlechtshygiene ist. In diesen Jahren werden viele Männer unzweifelhaft ein Opfer der doppelten Moral. Der Mann geht zugrunde an den Freiheiten, die er sich selbst *entgegen dem ihm von Natur innewohnenden monogamen Liebestrieb* geschaffen hat. Das Traurige dabei ist der Umstand, daß das Alter mit seinen von der Kultur vielfach zur Entgleisung gebrachten Trieben diese Einrichtungen getroffen hat und daß es die unwissende Jugend ist, die unschuldig dadurch vernichtet wird. Heute, wo der Männermangel eine rassenhygienische Gefahr für Europa zu werden droht, ist es die Pflicht der reifen, erfahrenen Männer und Frauen, die Jugend zu schützen vor dem Tode in der Blüte der Jahre. Der beste Schutz der Lebenskraft und Gesundheit des jungen Mannes ist frühe Heirat, die ihm einen ge-

---

[1] Vgl. eine Studie von Hans Guradze, „Ehe und Sterblichkeit bei Frau und Mann", Archiv für Sexualforschung, 1. Heft 2, S. 237.
[2] „Die rassenhygienischen Gefahren des Frauenüberschusses", Zeitschrift für Sexualwissenschaft, Verlag Marcus & Weber, Bonn, März 1916. Herausgeber Dr. Iwan Bloch.

regelten Geschlechtsverkehr ermöglicht in den Jahren seiner
stärksten Triebe. Frühheirat und Enthaltsamkeit bis zur
Ehe oder einer dauernden monogamen Liebesverbindung, das
ist vor allem das Heilmittel für die bessere Erhaltung der
20—25jährigen. Der Jugend dieses Heilmittel zu bringen,
ist nicht einfach — die ökonomischen Schwierigkeiten sind
ja bekannt, — aber es muß mit allen Kräften angestrebt
werden."

Sexual-
verzweiflung In diesen Jahren ereignen sich die meisten Selbstmorde aus
sexueller Verzweiflung, wenn auch die auslösenden Ursachen
oft andre sind. Diese tiefgehende Sexualverzweiflung findet
sich gerade beim feingearteten Mann, da hier die sublimsten
seelischen Hemmungen eine Befriedigung roher Art, wie sie
sich der gröbere Organismus verschaffen kann, ausschließen.
Hier führt die Sexualverdrängung darum sehr oft zu neuro-
tischen und psychopathischen Zwangszuständen, zur Phobie
und Überempfindlichkeit — bei gleichzeitiger Rücksichts-
losigkeit, — zu stürmischen Versuchen der „Überkompensa-
tion", ja zu Zügen der Gewalttätigkeit und Brutalität — und
zur Flucht in die Lüge. Das alles sind oft nichts andres, als
Erscheinungen des sogenannten „männlichen Protestes" —
der Natur.

„Dies ist also, nach Adler, die regelmäßige psychologische
Konstellation für den Selbstmord, der somit auch eine „Siche-
rung" vorstellt, um in unkultureller Weise dem Kampf des
Lebens mit seinen Beeinträchtigungen zu entgehen."[1]

Das ganze lebenbedrohende Krankheitsbild stellt sich als
eine übernormal verlängerte Pubertätskrise dar, — in der
Dichtung sublimiert in den „Leiden des jungen Werther" und
in gewissem Sinn auch im Goetheschen Tasso.

⁘

---

[1] Vgl. eine wertvolle Studie in der „Zeitschrift für Sexualwissenschaft",
März 1917, von Professor A. Eulenburg, „Das sexuelle Motiv bei
Schülerselbstmorden", die erweitert auch für den häufigen Selbst-
mordhang des jungen Mannes zwischen 20 und 25 Jahren gelten
kann.

Wenn ein junger Mann, — dem die erotische Hochspannung die Vernunft zu trüben droht, — einer Frau gegenüber zu einem positiv gerichteten Ausbruch seiner Gefühle gelangt, — so wird sie, wenn sie ihm menschlich gut gesinnt ist und selbst *über* dem Brodem des Geschlechtlichen steht, — m. E. nicht Recht daran tun, so zu handeln wie Eleonore im Tasso, — sondern es wird ihre Aufgabe sein, mit der *größten Güte* einen solchen Ausbruch in die Grenzen des Schicklichen und Heilsamen zurückzubringen und in frauenhafter Vertraulichkeit, — die an und für sich schon äußerst entlastend und beruhigend wirkt, — die die bewußte Grenze sorgfältig hütet und sich darum mit ihrer Reinheit und Frauenehre durchaus verträgt, — dem jungen Mann all das zu geben, was er braucht: das seelische Gleichgewicht.

Bei Ausbrüchen negativer Art — Haßüberfällen aus verschlagener Brunst — gibt es allerdings kein Heilmittel mehr, um das menschliche Band hier weiter zu erhalten, — es sei denn durch die Abkehr von allem Negativen, Aggressiven, Gehässigen, diesem ganzen üblen Chaos des *Geschlechtsbösen*, — dem wahrhaft mephistophelischen Element des Lebens.

> „Das Böse
> „Mit furchtbarem Grimme,
> „Macht ein Getöse."[1]

Es gibt einen Kulturfortschritt von der etwas prüden Eleonore — zu der ganz und gar menschlich warmen, versöhnenden Iphigenie. Und auch das erlösende schwesterliche Verhältnis Iphigenie-Orest ist als etwas Typisch-Symbolisches anzusehen.

VII

Im preußischen Abgeordnetenhaus kam es Ende Februar 1917 zu einer bemerkenswerten Sitzung. Von *konservativer* Seite wurden *energische Maßnahmen* zum Schutze der *unehelichen Kinder* verlangt!

Die Unehelichen

---

[1] Faust, 1. Teil, Kerkerszene.

125

Herr von Kessel führte aus:

„Würde die Sterblichkeit der unehelichen Kinder zurückgebracht werden können auf die der ehelichen Kinder, so würde das allein einen *Zuwachs von 20000 bis 25000 Menschen alljährlich* bedeuten. Bezüglich der Übertragung von *Geschlechtskrankheiten* nach dem Krieg *sehe ich sehr schwarz.*"

Aber während man sich an die öffentliche Aussprache über die Prophylaxis der Geschlechtskrankheiten bis in die intimsten Details gewöhnt hat, begegnet die Auffassung, — die dem *Ei des Kolumbus* entspricht, — daß die Monogamie das beste Mittel gegen die Geschlechtskrankheiten sei, — gerade in *jenen* Kreisen, die sich mit *dieser* Frage befassen, nicht selten — „betretenem Schweigen". So daß der erstaunte und ehrliche Forscher fast auf die Idee geraten könnte, es werde mit einem solchen Eifer nach allen möglichen Mitteln zur Bekämpfung der Geschlechtskrankheiten gesucht, um die Orgie — ungefährlich zu machen.

Proselyten Möchten diese Herren doch bedenken, daß wir nicht im Sinne haben, *ihnen* gegenüber Proselyten zu machen, — daß die Tatsache, wie alternde Menschen leben, für die Allgemeinheit belanglos ist, — daß wir an die Jugend, an kommende Geschlechter — und nur an diese — denken! Wenn sie selbst *nicht an sich,* — sondern an ihre jungen Söhne und Töchter denken, werden sie sich vielleicht doch mit uns — solidarisch fühlen.

Dem Kesselschen Vorschlag wurde entgegengehalten: „Unerfreuliche Erscheinungen sind in der Frage der Unehelichen zu beklagen. Die Rettung unseres Volkes liegt nicht in der radikalen, rastlosen Fortpflanzung."

Was mir bei einer Vorstellung des weiteren Anwachsens der unehelichen Geburten als *Hemmung,* als tieferdringende Erwägung hervorzuheben notwendig scheint, — ist in diesen Blättern schon erörtert worden: der Zusammenbruch der Monogamie einerseits und — das kasernierte Kind — das Staatskind — andrerseits.

126

Wie furchtbar die Lebensverhältnisse der Unehelichen sich gestalten und, — von wenigen begünstigten Ausnahmen abgesehen, sich gestalten *müssen*, — in diese Tatsache hat mir eine Mitteilung, die ich aus dem Felde erhielt, besonderen Einblick gewährt.

Sie gab mir auch das Material darüber, daß das Faktum der unehelichen Zeugung und Geburt oft auf einem ganz systematischen und ganz spezialisierten Hang beruht, der — *erblich* ist. Ein *Mangel an Hemmungen in dieser Sphäre* — die Zurückhaltung im Geschlechtlichen, wenigstens so weit, daß die Erzeugung von neuem Leben, *für welches gar keine Vorsorge getroffen ist, verhindert wird*, — fehlt, — ist auch im Ansatz, in der Form jedweden Bedenkens, jeden Verantwortungsgefühls, jeder Erwägung in Hinblick auf die Verelendung des eigenen Schicksals, — nicht vorhanden.

Daraus ergeben sich in mancher, mit diesem Stigma gezeichneten Familie, — in der die weibliche Geschlechtsehre nicht das Bollwerk der Familienehre überhaupt ist, — *ganze Generationen unehelicher Nachkommenschaft.*

Ein Soldat[1] schrieb mir eines Tages, als Leser meiner Schriften, daß es mich vielleicht interessieren würde, von einer Familie, die in allen überblickbaren Generationen vorwiegend aus Unehelichen besteht, zu erfahren. Unter seinen Kameraden befinde sich deren letzter, erwachsener, männlicher Abkömmling, — nennen wir ihn Fritz, — und der hätte ihm sein *Familienleid*, das er wie einen *Schicksalsfluch* empfindet, — geklagt.

Fritz und seine drei Schwestern sind alle vier (darunter Zwillinge) uneheliche Kinder einer Wäscherin. Sie sind alle vier im Armenhaus aufgewachsen, während die Mutter, die von keinem der drei verschiedenen Väter eine Alimentation erhielt, Waschen und Reinemachen ging. Die kleinen Kinder mußten vom sechsten Jahre an arbeiten, wurden auch zum Betteln angehalten, kurz, sie sollten, auf jede Art, Geld verdienen. Im Walde sammelten sie Blumen, Zinnkraut (zum

---

[1] Karl Herleth, Kaufmann in Mannheim, z. Zt. im Felde.

Scheuern), Tannenzapfen (zum Feuermachen) und verdienten damit ein paar Pfennige.

Von Fritzens Schwestern ist eine geistig minderwertig, eine andere verheiratet, (vor der Ehe schwanger), die dritte war bis vor kurzem ledig und ist Mutter — von 4 unehelichen Kindern von 4 verschiedenen Vätern. Während des Kriegs hat sie geheiratet — einen Mann, der nicht der Vater eines ihrer Kinder ist.

Die Kinder dieser Schwester werden auf Gemeindekosten bei fremden Zieheltern aufgezogen, sie selbst war bis zur Eheschließung Dienstmagd und besaß kein Heim für sich und ihre Kinder. Eines davon ist ein Krüppel, ein anderes geistesschwach. Näheres weiß Fritz nicht, da er mit der Schwester, empört über ihren Lebenswandel, — trotzdem er in seiner Familie nichts anderes sah, — gebrochen hat.

Der Vater seiner Mutter, der Großvater, ist außerehelich geboren, die Mutter — durch Zufall — ehelich.

Die Familie besteht im allgemeinen aus einem kräftigen, stattlichen Menschenschlag, der von Haus aus gesund ist, von hellblonder Rasse. Fritzens Mutter, die Waschfrau, ist mit 55 Jahren an Rippenfellentzündung gestorben, hat mehrere Operationen, bei denen etwa acht Rippen entfernt wurden, in den Jahren vorher überdauert.

Auf meine Anregung ging nun Herr Karl Herleth, *mit Hilfe seines Kameraden Fritz*, daran, den Stammbaum dieser Familie aufzustellen.

Fritz ist ein Mensch von feinstem Ehrgefühl, der wie vor etwas Furchtbarem — vor dem Fatum seiner Familie steht. Er hat einen proletarischen Beruf, zu dem besondere Fertigkeiten nötig sind. Er schwor sich zu — wie er Herleth erzählte, — daß sein Stamm — von ihm ab — auf gedeihlichen Boden verpflanzt werden sollte, — durch legitime, verantwortungsbewußte Zeugung.

Indessen das Schicksal — ereilte auch ihn.

Er geriet — unversehens, wie er behauptet — aber recht begreiflich — in ein Liebesverhältnis mit einem Mädchen, einer Fabrikarbeiterin, und, während er im Felde war, —

wurde ein Kind geboren. — Er ist arm, hat im Zivilberuf nur einen kleinen Lohn, ist derzeit Soldat; ohne die Mittel, einen Hausstand zu gründen, ja auch nur den nötigsten Hausrat zu kaufen, — sind sowohl er wie sie.

Er weiß nicht, — wie er es möglich machen soll, den Verpflichtungen seines Gewissens gerecht zu werden, — will aber auf keinen Fall jemals sein Kind aus den Augen verlieren.

Dieser junge Mann, Fritz, 26 jährig, im Armenhaus aufgewachsen, liest im Schützengraben mit großem Interesse — Goethe, Nietzsche, Hegel, Darwin, Bölsche, Helene Stöcker, Meisel-Hess (alle Werke) und mit besonderer Vorliebe die Zeitschrift „Die neue Generation"[1]. Er verschmäht alle seichte Lektüre, wirft z. B. einen leeren Unterhaltungsroman beiseite, mit den Worten: „Das Leben ist anders — das Buch sagt mir nichts — ich kann nichts daraus gewinnen."

Um den von mir erbetenen Stammbaum aufzustellen, schrieben Herleth und Fritz an alle möglichen Pfarrämter in Oberbayern und Unterfranken, von woher die Familie — die katholisch ist — in ihrer zumeist nur mütterlicherseits festzustellenden Aszendenz stammt. Auch der Name ist naturgemäß meist nur der Muttername. Gerade dadurch war die Genealogie leichter zu ermitteln.

Mit größter Bereitwilligkeit lieferten die Pfarrer das gewünschte Material und fertigten Auszüge aus den Geburts- und Trauregistern an, — (letztere kamen nur selten in Frage) — *die bis zum 17. Jahrhundert hinaufführten.*

Wir beschränkten uns, den Stammbaum, der mir in persönlicher Urlaubsreise von der Front nach Berlin überbracht wurde, nur für fünf Generationen und den einer Nebenlinie für drei Generationen aufzustellen.

---

[1] Publikationsorgan des Bundes für Mutterschutz, Zeitschrift für Mutterschutz und Sexualreform, Verlag Oesterheld & Co., Berlin W 15, jährlich 5 M., Einzelheft 50 Pf., inklusive der Mitgliedschaft zum Bund für Mutterschutz M. 5,60, jährlich 12 Hefte. Herausgeberin Dr. phil. Helene Stöcker.

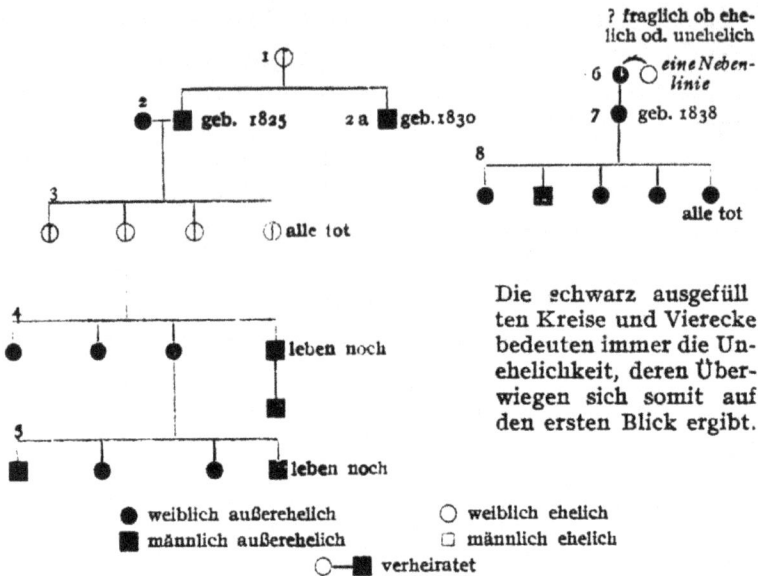

Die schwarz ausgefüll
ten Kreise und Vierecke
bedeuten immer die Un-
ehelichkeit, deren Über-
wiegen sich somit auf
den ersten Blick ergibt.

● weiblich außerehelich   ○ weiblich ehelich
■ männlich außerehelich   □ männlich ehelich
○—■ verheiratet

Kommentar:

1 = *Anne Marie*, Schäferstochter, Urgroßmutter von *Fritz*, hatte zwei
uneheliche Kinder:

2 = *Georg Michael*, 24./5. 1825, verehelicht mit Kunigunde Schulz,
legitimierte Sauer (unehelich geboren), geb. am 16./2. 1823.

2a = *Michael Joseph*, 8./5. 1830, Urgroßonkel von Fritz, lebt noch,
verweigert Material.

Kinder des Georg Michael:

3 = *Apollonia*, 15./2. 1854 bis 18./2. 1854, starb, 3 Tage alt.
(!) *Apollonia — die Mutter von Fritz* — 3./2. 1855 bis 31./12. 1910.
Anna Elisabeth, 31./1. 1857 bis ?, ledig gestorben.
Ursula, 3./3. 1859 bis ?, ledig gestorben.

Apollonias Kinder, alle unehelich:

4 = *Elisabeth* (geistig minderwertig).
Käthe, Zwilling, vor der Ehe schwanger.
Marie, Zwilling, Fritzens Schwester, die wieder vier uneheliche
Kinder hat.
Fritz, hat einen unehelichen Knaben.

5 = *Maries* Kinder, außerehelich, zwei Knaben und zwei Mädchen,
davon eins ein Krüppel, eines minderwertig, leben alle.

Die Nebenlinie (nahe Verwandte desselben Namens):

6 = *Barbara*, Schusterstochter — fraglich, ob ehelich oder später legitimiert.

7 = *Elisabeth*, geb. 16./5. 1838 als außereheliche Tochter der Barbara.

130

8 = ihre Kinder, fünf, alle unehelich:
1. *Anna Marie*, 5./12. 1861 bis ?
2. *Johann*, 9./4. 1867 bis 23./9. 1867.
3. *Barbara*, 28./2. 1869 bis 24./9. 1873.
4. ?
5. *Anna*, 13./9. 1873 bis ?

⁘

Die Ehe ist eine Liga im Lebenskampf oder soll es sein. Welche furchtbaren Folgen die Erzeugung von Kindern außerhalb dieser „Liga" hat, — darüber belehrt uns das vielfältige Elend dieser Kinder, welches nie von Gesellschafts wegen behoben werden kann, weil die Hauptsache fehlt: die elterliche Liebe.

In Adoptionsbureaus liefern heute schon massenhaft uneheliche Mütter ihre Kinder ab, und diese Bureaus sind schon ein Fortschritt, um den grauenhaften Kinderhandel zu unterbinden. Aber die Mutter darf das Kind *nie mehr* wiedersehen, — nie mehr von ihm hören, — sie erfährt nicht, wo es untergebracht wird, — es ist für sie und sie für es — verloren.

Und nun male man sich das als Schicksal aus, welches man *in eigener Person* als Kind erlitten hätte!

Darum auch müssen wir vor Lockerungen auf geschlechtlichem Gebiet, *aus denen Verantwortungen erwachsen, denen man nicht gerecht werden kann,* — warnen.

Und damit ist auch die vollständige Umgrenzung dieser Frage gegeben.

Diese Verantwortungen gelten aber nicht nur dem etwaigen Kinde, sondern vor allem sich selbst. Eine Frau muß wissen, daß sie — in ihrer Person — kostbare generative und *psychische* Kräfte zu schonen hat. Sie soll darum ihre Liebe aufsparen für den, — der sie zur Mutter macht, — falls sie Mutter sein kann und will, — mit ihrem und seinem vollbewußten Willen und unter Übernahme aller Pflichten, vor Gott und den Menschen; oder für den, der ihr Leben in eine ihr gemäße und günstige Bahn bringt.

Generative Verantwortungen

⁘

Rund 500 000 *Fehlgeburten* ereignen sich jährlich in Deutschland, von denen, nach Aussage der Ärzte, 400 000 als künstlich herbeigeführt betrachtet werden können, also Abtreibungen sind. Nach einer neueren Statistik kommen unter den weiblichen Versicherten der Krankenkassen in einem Jahr 10 512 weibliche Genitalerkrankungen vor, die, nach dem Gutachten der Ärzte, *nur zwei* Ursachen haben: Tripperinfektionen und Störungen bei Geburten und Schwangerschaften — Abtreibungsversuche.

Interessant ist, daß in der ältern Generation weibliche Unterleibsleiden *weit seltener* waren, als heute. Unsere Mütter und Großmütter hatten im allgemeinen einen weit gesünder erhaltenen Geschlechtsapparat. — Dafür haben *wir* — eine „Kultur", von der sie nichts ahnten und andere wunderbare Errungenschaften, z. B. Warmwasserversorgung, Zentralheizung, elektrisches Licht — und — Bildung über alle Maßen! — — Die Mütter aber hatten viele Kinder, Männer, die sie ernährten und den gesunden Unterleib.

Die Tendenz auf Erleichterung der außerehelichen Liebesbeziehungen, die durch die ganze letzte Epoche ging, war eine Reaktion auf die immer mehr anwachsenden Erschwerungen der Ehe. Sie ging Hand in Hand mit der Forderung strengerer *Verantwortlichkeit* im außerehelichen Geschlechtsverkehr.

Dennoch lag darin — unbewußt — eine contradictio in adjecto, ein Widerspruch in sich selbst.

Denn entweder die Liebesbeziehungen werden „erleichtert" — dann kann dies *nur* auf Kosten der Verantwortlichkeit geschehen; oder aber die Verantwortlichkeit wird ernst genommen, — dann wird und muß sich daraus das Gegenteil der *Erleichterung* des unehelichen Geschlechtsverkehrs ergeben, — nämlich größte Vorsicht und Zurückhaltung.

Wer Verantwortlichkeitsgefühl in der Geschlechtssphäre besitzt, — sowohl gegen andre als gegen *sich selbst*, — der wird die innigsten, die tiefsten, die wärmsten Gefühle eines Menschen — und besonders eines Weibes — nur dann zu erwecken und ihre restlose Hingabe nur dann zu erlangen suchen, — wenn *beide* gewillt sind, dieses Liebesverhältnis zu einem dauernden, beglückenden Lebensbund auszugestalten oder es doch zumindest so lange als möglich zu erhalten, — und selbstverständlich unter Ausschluß aller andern derartigen Beziehungen. *Alles andre ist schweres Unheil* und bedeutet den Weg in den Abgrund — wenigstens für die Mehrzahl der Frauen. — Die stärker und stolzer veranlagten unter den Frauen werden zwar über derartige fragmentarische Erlebnisse hinwegkommen, — aber auch ihre Lebensbahn wird dadurch (auf tausenderlei Arten) *schwer gefährdet.*

„Wen Allah liebt, den führt er auf die *gerade Bahn.*"[1] Die gerade *Bahn* ist für ein Weib die — der ununterbrochen monogamen Ehelinie.

Es gibt nun allerdings einen Typus der geschäftstüchtigen Kurtisane, die auch bei *dieser* Bahn — sich hält, und zwar wirtschaftlich sowohl als was das seelische Gleichgewicht betrifft. Man sagt — „Hurenglück" sei das größte, d. h. diese Art Frauen hätten das meiste „Glück". Sicher bedeutet ein *Manko an Innerlichkeit* einen großen „Vorteil" — im „Kampf ums Dasein". Es ist auch begreiflich, daß diese Typen von den Männern zur Abladung geschlechtlicher Bedürfnisse *ohne schwer sich anhängende Konsequenzen* in ihrer Art geschätzt werden; vielleicht sind sie metaphysisch sogar notwendig. Aber die „große Dirne" ist ein aussterbender Typus, — in der kapitalistischen Gesellschaft ist auch sie eminent gefährdet und endet meist, — wie ich schon in der „Sexuellen Krise" ausführte, — nicht auf den Höhen, sondern als Toilettefrau. — Die Dirne mit der *monogamen Maske* kommt allerdings am leichtesten zur Ehe und demoralisiert dann die Familie.

Wo dieses Verantwortlichkeitsgefühl *nicht* besteht, wo man geschlechtlichen Reizungen und Stimmungen unbeschränkt freien Lauf läßt, — dort sind die „Liebesbeziehungen" schon in einer Weise „erleichtert", — von der sich die Frauen, die hier aus edelster Initiative mehr Glücksmöglichkeiten schaf-

Die gerade Bahn

---
[1] Vgl. „Die Religion des Islam", Verlag Eugen Diederichs, Jena.

fen wollten, — nichts träumen lassen. Sie kennen diese Seite des Lebens nicht, denn ihnen — uns — naht man ehrerbietig. In Wahrheit gibt es eine „Welt" — die ich zur Verschärfung des Begriffes „Halbwelt" — die „Unterwelt" nannte, — die doch nicht identisch ist mit der gewerbsmäßigen Prostitution, — wo ein Augenzwinkern genügt, um die „Sache" zu machen. — — —

Nur wenn uns das Leben — durch die freundliche Vermittlung der Männer unserer Lebenssphäre — in die Lage bringt, — mit diesem *weiblichen Typus* Bekanntschaft zu machen, — ihn als solchen — oft in unserer nächsten Umgebung — zu *erkennen*, — erfahren wir, wie „erleichtert" die „Liebesbeziehungen" unter Umständen schon sind.

⁘

Es liegt in der menschlichen Natur, auf erotische Reize zu reagieren. Und es ist eine Sache der Intelligenz und der *innersten Ahnung*, zu wissen — zu wem und *wohin* man gehört. Erst wenn man das *genau* weiß, ist man eigentlich gegen Anfechtungen gefeit. Erst dann hat man ein wirklich froh-natürliches Verhältnis zu den Menschen gewonnen, — erst dann — wenn man *seiner selbst* durchaus sicher ist, kann man sich unbefangen entfalten und alles genießen, was sich ästhetisch darbietet, ohne es durch Ausbrüche unedler Art — zu zerstören.

Eine alleinstehende und unabhängige Frau ist auch durchaus nicht eine „Verworfene", wenn sie ein außereheliches Verhältnis eingeht, und es ist dies sicherlich ihr gutes Recht, sofern schädliche und entwürdigende Konsequenzen vermieden werden und sie ihr Leben dadurch nicht auf abschüssige Bahnen bringt. Wenn beiderseits das monogame Prinzip gewahrt wird, eine wirkliche Harmonie der Naturen besteht und nicht allzu ungünstige Verhältnisse vorliegen, kann eine solche Beziehung hohe Werte mit sich bringen. Inmitten der Herzensverödung und Freudlosigkeit dieses Lebens erscheint das als durchaus gerechtfertigt, — aber die äußerste Vorsicht in Hinblick auf die Person und Zuverlässigkeit des Partners und auf etwaige generative und soziale Möglichkeiten muß als deutlich betontes *Warnsignal* hervorgehoben werden.

Prof. Robert Michels betont in einem — vor dem Krieg erschienenen — Aufsatz „Vom Wesen der Koketterie"[1], daß es eine Gesellschaft durchaus guter Art gibt, — „in der auch die anständigste Frau nur selten auf den Luxus verzichtet, bisweilen *den Schein* der Unanständigkeit (der Möglichkeit des Ehebruchs) auf sich zu lenken".

Nicht wenige — auch unter den Frauen — stehen ja auf dem Standpunkt, den man ungefähr dahin formulieren könnte: „Einen Ehebruch *in Ehren* kann niemand verwehren..." Vermeide den Skandal — ist ihr einziges Dogma. Die metaphysische Wirkung derartiger Erlebnisse — bleibt ihnen ein Unbekanntes.

Sehr leicht kommen zwei Bedürfnisse — bei Männern sowohl wie bei Frauen — in Widerstreit; das eine erstrebt erotische Anregungen, deren Wesen die Vielheit und der Wechsel ist, — das andre: die Gestaltung eines Verhältnisses, durch welches aus *Zweien eine Einheit* werden soll. — „Vereinigen" lassen sich diese beiden Gravitationen *niemals*. Man muß sich für die eine oder die andre — entscheiden.

.ᐧ.

In einer einschlägigen Schrift meint ein Autor, daß mit der *rechten Ehe* auch die *Freude am Nachwuchs* wieder zur Geltung käme.

Das ist vollständig richtig. Die *rechte Ehe* ist die eines tüchtigen, sozial leistungsfähigen, gesunden und von innigstem Familiengefühl erfüllten Mannes mit einem gesunden, jungen Weib, das er lieb hat, wie sie ihn; es ist eine Ehe, in der ein solcher Mann *einen Aufstieg vor sich hat,* — wo die sozialen Möglichkeiten dazu bestehen; es ist eine Ehe, in der das Weib den festesten Hort und Rückhalt in seinem Mann

---

[1] Die neue Generation.

sieht und sehen darf, — eine Ehe, in der sich zwei Menschen ganz und für immer, in Liebe und Treue, zusammengefunden haben; es ist eine Ehe, in der tüchtige Leistungen *Früchte tragen,* — wo man mit seiner Arbeit auf einen grünen Zweig kommt, — *Besitz erworben wird,* — so daß man Kinder erzeugen und ernähren kann und eine Möglichkeit sieht, sie im Leben vorwärts zu bringen, sie nicht als besitzlose Proletarier, als elende Sklaven, zurückzulassen; es ist eine Ehe, in der von *diesem* Gedanken — des Familienaufstiegs und der unbedingten Sicherung der Familienexistenz, — alle erfüllt und getragen werden. Es ist *nicht* eine Ehe, — bei der das Schreckgespenst der Not auftaucht, wenn das Familienoberhaupt krank und alt wird oder stirbt, in der bei aller Mühsal und Plage nicht die geringsten Sicherungen erworben werden und man immer nur von der Hand in den Mund lebt. — Es ist eine Ehe, in der Mann und Frau sich so verstehen und so einig in ihrem Wollen sind, daß fremde Elemente niemals Macht über sie gewinnen und nicht die Früchte ihrer Lebensmühsal zerstören können; es ist eine Ehe, in der für Diebe, Parasiten und Dirnen kein Raum ist.

Es ist die monogame Ehe innerhalb einer Gesellschaft, die dem Tüchtigen und Rechtlichen freie Bahn und lohnenden Aufstieg bietet.

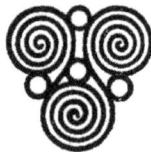

V. KAPITEL
DIE POLYGAMIE
DES MORGENLANDES

⁝

⁝

Der Knecht bei den alten Germanen war rechtlos wie das „Tier oder die Sache, der Herr konnte ihn töten, wenn er wollte." Das Weib konnte er, wenn er wollte, verwürfeln oder gegebenenfalls ebenfalls töten. „Denn ein Weib galt nicht selbst als Herrin, sie war in fremder Gewalt, in der des Familienhauptes."

In diesem Punkt berührt sich das alte Germanentum mit der Auffassung, die der Orient, mit Ausnahme des Juden- und Christentums, bis in die jüngste Zeit hinein beibehielt. Gerade in diese Auffassung kam ein Stoß in dem Augenblick, als der „kranke Mann" die Krise überwunden hatte und *genesen* wollte. Sowie die Reformen des Jungtürkentums einsetzten, gingen sofort Reformen in bezug auf die Frau und auf die Ehe damit Hand in Hand. Tatsächlich wird die Polygamie vom modernen Muselmann der höheren Stände *in der Praxis abgelehnt*, und die besseren Familien verheiraten ihre Töchter schon seit jeher nur auf der Grundlage eines Kontraktes, der ihre Stellung als die einzige Frau sichert. Nur die *armen* Mädchen, die sonst gänzlich unversorgt blieben, müssen auf diese Art über sich verfügen lassen. In Europa bliebe ihnen, unter gleichen Umständen — wenn sich ihnen die bevorzugte Eheform nicht bietet — nur das ungeregelte wilde Verhältnis, das der Frau gar keine wirtschaftlichen, moralischen und sozialen Sicherungen bietet — oder das Zölibat — und dazu — in beiden Fällen — die Nötigung, sich durch eigene Arbeit, — meist sehr untergeordneter und aufreibender Art — selbst durchzubringen und gegebenenfalls noch für uneheliche Kinder zu sorgen.

Es sei gleich erwähnt, daß ein so wissenschaftlich tönendes Wort, wie Polygamie mir nicht der passende Ausdruck erscheint für die Schmutzereien des Geschlechtslebens, die die „Monogamie" des Abendlandes begleiten.

Aber auch die gesetzliche Polygamie des Morgenlandes, die von *sehr weitgehendem* Schutzmaßnahmen für das Weib und die Kinder *begrenzt* wird, war die wahre — fast kann man sagen die einzige — Ursache des *Verfalles.*

Mit der politischen Erhebung und Erstarkung der Türkei, Türkei
die seit dem Sturze Abdul Hamids datiert, gingen Hand in
Hand eine Reihe kultureller Reformen, deren wichtigste die
Erweiterung der Rechte der Frau und die Absage der füh-
renden Stände an die entwürdigende Vielweiberei sind.

In seiner Schrift „Die Welt des Islam"[1] berichtet Friedrich
Delitzsch: „Als vor Jahren Pierre Loti seinen der türkischen
Frauenfrage gewidmeten Roman ‚Les désenchantées', d. i.
‚Die Entzauberten' herausgegeben hatte, forderte ihn der
türkische Gesandte im Haag öffentlich auf, ihm zwanzig,
ja auch nur zehn Polygamisten in der ganzen Türkei zu
nennen."

Ähnlich bezeichnet Graf Mülinen „die türkische Ehe, ver-
schwindend kleine Ausnahmen abgerechnet, als eine monogamische", weil es „für *ungeziemend* gilt, noch eine zweite
Frau zu nehmen", wozu noch die wirtschaftliche Schwierigkeit — *jede* Frau in *besonderem* Haushalt *standesgemäß* zu
unterhalten — wie das Gesetz es vorschreibt — hinzukommt.
Ferner hat es trotz der Todesstrafe, mit der der Ehebruch
der Frau von ihr oft gebüßt wird und trotz der hermetischen
Absperrung, fast niemals bei der Polygynie an jenen Erscheinungen gefehlt, die auf den Willen zur Untreue schließen lassen, desgleichen nicht an dem furchtbarsten Familien-
hader, der sich bei der Aufnahme einer zweiten Frau ergibt,
an Rivalitätsverfolgungen bis zum Mord an den Kindern der
Nebenbuhlerinnen.

„Ein Haus mit mehreren Frauen ist ein Kahn im Sturm",
sagt ein türkisches Sprichwort.

Denn wenn die Fähigkeit zu mehrseitiger Kohabitation
Natur ist — woran besonders bei farbigen Rassen nicht ge-
zweifelt werden kann, zumal da tiefere seelische Beziehungen
zu der einzelnen Frau sich erst spät entwickelten, — so ist die

---

[1] Verlag Ullstein & Co., Berlin.

Auflehnung gegen geschlechtliche Nebenbuhlerschaft — wohl noch *mehr* Natur — bis in die Urzeit hinein.

Der *Verfall* des Orients durch männliche Geschlechtsfreiheiten unbegrenzter Art zeigte sich symbolisch an der Person und dem Los Abdul Hamids. Diesen Tyrannen und Wüstling erreichte sein gerechtes Schicksal. Halb schwachsinnig lebte er nach seinem Sturz als Gefangener in einer Villa, umgeben von einem Rudel Weiber. Als man ihm Vergünstigungen zuteil werden lassen wollte und ihn fragte, was er wünsche, begehrte der verfallene Greis — frische Weiber.

Gleichzeitig machte sein Nachfolger, Mehmed V., der gegenwärtige türkische Sultan, heute Ghazi, der Siegreiche, genannt, weite Reisen durch sein Reich — stets ohne Frauenbegleitung. Auch hat er überhaupt nur *eine einzige Frau*, seine legitime Gemahlin, die Sultanin.

Als kürzlich der türkische Thronfolger — von einer Seitenlinie stammend — in einem Anfall von Schwermut Hand an sich legte, wurde in den Berichten über seinen prinzlichen Nachfolger allseitig dessen musterhaftes europäisches, streng monogames Familienleben hervorgehoben.

Einzelne Paschas und Scheichs halten es noch mit der Vielweiberei — in den wirklich kultivierten Kreisen gilt sie als verpönt.

Die Türkei konnte nur aus dem Verfall sich erheben, weil sie alle ihre moralischen Kräfte zusammengerafft hatte, die in der Vielweiberei erschlafft waren.

Die mohammedanische Frau erhält und braucht keine *Mitgift*, sondern *umgekehrt* wird ihr vom Ehemann eine Morgengabe dargebracht und als nahezu unantastbar (mündelsicher würden wir es nennen) für sie angelegt. Wird die Frau durch Scheidung „entlassen", was zwar formal sehr leicht, aber moralisch verpönt ist und einen Mann, der derartiges ohne zwingende Gründe wagt, in den denkbar schlechtesten Ruf bringt, — so ist ein weiteres Kapital, das der Mann ihr zu zahlen hat, für sie fällig — eine Kaution würden wir es nennen. Innerhalb des Harems (d. i. jener Wohnungstrakt, in dem die Frau mit den Kindern und ihrer Bedienung sowie etwaigen weiblichen Verwandten lebt — die, wenn sie kein eigenes Heim haben, aufzunehmen Religion und Sitte gebieten), ist die Frau die unbeschränkte Herrin, wie im Hause überhaupt, wo der Mann alle ihre Anordnungen anerkennt. „Und da sie obendrein über alles, was sie von ihren Eltern, ihrem Mann oder andern als Eigentum erhält, *vollkommen frei verfügen kann,* ohne daß der Mann oder etwa dessen *Gläubiger* dagegen Einspruch erheben können, so kann sie Käufe und Verkäufe auch ohne Einwilligung des Mannes abschließen. Die muslimische Frau beneidet die Europäerin gar nicht. Sie ist stolz darauf, in ihrem Hause als Schatz eifersüchtig gehütet zu werden."[1]

II

Über den Ursprung der Polygynie bei den Arabern macht Araber *Schweiger-Lerchenfeld* in seinem Werk „Frauen des Orients"[2] bemerkenswerte Mitteilungen.

„Nichts wäre irriger als die Voraussetzung, die Polygamie unter den heidnischen Arabern sei geschlechtlichen Bedürfnissen entsprungen. Eine solche Annahme widerspräche dem Geiste *des alt-arabischen Frauenkultus,* der ritterlichen Gesinnung, welche die alten Wüstenaraber dem weiblichen Geschlecht entgegenbrachten und den keineswegs verlockenden Annehmlichkeiten, welche man dem Besitzer mehrerer Frauen so obenhin zuschreiben möchte. Das Verlangen des weiblichen Wesens, die Liebe eines Mannes nicht mit einer zweiten Genossin oder mehreren zu teilen, ist ein rein menschliches, und es ist nicht einzusehen, weshalb dies bei den freien Araberinnen, die ein starkes Maß von Selbstgefühl und der Schätzung des eigenen Wertes besaßen, von welchem nachmals die Haremsbewohnerinnen keine Ahnung hatten, anders gewesen sein sollte. Ein alter Schriftsteller sagt: ,*Der echte Araber hatte nur eine Geliebte, und von der ließ er nicht ab bis zum Tode, und dasselbe gilt von ihr.*'

---

[1] Delitzsch. [2] Verlag A. Hartleben, Wien und Leipzig.

141

Gegen üble Nachreden, Verunglimpfungen der Frauen hatte der Prophet, bestärkt durch eigene Erfahrungen, einige fulminante Standreden, die in das heilige Buch übergegangen sind, gehalten. Dagegen legt er der Ehescheidung erhebliche *Schwierigkeiten* in den Weg. Der endgültigen Scheidung muß eine dreimalige Verstoßung vorausgehen. Es folgt eine dreimonatige Frist, während welcher jedweder Verkehr zwischen den Gatten abgebrochen ist. Die Gelegenheit zur Versöhnung ist leicht gegeben, da eine Liebkosung, ein Kuß, ein zärtlicher Blick genügt, das alte Verhältnis wieder in Kraft treten zu lassen.

(Zweite Sure.) „Die, welche geloben, sich von ihren Frauen zu trennen, sollen vier Monate es bedenken ... Die Ehescheidung ist zeitlebens erlaubt, und müßt ihr die Frau in Güte behalten *oder mit Vermögen entlassen.* Haltet sie aber nicht mit Gewalt zurück; denn wer solches tut, versündigt sich.

Niemand soll zu Leistungen gezwungen sein, *die seine Kräfte überschreiten.* Auch den geschiedenen Frauen müßt ihr *nach Kräften Unterhalt gewähren*, wie es Gläubigen geziemt."

(Vierte Sure.) „Ihr könnt euch nach dem Verhältnis eures Vermögens Frauen nehmen, doch keine schlechten und liederlichen.

Hat eine Frau von ihrem Manne Zorn oder Abneigung zu befürchten, so muß die Sache gütlich beigelegt werden; denn Wiedervereinigung ist besser als Scheidung."

Der Koran bestimmt ferner, daß die Frauen außer Hause züchtig sein und ‚die Augen abwenden‘ sollen, weil es so ‚am schicklichsten‘ sei.

„Im Zenit ihres Wertes stehend, nicht etwa nur der Schönheit wegen, sondern auch des geistigen Gehalts halber, den das Leben und das Bestreben, es zu veredeln, ihrem Dasein gab, entfaltete sich im Sinne einer gesellschaftlich freien und geistig hochstehenden Stellung die vornehme Araberin des 7. und teilweise noch des 8. Jahrhunderts zu jener herrlichen Blüte, wie sie der Orient weder vorher noch später gekannt hat ...“

Der Verfall vollzog sich durch das Eindringen von Buhlerinnen in die abassidische Kultur. Insbesonders sollen die Hetären, „welche aus der Gesangschule von Kufa hervorgingen", viel dazu beigetragen haben. In dem Maße, in dem die „freilebenden" Frauen zu Hetären wurden, — *verschärfte sich die Beaufsichtigung der rechtmäßigen Frauen.*

„In der Tat waren die alten Araber sozusagen Zwangspolygamisten. Ihrem eigentlichen Zweck nach sollte die Polygamie vorerst zur *Kräftigung der Stämme,* zur Knüpfung einflußreicher und mächtiger Familienbeziehungen dienen, ein Bestreben, das sich um so zwingender erwies, je *härter* sich die Lebensverhältnisse infolge der *immerwährenden Stammesfehden* und der zahlreichen Opfer, *welche die Blutrache* forderte, gestalteten. Nicht Üppigkeit und Verlangen nach erotischen Zerstreuungen, sondern das Gebot der Selbsterhaltung bedingte eine Einrichtung, die nachmals diese Bedeutung gänzlich verloren hatte. Was in der Vorzeit und während des Aufblühens der islamitischen Macht als eine kluge, wohlerwogene Maßregel gelten könnte, wurde später durch die sinnlose unbeschränkte, den Adel der Abstammung verleugnende *Haremswirtschaft* zu einem *Krebsschaden, welcher die von kraftvollen Händen aufgebauten Staaten wieder zerstörte."*[1]

Harem und Zenana waren die Quellen des Niedergangs orientalischer Herrlichkeit.

⁂

Die Vielweiberei des Morgenlandes und die Voraussetzungen, unter denen sie *allein* möglich ist, sind: die vollständige Knebelung des Weibes und die Beschränkung der Gemeinschaft auf rein sexuelle Zwecke einerseits und politisch-generative Zwecke der Machthaber, die die Über-Erzeugung billigster Ausbeutungsobjekte brauchen, andererseits.

Sie war eine Einrichtung, die für vorwiegend *farbige* Rassen, mit einem ungeheuer starken, sehr animalischen Triebleben

---

[1] Schweiger-Lerchenfeld.

— z. T. für wilde und halbwilde Stämme, die sich reichlich
vermehren sollten — von den Religionsstiftern und Gesetz-
gebern des Orients begründet worden war und die an sich
schon eine *Beschränkung* gegenüber der *nomadischen* Hordenehe bedeuten sollte! *Nomaden* sind die geborenen Polygamisten, Familiengefühl kann sich erst in der *Seßhaftigkeit*
entwickeln.

III

Mohammed Mohammed selbst lebte — und das ist interessant — in
seiner ersten, überaus glücklichen Ehe mit der um 15 Jahre
älteren reichen Kaufmannswitwe Chadidscha — welche selbständig ein Geschäft führte, das sie von ihren zwei früheren
Männern ererbt hatte — in welches Mohammed eintrat und
in dem er sich vorzüglich bewährte — in einer ideal monogamen Ehe, der vier Söhne und zwei Töchter entsprossen.
Durch ein solches Bündnis mit einem um so viel jüngeren Mann
würde sonst eine Frau ein nicht auszudenkendes Martyrium
auf sich nehmen und sich überdies — zum Gespött der Welt
machen. Wenn es hier nicht der Fall war, so lag es an der
besonderen Natur dieses Mannes.

Erst nach ihrem Tode vermählte er sich, über 50 Jahre alt,
rasch hintereinander mit verschiedenen *Kindern*, nämlich mit
der 10jährigen Aischa, mit Haffa und anderen Töchtern poli-
tisch einflußreicher Männer, die er seinem Haus verbünden
wollte. Diese politischen Ehen, die dabei *Kinderehen* waren,
blieben samt und sonders unfruchtbar — Nachkommenschaft
war ihnen versagt.

Daß bei den im Morgenland üblichen Kinderehen, die für
uns der Inbegriff der Perversität sind, für irgendwelche
monogamen oder gar metaphysischen Forderungen *die Vor-
bedingungen fehlen*, liegt auf der Hand. Das Weib ist unter
solchen Umständen mißbrauchtes Geschlechtsinstrument —
weiter nichts. Auch ist nach wenigen Jahren ein auf diese
Weise mißbrauchtes Mädchen vollständig verblüht, wie die

Frauen im orientalischen Klima und bei erschlaffender Lebensweise überhaupt rasch altern.

Die Polygamie des Morgenlandes ist gleichzusetzen — an- Prinzipielles deren Eigenheiten des Morgenlandes: sie ist gleichzusetzen den Barbareien der *Kinderehen*, der *Witwenverbrennung*, des *Götzendienstes* und des *Sklavenhandels*.

IV

In *China* hat sie als Resultat zu vieltausendjährigem Still- China stand der Kultur und zur Züchtung des *Kulityps* (des *Sohnes* der Kebsweiber und der Vielehe, der ohne Besitz und ohne Bildung, unterernährt, aufwachsen muß und selten älter als 40 Jahre wird) sowie — durch *Massenerzeugung schlecht versorgten Menschenmaterials* — zur Massensterblichkeit überhaupt geführt. Das alles sind wohl für den Europäer keine „Kulturideale", und keinerlei Dialektik wird sie je dazu machen.

Politische und wirtschaftliche Verhältnisse, die es *möglich* machen, daß ein einzelner Machthaber und Wüstling einen ganzen Harem für sich allein hat und erhält, haben die furchtbarste Ausbeutung des Volkes, wie sie im Orient, besonders in China und Indien besteht und wie sie sich bis zu periodisch wiederkehrenden *Hungersnöten* steigert, — zur Voraussetzung.

Polygamie bedeutet also: Es verkehrt einer gleichzeitig oder in schnellem Wechsel mit mehreren Frauen und versorgt sie und ihre Kinder *nicht* — dann sind sie dem Abgrund verfallen; oder er *kann* sie allesamt versorgen, — dann wird ihm dies, *als Norm*, nur durch die weitgehendste politisch-soziale Korruption ermöglicht.

Und da die „Natur" so vielfach für die Polygamie ins Treffen geführt wird, — so meine ich doch, daß es weitaus natürlicher und auch sozialer und zu beglückenderen Zuständen führend ist, wenn auf jeden Mann *ein* Weib kommt (ich erwähne, daß besonders in China junge, tüchtige Männer vielfach keine Frauen finden, weil sie von reichen alten Wüstlingen eben für ihren Harem „aufgekauft" werden) — das wirklich und in jedem Sinne *sein*

Weib ist und das er, mit dem Einsatz seiner ganzen, sozialen Tüchtigkeit, die heute nötig ist, und mit ihrer *Hilfe* (weil sie dann eben als seine Lebensgefährtin und nicht als seine Kebsfrau empfindet und handelt) mit ihren Kindern erhalten kann und dadurch in die Lage kommt, *was nur im Rahmen der Einehe möglich ist,* seiner Nachkommenschaft *eine menschenwürdige Zukunft zu sichern!!* — ich glaube, daß dies für alle Teile *besser* ist, als wenn einer skrupellos einem polygamischen Geschlechtstrieb freien Lauf läßt, der in der Natur — zumindest in der *höheren* Tierwelt — *ohne Beispiel ist* und der sich in der Menschenwelt, unter europäischen Verhältnissen, nur *auf Kosten aller höheren kulturellen Ansprüche durchführen läßt* und dessen *Opfer:* die mißbrauchten Frauen und ihre Kinder sind bzw. durch Fruchtabtreibung einerseits und immer weitere Ausbreitung der Prostitution und der Geschlechtskrankheiten andererseits — die Rasse und ihre mögliche Höherentwicklung ist.

Diese Überleitung zu europäischen Verhältnissen war deshalb notwendig, weil *chinesische Ideale* bei uns angepriesen wurden. Es wurde dargestellt, als der chinesischen Weisheit höchster Schluß, den sich die Europäerin zum Beispiel nehmen soll, daß die Chinesin in der Selbstlosigkeit so weit geht, daß sie dem Mann selbst Nebenfrauen einkauft und ins Haus bringt.

Ja selbst die chinesische Fußverkrüppelung wurde als besonderer — sadistischer Reiz gepriesen, worüber in der Behandlung der Ehrenfelsschen Theorien später Näheres folgt.

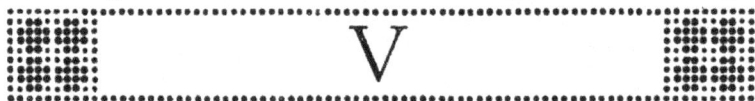

V

Verstoßung Ein Muselmann, der eine zweite Frau nimmt, tut dies selten in der Absicht, mit der ersten weiterzuleben — und so bei allen folgenden Frauen. Es gefällt ihm eine — am Sklavenmarkt, den es z. B. in Marokko noch gibt — und er erwirbt sie käuflich — als Eigentum.

Bei dieser Art von Ehesitten mußte sich die äußerste Erleichterung der Scheidung, vielmehr die Möglichkeit der *sofortigen Verstoßung* der Frau, (wie sie zwar in der kultivierteren Türkei verpönt, in Sklavenstaaten, wie Marokko, aber an der Tagesordnung ist) von selbst ergeben. Die Verstoßung der Frau wird durch das Aussprechen einer einfachen Formel von seiten des Mannes vollzogen. Diese Formel, die an das berühmte Zitat aus dem „Götz" erinnert, lautet: „Du bist mir so lieb, wie der — Rücken meiner Mutter."

In der *Praxis* läuft das auf genau dasselbe hinaus — was man — als moderne europäische „Reform" verlangt: sofortige Lösung auf den Willen eines Teiles!! . . .

Nur würde man bei uns — der Gleichberechtigung halber — natürlich auch eine Formel für die Frau anstreben, wonach sie dem Mann sagen kann: „Du bist mir so lieb, wie der Rücken meines Vaters." Womit die Ehe dann — erledigt wäre.

Im übrigen zeigt die Verstoßungsformel, daß durch *rohe Redensarten* im Orient eine Ehe *beendet* ist, während hier Beleidigungen solcher Art keinen Scheidungsgrund bilden.

Wenn einer also im Orient eine „frische" Frau nimmt, so *unterbleibt* die Verstoßung der früheren meist aus religiösen Gründen, weil Mohammed sie verboten hat, — obwohl das Gesetz die Möglichkeit dazu sehr einfach gibt. Sie unterbleibt meist aus dem ethischen und religiösen Gefühl der Rücksichtnahme und der Gewissenhaftigkeit, die Mohammed dem Manne der Frau gegenüber nicht wenig einhämmerte. Es widerstrebt dem besseren Moslem, eine Frau hilf- und schutzlos hinauszujagen. Die Verstoßung unterbleibt ferner meist deshalb, weil er die Rache der *Familie* der Frau fürchtet, insbesondere der Brüder und des Vaters; diese Rache äußert sich bei Scheidungen und Verstoßungen weniger in blutigen Attentaten als in politischen und geschäftlichen Verfolgungen; ferner unterbleibt sie, weil er in den meisten Fällen ihr eine erhebliche Konventionalstrafe auszuzahlen hat — befahl doch Mohammed: „Entlasse deine Frauen *nur gütlich* und *nur mit Vermögen!*" Die Sklavinnen sind natürlich — vogelfrei. Jedoch wird eine Sklavin legitime Frau, — sobald sie Mutter wird.

VI

Wenn ein Mann — so erzählte mir auf der in diesen Blättern schon einmal erwähnten Seereise von Genua nach Amsterdam, bei der das Schiff auch in Algier und *Tanger* (Marokko) anlegte, ein *höherer Funktionär* aus Marokko, der von Algier nach Tanger fuhr und mit dem ich mich lieber unterhielt als mit den vorerwähnten Herren, die vom Mailänder Bordell schwärmten, — wenn ein Mann seines Landes auf das *Fortbestehen* der erotischen und der Gemütsbeziehungen zu seiner Frau Wert lege, — so nimmt er niemals eine zweite.

Und dies im Orient, — im halbwilden Marokko, mit Sklavenhandel auf offenem Markt, — wo es kein *Anrecht* der Frau auf die Monogamie des Mannes gibt!

Es ist trotzdem so, — weil es eben in der *Natur* der Sache liegt. Zärtlich und liebevoll zu jemandem zu sein, der seinerseits einen anderen Geschlechtspartner liebkost, — dies ist nämlich auch in der höheren Tierwelt *ein Ding der Unmöglichkeit.*

Er bringt also eine zweite Frau nur dann, wenn er auf die Liebe der ersten verzichten zu können glaubt. Begehrt sie die Scheidung, so wird sie ihr in solchen Fällen kaum je verweigert; sie *kann* sie aber oft nicht begehren, — weil sie nirgends sonst ein Heim hat. Sie bleibt also. Wie „glücklich" sie ist, — liegt auf der Hand. Leben ihre Eltern noch, — so werden sie trachten, *für sie einen andern Mann zu bekommen,* — ihr das Weggehen zu ermöglichen.

Tatsächlich ist nirgends die *oftmalige* Wiederverheiratung der Frau so häufig als im Orient, (in den islamischen Randländern des Mittelmeeres), — aus Gründen, die eben mit der Polygamie des Mannes zusammenhängen. — Nicht so in Indien, — wo man bekanntlich *die Witwe* mit der Leiche des viel älteren Mannes — verbrannte, — die blutjunge Witwe, das kindliche Wesen, das einen alten Ehegemahl — in die Unterwelt zu begleiten hatte. Warum? Weil man sie nicht ernähren

148

wollte. — In China gibt es Gegenden, wo die Witwe zeitlebens die Gebeine des Gatten in einem Sack *mit sich herum-
tragen muß.* —

„Welche von seinen Frauen *liebt* denn ein Marokkaner?",
fragte ich meinen Reisegenossen, der übrigens ein sehr sym-
pathischer Mensch war, — in Tanger führte er mich dann
herum, und wir verbrachten schöne Stunden auf einem langen
Eselsritt, dann in einem Café am offenen Meer, wo ein auf
dem Boden kauerndes Orchester brauner Menschen auf seltsamen Zupf- und Blasinstrumenten Musik machte — bei
Mokka und Nargileh. — — „Laquelle est la préférée?"

„C'est toujours — la dernière, Madame", lautete die Antwort. — — —

Es ist unzweifelhaft, daß die Polygamie nur in Land- Nahrungsspiel-
strichen von der Üppigkeit des Orients als fortdauernder raum im Orient
und haltbarer Zustand möglich ist. Die Ernährung nicht nur
der Kinder, sondern auch die Versorgung der geschiedenen
Frauen reguliert sich unter diesem Gesichtspunkt. Mit einem
kleinen Sümmchen, das ihr zum „Abschied" gegeben wird,
kann sie lange, sehr lange durchhalten, weil die Lebensmittel
in Massen und spottwohlfeil und in herrlichster Üppigkeit da
sind. Auf dem Markt von Tanger, — dem wunderbarsten Bild,
das meine Augen je geschaut haben, — sah ich ein Gewimmel
von farbigen Menschen Fleisch und Gebäck jeder Art und
Fruchtarten, die aus dem Paradies zu stammen schienen, (Zi-
tronen in Kindskopfgröße!), für kleine Münze feilbieten. Dazu
kommt, — daß die Gastfreundschaft im Orient selbstver-
ständlicher Grundsatz ist und daß besonders alles, *was zur
Familie gehört*, das weiteste Anrecht darauf hat.

Hier — in Europa — würde eine Frau, die keine Eltern und
kein eheliches Heim mehr hat, — vergebens bei ihren Verwandten oder gar bei ihren Bekannten auch nur für acht Tage
ein Asyl zu finden suchen. Man sah es — zu Kriegszeiten. Versuche, die unternommen worden, brotlos gewordenen Künst-
lerinnen, z. B. engagementslosen Schauspielerinnen Unter-
kunft zu verschaffen, — ließen sich nur in seltenen

Fällen verwirklichen, denn gerade die Inhaber großer Wohnungen, nicht selten mehrfache Villenbesitzer in der Umgegend der Großstadt, — dachten gar nicht daran, auch nur einen einzigen Raum wirklich bedürftigen „Gästen" abzugeben. Von wirklicher Caritas weiß der Orient viel mehr wie wir.

Abendland Dazu kommt im Abendland der Umstand, daß die Frau dem Mann *ihr* Vermögen bei der Eheschließung gewöhnlich anvertraut. Wenn sie auch den Anspruch hat, es bei der Scheidung zurückzuerhalten, so nützt ihr dieses formale Recht doch nur in jenen — seltenen — Fällen, in denen das Geld noch da ist. Andernfalls muß sie sich mit höchst unsichern Abmachungen zufriedengeben. — Und die Ruchlosigkeit besteht darin, daß man erst das Vermögen einer Frau durchbringt und dann die Fortdauer der Ehe durch geschlechtliche und moralische Ungeheuerlichkeiten — unmöglich macht. Also eine Verquickung, die die Ehe in der Praxis nahezu *unlöslich* erscheinen läßt — und gleichzeitig eine *Prostituierung* der Ehe, für die der Begriff „Polygamie" wahrlich — kein Ausdruck ist!

Mittelstand Dazu sind hier die positiven Kulturbedürfnisse der Angehörigen des Mittelstands sehr große und ergeben sich als *unvermeidlich* — dem ganzen Niveau und den ganzen sozialen Voraussetzungen nach. Gleichzeitig *verarmt* der Mittelstand immer mehr und mehr, — während er immer „gebildeter" wird. Ein böser Konflikt. — Das alles zwingt zu *festesten Eheformen*, macht jeden „Wechsel", — jedes Experiment auf diesem Gebiet zur schweren Katastrophe.

Es kommen zu diesen Härten des europäischen Daseins die unerquicklichen Begleiterscheinungen der Demokratie, welche die furchtbare Gefahr der Deklassierung erst deutlich fühlbar machen, — die Verpöbelung der Sitten, die sich breit machende Roheit von unten, — die eisige Kälte von oben. Wenn sich eine Frau unter *solchen* Umständen, — nachdem sie erst um alles gebracht wurde, was sie besaß, — dann, mit nichts, — ihr Brot verdienen soll, — kann sie darauf rechnen, aufgerieben und zermürbt zu werden, wie ein morscher Lappen.

Nahrungsspielraum fehlt überall da, wo die Nahrung und alle andern Waren *zu teuer* sind, — im Verhältnis zu den Einkünften der meisten Menschen. Daß diese Waren „zu knapp" sind, kann man, wenn man richtig definieren will, nicht behaupten, denn diese Waren können *im Lande oder im Nachbarlande* sehr reichlich — in normalen Zeiten — vorhanden sein, *werden aber zurückgehalten* und künstlich zur Hausse gebracht, sowohl durch Einfuhrzölle als auch durch den „Banditismus" innerhalb des Staates, — durch „Raubhandel" und Wucher, — auf den der einzelne wiederum nicht selten *angewiesen* ist; angewiesen deshalb, weil er ein beträchtliches Vermögen erwerben *muß*, um im Alter gesichert zu sein, — weil diese Sicherung nicht für jeden Menschen — wie bei Staatsbeamten — in zulänglicher Weise durch allgemeine und zureichende standesgemäße Alterspensionen erfolgt. „Knapp" werden dadurch alle Lebensmittel und Lebensgüter für alle die Menschen, deren Arbeit sich, auch bei vollstem Kräfteeinsatz, nicht genügend bezahlt macht, sie zu erstehen — oder die zeitweilig überhaupt keine Arbeit finden, weil sich an *jeden* Futterplatz — besonders an die Stätten der geistigen Arbeit — *zu viele* drängen.

VII

Daß gerade im Orient die Polygamie sich behaupten konnte, hat also vor allem seinen Grund in dem natürlichen Reichtum des südlichen Bodens — und in der Bescheidung in bezug auf die Ziele der Entwicklung, die dafür andre wertvolle Wesenszüge, z. B. die patriarchalische Gesinnung und Lebensart — bewahrte. Hat dort ein Mann ein Feld und einen Fruchtgarten, — so verschlägt's ihm nichts, auch 20 Kinder zu ernähren.

Im allgemeinen kann der Mann die Vielweiberei nicht aushalten, — ökonomisch, physisch und moralisch nicht. Sie läßt sich mit höheren kulturellen Zielen, — die die strengste Ökonomie mit generativen und wirtschaftlichen Kräften voraus-

setzen, nicht vereinen und ist nur unter primitiv-patriarcha-
lischen Verhältnissen möglich. Die patriarchalischen Lebensformen gehen im Orient so weit, daß es, — wie mir der Marokkaner mitteilte, — nur sehr selten vorkommt, daß freigelas-
sene Sklaven — gehen. Sie bitten dann gewöhnlich, bleiben
zu dürfen. (Man vergleiche das mit unserem vagantenhaft
„ziehenden" Hauspersonal.)

Als sich der Selbstmord des türkischen Thronfolgers ereignete, war eine der wichtigsten Sorgen des Sultans (Meh-
meds) die, — daß alle die Leute aus seiner Bedienung *reichlich
entschädigt* werden sollten — für die Aufregung.

Wer sich hier im Abendland seelisch *erfroren* fühlt, kann
sich nur erholen — durch zeitweilige Ausflüge in den Orient,
der uns ja jetzt weit geöffnet ist. Über die *Güte* speziell des
türkischen Volkes der unteren Klassen berichtet sehr innig
Helene Böhlau in ihrem Lebensroman „Isebies".[1]

Motive   Der Orient brauchte die Polygamie schon deshalb, um die
der Polygamie überzähligen Frauen, — da ihnen öffentliche Arbeits-
gebiete verschlossen waren und sie sich daher nicht selbst ernähren konnten, — zu versorgen; ferner war sie eine Art Ersatz dafür, daß es auch eine *Geselligkeit* zwischen Männern
und Frauen nicht gab. Das Bedürfnis nach *Verkehr mit verschiedenen Typen*, — das sicher ein wesentlicher Nervenanreiz
ist und die europäische Ehe davor bewahrt, monoton zu werden, — mußte also durch eine *Privatsammlung* solcher Typen
befriedigt werden. Im Abendland kann das ästhetische und
geistige Abwechselungsbedürfnis sich reichlich erfüllen durch
die Freiheit der Frau in der Geselligkeit und im öffentlichen
Leben. Und da die Geselligkeit mit der Kultur des *Heims* in
engstem Zusammenhang steht, fiel der Frau dabei die führende Rolle zu.

Endlich will sie im Abendland, — statt sich durch Polygamie *erniedrigen* zu lassen, — lieber arbeiten.

In Ländern, in denen die Frau irgendeine Möglichkeit hat,
sich auf irgendeine menschenwürdige Art selbst zu ernähren

[1] Verlag Albert Langen, München.

— ohne die Ehe — ist offizielle Polygamie unmöglich. Die Polygamie ist der Ausdruck der vollständigen Knebelung eines Menschen — der Frau — welche sich, um der Nahrung willen, auch das Ungeheuerlichste gefallen lassen muß, — nämlich sich zwingen lassen muß zu geschlechtlicher Disposition und geschlechtlicher Ausschließlichkeit, — ohne gegenseitig bindenden Vertrag.

Im übrigen konnten gelbe, schwarze und farbige Menschen das Ideal der Einehe niemals entwickeln. Einem Zulukaffer wird man die Bedeutung der Monogamie, von der man kaum den „kultivierten" Europäer überzeugen kann, — nicht klar machen.

Indische Sagen zeigen uns allerdings, daß auch diese Rassen hohe Vorstellungen von diesem Ideal hatten, — daß sie es in der Dichtung, in Legende und Sage und in vereinzelten Fällen auch im Leben pflegten. Das beweist z. B. die wundervolle Ehelegende von Sawitri![1] Die Liebe, die selbst dem Todesgott seine Beute — die Seele und das Leben des Gatten — abzuringen vermag, — ist sicherlich nur monogam zu denken. Welche vertiefte Auffassung des Familienverhältnisses und sittlicher Pflichten überhaupt die religiösen Gesetzgeber der morgenländischen Völker verbreitet wissen wollten, geht aus den meisten Sprüchen der Mohammedaner und Buddhisten hervor.

Das monogame Ideal im Orient

„Böse ist ein Gatte, der nicht liebt, und ein Sohn, der nicht für seine Mutter sorgt." —

Sprüche

Den Geist des Christentums atmet ein Spruch wie dieser: „Haß nie dem Haß weicht — Liebe nur *setzt dem Haß ein Ziel.*"

An erster Stelle der Sittenlehre des Koran stehen die Gebote 1. betreffend die Liebe zu den Eltern und die unbegrenzte Ehrerbietung vor ihnen, besonders des Sohnes vor der Mutter; 2. das Gebot nach getreulichster Einhaltung von *jeder Art* von Versprechen und *Verträgen*, wobei insbesondere die betrügerische Auslegung und Täu-

---

[1] Vgl. „Indische Sagen", Verlag Eugen Diederichs, Jena.

schung unter Verachtung und Strafe steht (,,Haltet den Vertrag! Siehe, über Verträge werdet ihr zur Rechenschaft gezogen!"); 3. die Vorschrift der größten Gewissenhaftigkeit in bezug auf das Vermögen der ,,Hilflosen", — der Waisen, der Witwen und der Ehefrauen. Gerade in Hinblick auf die Verhältnisse im Abendland, wo Frauen beständig in die furchtbarste Lage gestürzt werden, weil der Mann gewissenlos mit ihrem Vermögen umging, — ist das besonders bemerkenswert.

In seiner strengen Ethik bleibt der Islam hinter der des Judentums kaum zurück. Von daher übernahm er vieles, wie ja Mohammed in seiner Lehre nichts anderes sehen wollte, als die Erweiterung der Lehren Abrahams und Moses.

Als *erstes* unter den Völkern der *Welt* hat sich das Judentum zur *Monogamie* bekannt, — nach der Läuterung durch die schweren Leiden des babylonischen Exils, — während es, als einziges Volk der damaligen Welt, — den *Monotheismus* schon besaß und ihn durchhielt — gegen eine Welt.

VIII

Rassen- und Bevölkerungsfragen innerhalb der Polygamie

Rassenfanatikern, die um der ,,verbesserten" Auslese und der vermehrten Ausbreitung willen die Polygamie befürworten, ist zu erwidern, daß die Polygamie jede Auslese auf den Nullpunkt setzt. Denn dadurch, daß z. B. ein alter, reicher, geiler Mandarin, der Typus eines Falstaff, viele Weiber aufkaufen und sie für sich allein mit Beschlag belegen kann, — entzieht er sie der Befruchtung durch gesunde, junge, ärmere Männer. Daß er ,,tüchtiger" sei als jene, ist nicht anzunehmen, — wie denn wohl kein Ausdruck so vielfach mißbraucht wird, als der vom ,,Tüchtigen". Auch eine stärkere Allgemeinvermehrung als in der Monogamie ergibt sich in der Polygamie *nicht*, sondern das Gegenteil. Abdul Hamid zeugte mit den *Tausenden* von Frauen, die er mit Beschlag belegte, — nur 13 *Kinder*. Es ist klar, daß diese Frauen — jede mit einem Mann — *mehr* Kinder zur Welt gebracht hätten. Nicht

154

zur Erhöhung der allgemeinen Vermehrung, — sondern zur Ausbreitung *ihres eigenen* Stammes waren die nomadisierenden Araber Polygamisten. Vielfach führt aber die Überzahl von Geburten — durch mehrere Frauen — innerhalb *einer* Familie, — die ein Mann allein ernähren soll, — selbst im Orient, besonders in den Wüstenstrichen, — zum Kindesmord. Die Unmöglichkeit, die Kinder *mehrerer* Frauen zu ernähren, ergibt sich für den Mann, auch unter den primitivsten und bescheidensten Lebensverhältnissen. Mit aller Macht suchte Mohammed diese furchtbare Sitte der heidnischen, d. i. der vorislamischen Araber zu bekämpfen: „Tötet eure Kinder nicht aus Furcht vor Verarmung! *Wir* ernähren sie und euch."

Im Abendlande kommt es bei der heimlichen Polygamie meist ebenfalls zur Vernichtung des Lebens, — des keimenden Lebens.

„*Vielweiberei* bedeutet nicht nur eine Herabwürdigung des Weibes, sondern hat auch einen direkten *Rückgang der Bevölkerung* zur Folge, wie die Erhebungen zeigen, die man in unseren Kolonien darüber angestellt hat. Von 840 Frauen, die in der Landschaft Usambiro in Vielweiberei lebten, waren 404 *kinderlos.* Während auf 370 Frauen, die in Einehe *lebten,* 496 Kinder kamen, hatten 375 Frauen bei der Vielweiberei nur 296 *Kinder.* Daher bedeutet jede Einschränkung der Vielweiberei einen kulturellen Fortschritt."[1]

.•.

Kürzlich ging eine Meldung durch die Blätter, wonach die zweitgrößte Insel des Bismarckarchipels (Neu-Mecklenburg) im Aussterben begriffen ist. Die Zahl der Todesfälle übertrifft die der Geburten wesentlich, etwa im Verhältnis von 60 zu 22. Als Hauptursache der großen Sterblichkeit wurde die Vielweiberei bezeichnet.

In Monogamie lebt sogar die höhere *Tierwelt* überall da, wo Tierwelt die Ernährung der Jungen mit Schwierigkeiten verbunden ist. Und zwar braucht eine Art um so mehr Nahrungsspiel-

---

[1] Aus einer wissenschaftlichen Zeitschrift.

raum, — konsumiert um so mehr, — je höher entwickelt sie ist, — und das Bedürfnislose ist unter den Arten das Minderwertigste. Polygamie sehen wir in der Welt der künstlich gezüchteten Haustiere, — vom Hühnerhof angefangen bis zum Bullensystem der Rinder. Um des Bullensystems willen — müssen die andern männlichen Rinder — Ochsen, d. h. kastriert werden. Desgleichen die Pferde, die nicht als Hengste gezogen werden. Es gäbe sonst Verheerungen.

Begleiterscheinungen der Polygamie — Dasselbe System wird bei *Menschen* in polygamen Ländern angewandt. *Ohne Kastraten — Eunuchen — ist Polygamie nicht denkbar* — logisch und zahlenmäßig. Damit einige schwelgen, müssen andere zu Eunuchen werden. Auch in Europa hängt das erzwungene Zölibat vieler Menschen (die Unmöglichkeit der Eheschließung) mit der heimlichen Polygamie anderer zusammen.

In polygamen Harems benehmen sich die weiblichen Insassinnen um den Herrn und Gebieter herum — oft nicht würdiger als die Inwohnerinnen eines Bordells. In christlich-türkischen Kreisen, — mit denen ich z. B. in Dalmatien zu verkehren Gelegenheit hatte, — kann man sehr viel darüber erfahren. In solchen Haushaltungen, wo tatsächlich der Mann noch mehrere Frauen hat, kommt es zu einem schmachvollen Sexualbetrieb, dem sich die Frauen ergeben, um sich die Gunst des Gebieters zu erhalten. Sie überbieten darin weitaus die europäische Prostitution. —

Frauenarbeit und Polygamie — Polygamie erhält sich auch überall dort, wo der Mann viele Weiber als Arbeitskräfte gebraucht, — die nicht selten mit ihrer Arbeit ihn erhalten, während er faulenzt. Die Ähnlichkeit mit dem europäischen Zuhältertum fällt hier auf, — nur daß es sich nicht um Erwerb durch Prostitution, sondern um schwere Bodenarbeit handelt, die die Weiber für den Mann zu verrichten haben. Dieselben Zustände finden sich auch auf manchen südamerikanischen Farmen, wo der christliche und weiße Besitzer, oft — wie ein Häuptling wilder Stämme — ein ganzes Rudel schwarzer Weiber hält, mit denen allen er lebt und die dafür fast ohne „andre" Entschädigung — für ihn arbeiten.

IX

Zwei elementarische Naturtriebe lassen sich weder bei der Vielweiberei noch bei der Vielmännerei unterdrücken: die Eifersucht und die Untreue. Die erstere macht sich nicht nur im polygamen Harem, sondern auch dort geltend, wo mehrere Brüder sich mit *einer* Frau behelfen. So berichtet Dr. Bruno Beheim-Schwarzbach über die nordindische Polyandrie:

„Eine Scheidung scheint wenig Umstände zu machen, um so weniger, wenn keine Kinder vorhanden sind. Falls man der Frau nachweisen kann, daß sie nicht dem Geschmack ihrer Männer gemäß kocht, oder falls sie zanksüchtig ist — vor allem, falls sie den einen ihrer fünf Männer (oder wie viele sie haben mag) *bevorzugt*, dann kann sofort die Scheidung ausgesprochen werden. Der letztgenannte Grund scheint die Hauptsünde zu sein, denn alle mit einer Frau verheirateten Brüder müssen sich in ihren Gunstbezeigungen der Entscheidung des ältesten Bruders unterwerfen.

Aber auch die Frau kann eine Trennung von Tisch und Betten beantragen, falls ihr die Ehemänner keine genügende Fürsorge zuwenden, z. B. ihr keinen ausreichenden Anteil der Fleischnahrung geben, welche sie zwar selbst zuzubereiten hat, dabei aber von den Männern argwöhnisch bewacht wird. Glaubt sich die Frau also an ihrem leiblichen Wohl (denn das seelische Wohl kommt kaum in Betracht) geschädigt, so braucht sie nur zum Panchayet — eine Art ins Indische übersetzten Dorfschulzen — zu gehen und die Wahrheit ihrer Anklage zu beweisen. Dann spricht der lokale Kadi einfach die Scheidung aus, die Frau packt ihre Habseligkeiten in ein kleines Tuch und verläßt ihre Männer. Auch ist es ihr erlaubt, später wieder zu heiraten; doch müssen in dem Falle ihre Eltern den ersten Ehemännern das Geld oder die Geschenke zurückgeben, die sie einst als Kaufpreis für ihre Tochter erhalten haben."

157

Die Untreue der Frauen des in Polygamie lebenden Mannes ist besonders dort erleichtert und ermöglicht, wo sie nicht verschlossen im Harem gehalten werden, sondern ausgehen können. Von der persischen Frau berichtet Marie von Bunsen — aus dem Gespräch mit einer persischen Prinzessin:

„Der Schleier bedeckt sie; je nach Gutdünken gehören sie tatsächlich nur dem einen, oder sie ergeben sich gefahrlos — nach vielen Geheimnissen — dem, der ihnen gefällt ... Einmal außerhalb der Haremsmauern (Frauen werden dort nicht mehr eingeschlossen) treffen sie in den engen Wirrgängen der Gassen, in den Moscheen, in den verschwiegenen Gärten Männer, deren Herz durch beständiges Warten auf Liebesglück wie das der Dichter unruhig schlägt."

Im Koran sollen sich Stellen finden, die auf *Mißhelligkeiten*, die sich für Mohammed aus dem „Kokettieren (seiner Frauen) mit anderen Männern" ergaben, schließen lassen[1].

Es ist *selbstverständlich*, daß sich ein Wesen, welches im geschlechtlichen und erotischen Erleben auf *Fragmente* angewiesen ist, damit nicht begnügen kann.

Björnson über Polygamie

In seiner kleinen Flugschrift „Monogamie und Polygamie" berichtet Björnson u. a., daß ein berühmter Politiker, der in den Senat von Washington gewählt werden sollte, abgelehnt wurde, weil man ihn in ein öffentliches Haus hatte gehen sehen. In öffentlicher Sitzung wurde ihm das vorgehalten, mit den Worten: „Wer seine Gattin betrügen kann, kann auch andre betrügen."

Björnson hebt als den Hauptcharakterzug solcher Männer, die fortgesetzt in der erotischen und in der intimsten häuslichen Sphäre in Betrug leben, ihre Unzuverlässigkeit und Charakterlosigkeit und ihre (aus ihrem schlechten Sexualgewissen stammende) Reizbarkeit und Nervosität hervor, mit der sie ihrer Familie das Leben vergällen und alle guten Empfindungen immer wieder zertreten. Das besudelte Heim des Polygamisten sei eine Stätte unaufhörlichen Haders. — Er

---

[1] Friedr. Delitzsch, „Die Welt des Islam".

erinnert an die „gräßliche Krankheit", an die physische
Seuche, die diese Männer, durch ihre moralische Seuche, über
kurz oder lang über ihre Familie bringen müssen. Volle „Freiheiten" zu gewähren, auf sexuellem Gebiet, hält er für den
Ausdruck des schwersten Verfalls, und es widerstreite dies der
historischen Fortschrittslinie der Ehe.

⁂

„Die Polygamie *der Jugend* zieht ihre Folgen in die Ehe hinein, entweder in Gestalt von Untreue oder als Unzuverlässigkeit, Unstetigkeit, Sinneskälte, Schlaffheit, unerträg-
liche Nervosität und krankhaftes Mißtrauen gegen Menschen
— um nicht das Schlimmste anzuführen, die fürchterliche
Krankheit und alle ihre Abarten . . .

Solange wir *die Polygamie der Jugend* dulden, müssen wir
uns in häufige Ehescheidungen finden. Wir dürfen nicht län-
ger so herzlos sein, einer Frau, die darüber klagt, *daß das eheliche Zusammenleben ihr täglich widerlicher wird*, zu entgegnen:
„Du hast ja deine Kinder, an die du dich halten mußt; die
sind deine Rettung." Denn könnte sie bei ihnen „Rettung"
finden, dann würde sie sich natürlich nicht täglich unglück-
licher fühlen. Auch die Kinder dürfen nicht eine Mutter
haben, die verzweifelt. Und die männerhafte Gewohnheit,
die wir haben, eine geschiedene Frau wie etwas Gerin-
geres anzusehen als eine verheiratete, müssen wir ablegen.
Wenn eine Frau aus der Ehe getreten ist, um *sich ihre
Selbstachtung zu wahren*, so verdient sie unsere Achtung vor
mancher verheirateten Frau, und deshalb müssen wir sie ihr
erweisen."[1]

Sogar Mohammed erlaubte dem Mann nur dann mehrere Praxis
Frauen zu haben, wenn er sie so unterhalten kann, daß der Polygamie
eine von der andern nichts sieht und hört und in keinerlei Berührung mit ihr kommt. Soviel Psychologie besitzen sogar
einige Negerstämme in Ostafrika, wo der Mann mehrere
Frauen, aber in verschiedenen Dörfern hat. — In der euro-

---

[1] Björnson.

159

päischen Sitte gilt es als die größte Schmach und der größte
Affront, wenn ein Mann sich *so weit* vergißt, — dáß er nicht
einmal das Heim sauber hält. „Konkubinat im ehelichen
Haushalt", z. B. mit den Dienstmägden, gilt in der europäischen Gesetzgebung als die schwerste Form des Ehebruchs.

In Marienbad, wo ich als Mädchen oft mit meiner Mutter
war, zog einmal ein besonders interessanter Kurgast die allgemeine Aufmerksamkeit auf sich: ein reicher Pascha, der
mit vier Frauen hier war.

Das Gebot, die Frauen so getrennt zu halten, daß eine von
der anderen nichts hört und sieht, wird also, wie so viele
andere, nicht eingehalten.

Alle waren europäisch und sehr reich gekleidet, nur er trug
den Fes, die Frauen immer unverschleiert. Sie speisten mit
ihm in Hotels und Restaurants öffentlich, und man sah dieses
eigenartige Fünfblatt immer zusammen.

Die Älteste war eine schauderhaft häßliche Mulattin, die
offenbar die anderen kommandierte; zwei weitere waren anscheinend Schwestern, — blasse Kaukasierinnen, mit großen,
melancholischen Kuhaugen, sehr passive und resignierte
Wesen; die vierte — eine pikante, rotblonde Französin; vielleicht eine kleine Pariser Grisette, die froh war, aus dem
schwankenden Kahn ihrer Existenz herausgekommen und in
diesem üppigen „Hafen" gelandet zu sein.

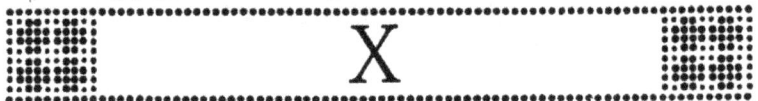

X

Ehrenfels Christian von Ehrenfels, Universitätsprofessor in Prag, hat
nun in den letzten Jahren konsequent ein System ausgebaut,
— in wissenschaftlichen Zeitschriften, — welches die Bigamie und Polygamie des Mannes in Europa zum gesetzlichen
Zustand erheben will. Er macht diese Vorschläge im Interesse der „progressiven sexualen Auslese", durch die die
„lebenstüchtigeren Männer größere Fortpflanzungsquoten
erzielen sollen".

Wenn sich ein reicher Mann mehrere Frauen leisten und sie samt und sonders mit ihren Kindern *erhalten* will, — so kann er heute schon ihrer so viele finden, — als er nur mag. In jeder Straße, in jedem Haus kann er eine sitzen haben.

Da aber die Zuweisung eines eigenen Hausstandes „Schwierigkeiten begegnen" würde und die Aufnahme einer weiteren Frau in den eigenen ehelichen Hausstand noch weniger möglich wäre, — so macht Professor Ehrenfels den Vorschlag der „Assoziation der Frauen", zum Zwecke „der gegenseitigen Versicherung in der Ausübung der *speziell weiblichen* Funktionen", in — Mütterheimen. Dort sollten die verschiedenen Frauen eines oder mehrerer Männer mit ihren Kindern untergebracht werden, falls sie nicht vorziehen, bei ihren Eltern zu bleiben. Ernähren sollten sie sich *entweder selbst* — oder — wenn der Mann in der Lage ist, von ihm das Nötige empfangen; im übrigen sollte es eine *Taxe* geben, welche von den Männern an die „Kongregation" des Frauenhauses „als Entgelt für die Liebesdienste der Frauen" zu entrichten wäre. Der Parallele mit dem Bordell kann Verfasser, wie er selbst sagt, — „eine gewisse Berechtigung nicht absprechen", meint aber, daß durch die „Kongregation" das „unvermeidliche Bordell auf eine unserer Kultur würdigere Stufe *emporgehoben* würde".

Interessant ist, daß in unendlichen Schriften die Einzelheiten dieses „Systems" fast pedantisch ausgebaut wurden, — diktiert von der tiefsten Aversion gegen die monogame Eheform, das Heim und den heutigen Familienverband. Mit vieler Gelehrsamkeit wurde hier die wildeste Libertinage fast preußisch exakt und gewissenhaft „geordnet" und „eingeteilt". Das „Rassenproblem" und die „Eugenik" war die Fahne, unter der diese Vorschläge der „Abkehr von dem alternden, überlebten, monogamischen Gattenideal" — zwecks „Zeugung und Züchtung höherer Naturanlagen (?) im Menschen" verfochten wurden.

Bezüglich der *Kinder* tritt Verfasser jeglicher „Ausdehnung der Erbberechtigung auf uneheliche Kinder, *geschweige denn deren Gleichsetzung mit der der ehelichen"* entgegen und propagiert — kurz gesagt — die Erziehung der Kinder zum *Kulitypus*, nach chinesischem Muster. Der Trieb, seine Kinder „standesgemäß" aufziehen zu wollen, *müsse verschwinden . . .*

Auch der Wegfall des Phänomens „Schwiegermutter" scheint dem Verfasser ein besonderer Vorzug dieses Systems *polygamer Kindererzeugung* in der sogenannten „Zeugungsehe", als „Freigatte" mehrerer Frauen, — die aber ihrerseits unbedingte Treue zu wahren haben, — in voller Freiheit! Ehen — so viele wie nur möglich — jede besuchsweise — unbegrenzt viele Kinder — kein Heim und keinen Haushalt und — keine Schwiegermutter! Dies das Ideal. — In der Praxis würde er aber die Wahrnehmung machen, daß er statt *einer* Schwiegermutter — dann deren zwanzig hätte.

Da dem Verfasser über die wirtschaftlichen Seiten dieses Systems wohl vielfache Bedenken mitgeteilt wurden, gab er später — Ausblicke, wonach sich doch in einer „eugenisch" gesinnten Gesellschaft, vielfach auch von Haus aus *reiche* Frauen, z. B. *Millionärstöchter*, zu polygamen „Zeugungsehen" entschließen dürften.

Nun — die Millionärstöchter dürften sich meines Erachtens diesem „Ideal" gegenüber — beherrschen.

So erstaunlich malt sich die Lösung der sexual-sozialen Frage im Kopf eines Gelehrten, der offenbar den Begriff des mangelnden Nahrungsspielraums, der beengenden Unterhaltssorgen nie am eigenen Leib erfahren hat.

"Sexualreform" auf polygyner Grundlage In Wahrheit konnte die offizielle Polygamie nicht in die westliche Zivilisation hinein, weil ihr die stärksten Instinkte des westlichen Kulturmenschen und die *wirtschaftliche Unmöglichkeit* entgegenstanden und stehen. Für das dreischläfrige Ehebett oder ein eheliches Haus mit je einer Frau in je einem Kämmerlein fehlen hier die Voraussetzungen. Frauen, die sich *dafür eignen* — sich dazu hergeben — sind nicht „die Pfeile, deren Spitze auf den Übermenschen zielt", sind *keine Auslesetypen*, sondern — ganz im Gegenteil — die am meisten vergröberten Naturen ihres Geschlechtes. — Unter diesem Gesichtspunkt erledigt sich auch die „züchterische Kolonie Mittgart", — über die an späterer Stelle Weiteres folgt.

Alle diese verschiedenen Abarten „sexualer Reform" auf *polygyner Grundlage* sind als rudimentäre Rückschläge aus wilden Urzeiten aufzufassen, wo nur Geschlechtstrieb und Fortpflanzungstrieb bestanden und sich auswirkten *ohne differenzierte und exklusive Auslese,* ohne alle jene Beziehungen zwischen Mann und Weib, die erst die Kultur erschaffen hat, — ohne eine Ahnung metaphysischer Zusammenhänge.

Welcher *männliche Typus* bei Wegfall der monogamen Forderung „*züchterisch*" *bevorzugt* würde — zeigen uns die Fälle — der Heiratsschwindler, zeigt uns ein Fall wie der des Massenfrauenmörders Bela Kiss. Wenn nun Bigamie nicht verboten wäre, so hätte dieser Bela Kiss anstatt „nur" 78 Frauen dranzukriegen, die er dann sukzessive durch Mord wieder beiseite schaffen mußte, — *Tausende* zur Ehe bekommen und mit ihnen *Kinder erzeugt.* Dieser Typus, — der des raffinierten, verbrecherischen Betrügers, — dessen ganzes Wesen auf die Erotik zugestutzt, der im sozialen Leben eine Null oder ein Verbrecher ist, — *dieser* Typus wäre es, — der im „züchterischen" Wettkampf — den „Sieg" davontragen würde! Und die Gesellschaft würde dann nette Summen brauchen, um den entarteten Nachwuchs eines derartigen „Siegers" in Zuchthäusern unschädlich zu machen.

Das Recht auf Erzeugung von *Kindern* gebührt *dem* Manne, — der seine Familie erhalten kann; keinem sonst; der in voll auf dieses Ziel gerichteter Unterordnung aller Begehrlichkeiten — ein Heim aufzubauen und zu erhalten vermag, der ein Gatte und ein Vater ist und den Anbau und Grund schafft, — auf dem seine Kinder weiter entwickeln können, was er begann, auf dem sie emporwachsen können — zur Höhe und zur Freiheit.

XI

Es ist klar, daß nichts den angesammelten Energien zu einer solchen radikalen Entladung und *Abfuhr* verhilft, wie der Geschlechtsakt; daß insbesondere beim Mann hier die wertvollsten Säfte und Kräfte ausgegeben werden, — dieselben, die, wenn sie erhalten bzw. geschont bleiben, sich in geistigen und sozialen Taten, in Impetuosität und Erfindungsgeist, in der Entfaltung aktiver Energie auf anderem Gebiet umsetzen.

Darum ist der Orient versumpft an der Polygamie, darum lebt jeder Kulturmann, der etwas Bedeutendes leisten will, mehr oder weniger enthaltsam, z. B. der Gelehrte, aber auch der aktive Sportsmann. Und darum — vornehmlich darum — *um männliche Geschlechtsenergien zu schonen* und sie höheren Zwecken zuzuführen, hat sich die Kulturmenschheit auf die Monogamie *beschränkt*.

Aber auch noch aus anderen Gründen, — die dem *innern* Menschen gelten, der Einheitlichkeit des Charakters, der Entfaltung tieferer Seelenkräfte, dem Erstarken des Bewußtseins, der mannhaften Zucht. Durch *nichts so sehr* wie durch die mehrseitig sich auswirkende Triebkraft werden alle wilden und alle schlechten Instinkte begünstigt. Gieriger Geschlechtswille entfesselt wie nichts sonst — la bête humaine.

Das wilde Geranke der Triebwelt, das, wenn es geil ins Kraut schießt, die Welt in ein Urwalddickicht zurückverwandelt, — wird durch die Beschränkung des Geschlechtstriebs, — *durch die Unterwerfung dieses Triebes unter höhere Gesetze*, — erfolgreich gebändigt.

Hier ist der schmale Steg, den sich die Menschheit im Ansturm wilder und tierischer Gewalten — zur Errettung vor ihnen — gebaut hat. Der *Lohn*, der ihr dafür wurde, ist: das Dach der Kultur, Heim und Herd, Familie, Zugehörigkeit, Besitz und Erbe. Unersetzliche soziale und Gemütswerte werden hier gewonnen — gegenüber Rauschdelirien, denen meist — ein Erbrechen folgt.

Ehrenfels, der das wissenschaftliche Wort beherrscht, hat das Heiligtum — den schöpferischen Logos — meines Erachtens mißbraucht.

Ganz ausgezeichnet ist alles, was Ehrenfels über die sexuelle *Werbung* sagt, — nur daß er den richtigen Schlußfolgerungen ausweicht. Sehr treffend erkennt er, daß die Werbung normalerweise durchaus beim Mann liegen muß, daß sie von Eifersucht und Rivalität begleitet ist, daß der Mann also das Weib für sich *allein* zu erhalten trachtet und trachten muß. Werbung

Das kann er aber doch nur, wenn er sich auf *sie allein* erotisch fixiert. Sonst hat er ja gar nicht die Möglichkeit, — ja nicht einmal die Zeit dazu. Wenn er sich vielseitig erotisch „auslebt", *so öffnet er der Rivalität andrer Tür und Tor*, es sei denn, daß die Frauen durch gewaltsame Absperrung — welche Ehrenfels verwirft — wie im Orient, hinter festen Mauern gehalten würden.

„Der Muselmann erkannte sehr richtig, daß er, während er selbst sich polygame Rechte zusprach, die Treue der Frau nur *erzwingen* konnte, indem er sie einsperrte, — er erkannte also, daß ihr ein fragmentarisches Liebesleben unmöglich genügen konnte, daß sie, in voller Freiheit, diese Fragmente unbedingt vervollständigen würde, wo sie konnte. Er sperrte sie also ein, und damit war die Sache erledigt . . ."[1]

Will der Mann die Frau wirklich umwerben, will er der einzige in ihrer Gunst bleiben, — auch bei voller menschlicher Freiheit der Frau, wie sie auch Ehrenfels als *höchstes Merkzeichen überragender Kultur bezeichnet*, — so wird er das *nicht anders* erlangen können, — als durch Liebe, durch Fürsorge, durch innigste und vollste Zuwendung, durch ungeteilte und ungeschwächte Hingabe, mit der er die ihre vergilt. Keinesfalls aber wird er sich ihre quellende Hingabe, ihre Zärtlichkeit erhalten können, — wenn er ihr „Nebenfrauen" gibt.

„Will man die Liebe in der Ehe erhalten, so müssen Hungerge-

---

[1] Aus meinem Flugblatt „Krieg und Ehe", 1915, Kriegsschrift des Bundes für Mutterschutz, Verlag Oesterheld & Co., Berlin W 15.

fühle aufgespeichert werden, die ausschließlich aus *einer* Quelle gestillt werden dürfen, immer vorausgesetzt, daß man mit diesem Manne oder dieser Frau sein Glück sucht ... Und denkt ein Mann an den Aufbau seines Verhältnisses zu einer Frau in diesem Sinne, so werden so brutale Argumente wie ,aber wenn sie krank ist' oder ,wenn sie schwanger ist' usw. überhaupt nicht auftauchen.

Die Monogamie des Mannes mag vielleicht nicht etwas ,Natürliches' sein. Aber die Beschränkung des Geschlechtstriebes auf *ein* Objekt wurde für ihn zur Notwendigkeit mit dem Augenblick, wo ein Objekt sich ihm unter den andern *als besonders begehrens- und behaltenswert heraushob* und wo er von diesem ,Objekt' — der erwählten Frau — sowohl Treue, als auch dauernd quellende Liebe, also mit einem Wort seelisch-erotische Werte verlangte. Die kann er nicht dauernd von ihr bekommen, wenn er selbst sein erotisches Leben nicht auf sie allein konzentriert, und das liegt sicher in der *Natur* der Sache.

Das Gesetz ist der Niederschlag der Weisheit der Völker, so unzulänglich es auch sein mag. Das Gesetz des Abendlandes hat sich darum niemals *auf die Dreherei* eingelassen, daß der Ehebruch des Mannes etwa geringer zu veranschlagen sei, als der der Frau, weil durch den letzteren dem Mann eine falsche Vaterschaft zugeschoben werden kann. So furchtbar diese Konsequenz auch ist, sie ist nicht ausschlaggebend, sie ist nur ein Vorwand, ein Argument, mit dem man die Verantwortung des Weibes belasten will. Sie ist Konstruktion, aber nicht Natur. Ausschlaggebend ist das *Gefühl*, die *Reaktion des andern Teils* gegenüber dem Bruch des gegenseitigen sexuellen Ausschließlichkeits-Vertrages. Die Reaktion ist vernichtend auf der einen wie auf der andern Seite, — schon deshalb, — weil sie die Phantasie auf die qualvollste Weise bedrängt. Beweis: Der Mann einer unfruchtbaren Frau empfindet ihren Ehebruch ganz genau als dieselbe Katastrophe, als wenn er dadurch Gefahr liefe, ein Kuckucksei aufzuziehen. Die Eifersucht ist ein Grundgefühl nicht nur des menschlichen, sondern des Liebeslebens aller höher organisierten Tiere. Die

Forderung nach sexueller Treue mußte daher bei den Völkern, deren Kultur hohe Ideale zum mindest erstrebt, *beiderseits* gestellt werden, wie unser Gesetz und unsere Sitte beweist."[1]

Wenn aber eine Gesellschaft die ausgiebige Erhöhung und Sicherung ihrer Geburtenrate wünscht, — so genügt zur Erfüllung dieses Wunsches *mehr* als vollständig alles das, was das führende Wort „Mutterschutz" besagt, das in die Terminologie der Sozialreform und — nach 12 jährigem Kampfe — in das Gefühl der Gesellschaft übergegangen ist. Mutterschutz oder — Polygamie

Dieser Mutterschutz tastet nie und nimmer das Prinzip der Einehe an, — er bezieht sich vorwiegend auf die Tatsache, daß, besonders *vor* der Eheschließung, alle Männer geschlechtliche Verhältnisse zu unterhalten pflegen, — Verhältnisse, deren Loyalität man wiederum von der *monogamen Ausschließlichkeit* abhängig machen muß, (einen „Bräutigam" von fünf Frauen können wir nicht als unsern Schützling anerkennen), — daß es in diesen Verhältnissen auch eine Sukzession, ein Nacheinander geben kann und zumeist auch gibt und daß durch diese Verhältnisse so und so viele Frauen uneheliche Mütter werden. Diese Mütter und ihre Kinder sind auf jeden Fall zu schützen, — durch Wochenhilfe, Erleichterung ihrer weitern Lebensbahn und den Ausbau vollwertiger Schutzgesetze für sie. Denn „Selbsthilfe" gibt es — *dieser* Katastrophe gegenüber — keine.

Das ist und will der Mutterschutz. Er kann diesen Schutz für die uneheliche Mutter und das Kind nur erreichen durch das Verständnis der Gesellschaft für die *Macht* des stärksten Naturtriebs.

Was Ehrenfels will, ist aber etwas wesentlich andres: ein prinzipielles Recht zum Abschluß mehrerer „Ehen" des Mannes. Kein Nacheinander, sondern ein Nebeneinander und Durcheinander der intimsten Beziehungen, — mit völliger Hintansetzung aller Momente, die die innige *Lebensgemeinschaft* zweier Menschen, — die *nur* durch den Ausschluß jeder

---

[1] „Krieg und Ehe", von der Verf.

167

Geschlechtsbeziehung zu dritten Personen bestehen kann, — bedeuten, mit völliger Verkennung der metaphysischen Momente der Liebe, — die nach Bindung und Ausschließlichkeit begehrt, —mit Anstrebung einer Abkehr vom *Gattenideal* und *Anstrebung von Lebensformen*, die das *Heim*, — die Wurzelstätte des Kindes, — vernichten und auf *Isolierung* der Geschlechter in „Männerbünden", wie Klubs u. dgl. einerseits und „Frauenkongregationen", (die man auch Geschlechtsklöster oder Zuchtbordelle nennen könnte), — andrerseits hinzielen.

Ausblicke In Europa lagen die Dinge schon vor dem Kriege *so*, daß ein Mann normalerweise nicht mehr *eine* Frau mit ihren Kindern erhalten konnte, wenigstens nicht in den Jahren der biologischen Blüte und Vollkraft, was gerade vom „züchterischen" Standpunkt aus — aber auch vom persönlichen — das Wichtigste ist.

Hier heißt die Lösung *nur*: ablassen von der wilden Triebvergeudung und *alle* Kräfte — die sozialen, wirtschaftlichen, moralischen und biologischen—auf die Erhaltung der monogamen Ehe und des durch beiderseitige Treue gefestigten Bundes konzentrieren. Dann wird auch der *junge* Mann ein Weib sein eigen nennen können, dann werden die Opfer, die dies ermöglichen, von den Eltern gern gebracht werden, dann wird die Frau alle ihre Kräfte anspannen, um diesen Bund und dieses Heim zu ermöglichen. *Armut* bringt Menschen, die von guten Eltern stammen, die es treu und echt miteinander meinen und soziale und moralische Lebensziele haben, — niemals auseinander. Solche Menschen kommen hinauf — auf die eine oder die andre Art. Erst wenn abnorme Situationen entstehen, Zerwürfnisse, Scheidungen, Erbitterungen, Haß und Ekel, — Nichtswürdigkeiten in der Geldgebarung, — dann ist die aufsteigende Lebensbahn kaum zu erhalten.

Sadismus als In einer späteren Etappe bekennt sich Ehrenfels als An-
„Sexualreform" hänger und Bewunderer der „sadistischen Opfer des Morgenlandes". Er versteht darunter besonders die chinesische — Fußverkrüppelung. Denn „nur die in früher Jugend schon

168

durchgemachte, furchtbar *harte Askese* vermag solche Kraft der Selbstbeherrschung" (wie sie die Polygamie voraussetzt) „heranzubilden"[1].

„Mit derselben *geflissentlichen Sorgfalt,* mit einem gleichen Zug *wollüstiger Selbstpeinigung* zu Ehren des fast göttlich verehrten *Manneswillens,* wie einst ihre *eiternden Fußwunden* wird die Frau nun wohl auch, in *der Geheimkammer ihrer Seele, das fressende Geschwür ihres Hasses und Neides nähren und pflegen,* während sie doch zugleich alle Kraft dareinsetzt, das Begehren ihres Herrn und Gebieters zu erfüllen und, nach außen hin, in Taten und Gebärden, in der Sprache des Volkes selbst ausgedrückt, ‚ihr Gesicht zu wahren'. Und das gelingt auch tatsächlich mit dem Erfolg, daß die lebens- und erwerbstüchtigsten Männer durch das Mittel der Polygamie einen starken Überschuß an Nachkommen in die Welt setzen und aufziehen, — zum Heil ihrer Rasse, zur dauernden Gesundheit des in dieser Beziehung einzig dastehenden Kulturvolkes.

Wahrlich, die Ströme von Seufzern und Qualen, von *Eiter und Blut,* die in der Sitte der *Fußverstümmelung* ihre widrigen Fluten durch das chinesische Volkstum ergießen, — sie werden *nicht vergeblich* verhaucht, vergossen und erlitten."[1]

Dieser herrliche „Überschuß an Nachkommen", den die chinesische Polygamie erzeugt, für die die Fußverkrüppelung eine Voraussetzung ist, — ist der Kuli. Das „Heil der Rasse", die sich auf diese Art vervielfältigt, — sind die ständigen Hungersnöte, die verheerenden Seuchen, die die unterernährten, als Massenware erzeugten Menschen hinwegraffen wie Unkraut, — die Massensterblichkeit.

Die Prozedur der Fußverstümmelung beim chinesischen weiblichen Kinde wird vom Verfasser eingehend und liebevoll beschrieben: das Abbinden der Füße, das Zerschlagen der Ristknochen mit dem Hammer, das *Herausschwären* dieser Knochen unter den gräßlichsten Qualen — mit gelegentlichen Opfern an Menschenleben — das lebenslängliche Humpeln. All das errege, in der *Vorstellung,* die „heißgierige" Lust des

---

[1] Ehrenfels.

169

späteren Ehemannes, — weil ja alle diese Qualen *für ihn* gelitten wurden. Diese Sitte — „erzieht die jungen Männer zum *Fußfetischismus* und macht so ihre Zeugungskraft ehelich fruchtbar."[1] Hat sich der Reiz der „goldenen Lilien" — so werden die Krüppelfüße genannt — abgestumpft — „dann steht ihm ja die Aufnahme einer Beischläferin offen ... Aus dieser Schule hervorgegangen, erweist sich dann die Ehegattin *den exorbitantesten Zumutungen gewachsen*, die überhaupt an Frauen gestellt und von diesen erfüllt zu werden vermögen."[1]

Eine Philosophie für Lustmörder — im Namen der „Eugenik"!

∴

Der Kuli Den Kuli bezeichnete Verfasser (*vor* dem Kriege) als jenen Typus, der am besten berufen sei, „die Strapazen eines Feldzugs zu überdauern".

„So kann etwa gar kein Zweifel darüber aufkommen, welcher Typ besser geeignet wäre, die Strapazen eines Feldzuges zu überdauern, — der moderne Sportsmann, der gewöhnt ist, sich für seine Kraftleistungen von wenigen Stunden oder Tagen durch Wochen der Erholung mit ausgesuchter Nahrung und raffinierter Körperpflege zu regalieren, — oder der *chinesische Kuli*, der daraufhin nicht etwa nur erzogen, sondern *gezüchtet ward, tagaus tagein*, ohne Unterbrechung, *ohne Sonntagsruhe oder ein Äquivalent derselben* (mit Ausnahme der einzigen Neujahrsfeier), vielstündige harte Arbeit zu verrichten, *bei Hungerlöhnen, mit verdorbener Kost* und mit *Nachtruhe in einem Kellerloch oder in Gelassen*, die nach unseren Begriffen Ställen weit ähnlicher sind als menschlichen Wohnungen."[1] Dies — das Ideal! In Wahrheit wird der unterernährte Mensch von der erstbesten Gesundheitsattacke fast widerstandslos weggerafft, und der moderne Europäer — der „Nervenmensch" — ist der Sieger.

Solche „Rassenideale" und solche Lebensideale wurden in dieser mit Wissenschaftlichkeit verbrämten Verfallsepoche proklamiert! —

---

[1] Ehrenfels.

Daß die chinesische „Ehe" sich auf „sexualer Grausamkeit"
aufbaut, gibt Verfasser zu, daß sie zur Erzeugung des Kulitypus geführt hat, desgleichen, und schließlich erinnert er sich
sogar daran, daß die „polygyne Eheform einen Überschuß an
unverheirateten Männern bedingt", — wodurch die Prostitution ins Maßlose anwächst.

Dennoch möchte er dem Abendland diesen schwärenden
Fußknochen einer absterbenden Kultur — die Polygamie —
als Angebinde verehren. —

Das chinesische Weibesideal sei jenes, welches „kein *Selbst* Mongolische
habe". Dies wurde nicht bei Ehrenfels, sondern bei einem Ideale
chinesischen, ins Deutsche übersetzten Autor, Ku Hung-
Ming[1], verkündet — und, vom Standpunkt des Chinesen aus,
ist ja auch nichts dagegen einzuwenden. Für eine *Mongoli-
sierung der Kultur* dürfte sich aber das Abendland schwerlich
begeistern lassen. Sogar der Islam hat nicht vermocht, den Verfall des Orients aufzuhalten. Wladimir Solovjeff führt in einem
einschlägigen Artikel[2] aus, „daß die muselmännische Welt im
Verlaufe von zwölf Jahrhunderten auch nicht einen einzigen
Schritt vorantat auf dem Wege innerer Entwickelung".

Und dabei steht die muselmännische Welt noch hoch über
der mongolischen.

Ähnlich wie die Ehrenfelsschen Theorien sind die sogenann- „Züchterische"
ten „Mittgart-Ideen" gerichtet. Auch hier „züchterische" Ideale
Ideale, die die Welt als Gestüt behandeln, nur mit dem Unter- (Mittgart)
schied, daß im Pferdegestüt — wenigstens die Nährfrage ge-
regelt ist, in diesen Phantasmagorien aber mitnichten. Die
Mittgart-Ideen behandelt Professor von Düring in einem
trefflichen Artikel, in dem er diese Ausgeburten jener Ver-
einsmeierei, die immer unter irgendeiner Weltbeglückungs-
flagge segelt und banausenhaft bleibt, selbst in der Ausschweifung, treffend charakterisiert:

„Ähnlich sind die sogenannten „*Mittgart-Ideen*". *Ausgewählte*

---

[1] *Ku Hung-Ming, Der Geist des chinesischen Volkes und der Ausweg
aus dem Krieg.* [2] Mai-Heft der „Tat". Beide Verlag Eugen Diederichs,
Jena.

Männer und ausgewählte Weiber sollen miteinander in polygamen oder polygynen Verhältnissen leben in der Art, daß ein
Paar zusammenlebt *bis zum Eintritt* der Schwangerschaft. Ist
diese innerhalb drei Monaten nicht eingetreten, so soll das
Paar wieder *getrennt* und das Weib einem anderen Manne *zugeführt* werden. Nach eingetretener Schwangerschaft wird die
Frau der Gemeinschaft der Frauen zurückgegeben und erwartet die Geburt des Kindes, das sie möglichst lange stillt
— um dann wieder einem Manne *zugeführt* zu werden. Der
Mann erhält sofort nach Schwängerung der ersten Gefährtin
ein neues Weib — und so fort. Auf den Mann werden so zehn
Gefährtinnen gerechnet. Die Einzelheiten des wunderbar
idyllisch ausgemalten Zusammenlebens der Männer- und
Frauengruppen erlasse ich Ihnen. Ich will nur noch hinzufügen, daß die Ergebnisse dieser idealen Menschenzucht dann
unter das außerhalb Mittgart lebende Volk verteilt werden
sollen, um die Rasse zu verbessern!"

Frauenfreiheit
und Polygynie

Was alles im Namen der „Rasse" gefordert wurde, ging in
der letzten Epoche ins Ungeheuerliche. Erstaunlich bei Ehrenfels ist seine absolute Verwerfung der asiatischen Hörigkeit
der Frau! Er will vielmehr ein freies unabhängiges (!) Frauen-
ideal (wohl damit es sich selbst erhalten soll?) — und dabei —
die Polygynie. Eine Absurdität mehr. Denn ebensowenig wie
es eine „sittliche" Prostitution gibt, ebensowenig wie ein
weißer Neger oder ein trockenes Wasser, ein rotes Blau und
ein langsamer Blitz denkbar ist, — ebensowenig ist eine freie,
durchbildete, hochgeartete und sozial selbständige Frauenwelt möglich, die sich mit der Polygynie einverstanden erklärt.

Was das Umwertungszeitalter an paradoxen Absurditäten,
an hilflosen kasuistischen Versuchen und gefährlichen So-
phismen, — an dürr-rationalen, vom wahren Wesen der
Dinge himmelweit entfernten Theoremen hervorbrachte, —
wird durch derartige „Sexualreformen" sehr deutlich.

Die deutsche
Kaiserfamilie
im Bilde

Man richte nur die wirtschaftlichen Verhältnisse so ein, daß
ein Mann die Familie, die *eine* Frau ihm schafft, ernähren
kann, und man wird bald einen riesigen Bevölkerungsüber-

schuß erzielen, — einen größeren als Europa ihn ertragen könnte. Man sehe sich nur immer wieder das Bildnis der deutschen Kaiserfamilie an, — und die Phantasie wird dann nicht aus „eugenischen" und „bevölkerungspolitischen" Gründen zur Polygamie des Morgenlandes hinüberschweifen, — höchstens aus anderen Gründen, — um über die *Vermehrungsmöglichkeiten innerhalb der monogamen Familie* — beruhigt zu sein.

Wenn jeder Mann mit je einer Frau eine solche Gruppe ins Leben setzen *bzw. sie erhalten und großziehen könnte*, — so dürfte das genügen! Wo aber wäre der Erdteil, der genügend Nahrungsspielraum böte — für mehrere solche Gruppen, die ein Mann — jeder Mann — mit *mehreren* Frauen ins Leben rufen sollte? Nicht in Asien, sondern in Phant—Asien hätten wir ihn zu suchen.

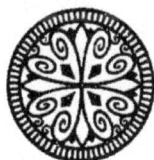

VI. KAPITEL
WESEN DER GESCHLECHTLICHKEIT UND DER EHE

I.

1. Die psychischen Grundlagen des Sexualverkehrs. „Es sei denn um Ehebruch." 2. Geschlechtsmagie. Erotisches Hellsehen. 3. Ehebruchsfabriken. „Erkläre meine Sache." Disziplin. Maske der Geschlechtlichkeit. Seherinnen. Die Besessenen. 4. Kriminalistisches.

II.

5. Wesen der Ehe. Sexualversorgung. Bindung. Iphigenie. 6. Dämonen. Zwei Arten von Ehe. Zwei Arten von Frauen. Amazonen. Gärung. Geheimnis. Die „Idee" der Ehe. Doppelte Moral und doppelte Unmoral. Ansprüche einst und jetzt. „Je meurs, où je m'attache." Liebe. Dilemma. Gatten. Schlußakkord.

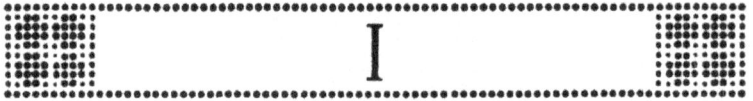

I

Daß man auch bei heimlicher Geschlechtsausschweifung immerhin noch eine sogenannte „bürgerliche Ehe" durchhalten kann, — sei unbestritten. *Weiter* bringt man es aber damit nicht, und eine *wirkliche* Ehe, wie sie von Menschen von etwas tieferer Innerlichkeit angestrebt wird, ist dabei nicht zu erreichen.

Wenn ein Mann mit irgendeiner Dirne seine Ehe bricht und mit ihr den Verkehr aufrechterhält (warum sollte er auch nicht, wenn es ihm bei ihr „behagt" und sie ihn immer wieder anzulocken weiß — in diesem Fall wird aus dem „Seitensprung" ein Dauerverbrechen) — so tritt dann bald die seltsame Tatsache ein, daß ihm die Dirne in gewissem Sinn bald näher stehen wird, als seine Frau (die er trotzdem vielleicht liebt). Dieses schauerliche Phänomen wird sich aus dem Grunde ergeben, *weil er vor der Frau ein Geheimnis zu hüten hat,* dessen Enthüllung sie ihm zur Todfeindin machen könnte, — vor der Dirne aber nicht. Die ist also, über seine *wahre* Situation — seine „Vertraute"! ! . . .

Weil er dieses Geheimnis verbergen muß, empfindet er seine Ehe mehr und mehr als lästig und „unbequem" und beginnt die Frau zu hassen, — zu schikanieren, mit skandalösen Ungerechtigkeiten zu behandeln. Die Ehe wird zur Hölle.

Die Frau sucht bei jedem einzelnen „Streit" die *Ursachen* dieses Streitfalls, (der nur ein Symptom ist) und verirrt sich im Detail, — die Quelle bleibt im Dunkel.

Im Leben und in der Literatur werden sehr oft Eheverhältnisse geschildert, in denen die Ehe gebrochen wird und die dennoch als friedliche und herzliche Verhältnisse bezeichnet werden. Dies können sie nur bleiben, solange sich aus der sexuellen Mehrseitigkeit nicht *Interessenkonflikte* ergeben, — was um so eher eintritt, je mehr ein Mann (oder eine Frau) sich von dem fremden Einfluß unterjochen läßt, je schlechter dieser Einfluß

ist und je weniger die *wirtschaftliche* Lage geeignet ist, viel-
seitige „Sprünge" zu gestatten.

Darum ist es etwas andres, ob ein Napoleon oder ein Mensch
des bürgerlichen Durchschnitts sich diese Sprünge gestattet.
Bei letzterem kann man fast mit Gewißheit sagen, daß die
Existenz daran zugrunde geht.

Die psychische Grundlage nicht nur des Sexualverkehrs, sondern *jeden* Verkehrs zwischen Menschen, der ersprießlich sein
soll, — ist das *gute Gewissen* gegeneinander. Wir können nur
dann einem Menschen herzlich begegnen und *seiner Gesellschaft
froh werden*, — wenn wir uns ihm gegenüber nichts vor-
zuwerfen haben. Wenn wir ihn aber heimlich verraten oder
begeifern oder schädigen, — so werden wir seiner Gesellschaft nicht mehr froh werden, im Gegenteil, sie wird
uns bedrücken. Wir zerstören uns also durch Verrat *die
Freude an diesem Menschen*, — bringen uns um die Möglichkeit, sein Wesen zu genießen, — ihm gut zu sein. Fast
nur noch *gegen unser eigenes Bestreben* melden sich diese
guten Gefühle für ihn.

Im Geschlechtsverrat kommt es meist dahin, daß ein
Mensch, von der ersten Untreue an, die Liebe zu seinem Ehegefährten *in sich bekämpfen wird*, — denn durch diese Liebe
fühlt er sich gepeinigt. Er wird sich *innerlich frei zu machen
suchen*, — um weniger Gewissensbisse zu haben . . .

Ja — diese Geheimanalyse führt wahrlich in ein Dantesches
Inferno!

— —

Wenn Christus, der die Ehe *unlöslich* haben wollte, sagte „Es sei denn um
— du sollst dich nicht scheiden von deinem Weibe, es sei Ehebruch"
denn um Ehebruch — so macht er diese Einschränkung gegen
die Unlösbarkeit der Ehe aus dem Instinkt und Empfinden
heraus, daß man bei einem Menschen, welcher mit seinem
zentralsten Lebenstrieb anderwärts hintendiert, — seines
Lebens nicht mehr sicher ist.

Alle die vielen Mordprozesse, welche sich durch Sexualverrat, durch die Verkettung des einen Ehegatten mit einer

dritten Person ergeben, — sind bis jetzt in ihrer wahren und typischen Bedeutung zu wenig beachtet, und das Gesetzmäßige, immer Sichgleichbleibende darin ist nicht deutlich genug erkannt worden[1].

Dieses Gesetzmäßige — auch wenn es sich nicht bis zum Mord steigert — ist der Trieb, *den* oder *die* Menschen aus dem Weg zu räumen, die sich einem brennenden Sexualwillen entgegenstellen, oder für ihn — durch ihr bloßes Dasein — ein Hemmnis bilden.

II

Geschlechts-
magie

Die Geschlechtsmagie ist die wahrhaft okkulte Macht dieses Lebens. Die glühendste Liebe kann durch diese dunkle Macht in bestialischen Haß verkehrt werden, aus einem anscheinend guten Menschen entwickelt sich sehr schnell ein Untier, die schmutzigsten und wildesten Atavismen seines Blutes, seines biologischen Erbes bekommen die Übermacht, werden durch nichts so sicher *ausgebrütet* und herausgepeitscht wie durch Geschlechtsverbrechen, — wenn er erst einmal in den bodenlosen Sumpf der Geschlechtsunzucht hinabgestiegen ist, wenn er sein Ich nicht *jener Liebe, die aufbaut*, die sich in ihrem eigenen Wesen bindet und eindämmt zum Wohle der Zweiheit — sondern der Orgie hingegeben hat, — die, wie die Entleerung der Fäkalien, nach letzter Ausgabe und Auspumpung hinstrebt.

Durch die Orgie *neben* der Ehe, während und in der Ehe — wird die Ehe ein Wespennest, eine Hölle, eine Verschwörung, — sie „hält" sich nur unter Krämpfen und Krisen oder aber — sie fliegt mit plötzlicher Explosion in die Luft.

Es ist bezeichnend, daß viele *Naturvölker* den *Geschlechtsakt für einen sehr gefahrvollen dämonischen Vorgang halten*, eine Entdeckung, die Anthropologen wie Crawley, Frazer u. a. machten und auf die Westermarck in seiner Schilderung

---

[1] Im Hauptwerk „Das Wesen der Geschlechtlichkeit" werden an der Hand solcher Mordprozesse Ausblicke gegeben.

Marokkanischer Heiratsbräuche[1] hinweist. — Durch bestimmte *Bindungen* — wie sie im Wesen der Ehe liegen —
können diese „Dämonen" gebannt werden. Im Buch Hosea
in der Heiligen Schrift heißt es: „Hurerei, Wein und Most
machen toll."

Dieser Dämonismus ist m. E. psychologisch ganz exakt zu
erklären: es muß *Zerstörendes* aus einer Geschlechtsverbindung sich ergeben (und sei sie auch selbst nur gedanklich
gerichtet), — wenn diese Ströme entfesselt werden, bevor
die Menschen sich über die Art ihrer Gefühle für einander
vollständig klar sind.

Darum alle Karenzfristen, die eine genauere Bekanntschaft
der Naturen und Charaktere vermitteln sollen und die dem
Verlöbnis und Brautstand vorangehen müssen, worauf eine
weitere Frist nötig wird, — durchaus notwendig sind, bevor
die intimste und letzte Vereinigung erfolgen darf.

Und nicht nur um den Charakter eines andern Menschen
zu kennen, sind diese Fristen notwendig, sondern um sein
eigenes Gefühl für ihn zu verstehen und die Tiefe und Wesen-
heit *seines* Gefühls zu ermessen.

Am wirksamsten geschieht dies — durch eine Trennung. Erotisches
Nur wenn Gedanken und Gefühle in dieser Zeit ganz kon- Hellsehen
zentriert auf den einen Menschen gerichtet sind, — zwingend,
ohne daß man es selbst will, — erfolgt schließlich das, was
man das *erotische Hellsehen* nennen könnte, — die Erleuchtung.

Die Karenz, die der Krieg über manche Liebes- und Ehe-
paare verhängte, war in vielen Fällen heilsam und hat auch
manche falsche Verbindung gelöst.

Immerhin gibt es auch die leichtsinnigsten Verbindungen,
die sich dennoch vorzüglich bewähren und erhalten. Manch
eine Frau gibt sich einem Mann hin, den sie kaum kennt,
aus erotischer Stimmung, — und es ergibt sich trotzdem die
erfreuliche Wirkung einer glücklichen Dauerverbindung. In
solchen Fällen sind zufällig Naturen, die für einander passen,
durch die Sinne, — die sonst die gefährlichsten Kuppler und

---

[1] „Marriage ceremonies in Morocco", Macmillan & Comp., London 1914.

Betrüger sind, —zusammengekommen. Auch kann eine besondere — oft sehr verhängnisvolle — sexuelle Übereinstimmung gegeben sein. Ich kenne einen Fall, in dem ein junger Mann der besseren Stände, verheiratet und Familienvater, *dauernd* zu einer gewerbsmäßigen Prostituierten in ein Hörigkeitsverhältnis geriet. Mit seinem Wissen behielt sie ihren „Beruf" bei, und nachdem das Verhältnis 7 Jahre gedauert hatte, — während welcher Zeit sie ihm die intimsten Details ihrer allnächtlichen Geschäftstätigkeit berichtete, —ließ er sich scheiden, heiratete sie und gab sie seinen Kindern — als Mutter.

Im allgemeinen kann man von Karenzfristen sagen, daß sie dringend notwendig sind, um die Menschen vor dem schweren Unheil einer falschen Verbindung zu bewahren.

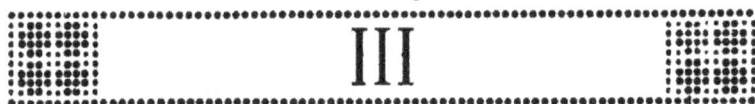

III

Ehebruchs-fabriken Knapp vor Kriegsausbruch, 1914, machte die Entdeckung, daß es in Berlin und Deutschland regelrechte Ehebruchsfabriken gibt — Detektivbüros, die Ehebrüche arrangieren — in den Prozessen gegen Treskow und Konsorten durch die Details, die bodenlose Ruchlosigkeiten offenbarten, — nicht geringes Aufsehen.

Was wir da hören mußten, machte, daß uns jenes *besondere* Entsetzen erfaßte, — die Angst, die im Abgrund des Geschlechtes wohnt. Man hat hier mit der Gnadenwelt der Liebe, der Frauenliebe, ein Höllenspiel gespielt. Und wir erfahren, daß dieses „Spiel" ein gewerbsmäßiges ist und daß es „Institute" zum „Arrangement" von Ehebrüchen gibt.

Das Gefühl, das eine Frau aus dem sicheren Mutterland ihrer Ehe, aus der Wärme und Geborgenheit bewährter, geschützter und gesicherter Zweiheit herauszulocken vermag, birgt schon an und für sich die größte Schicksalsversuchung, das gewaltigste Wagnis eines Frauenlebens. Nur die geheimnisvolle Willensmagie, die diesen Vorgang begleitet, macht ihn erklärlich. Die Frauen, die „es tun", — The woman who did, heißt ein bekannter englischer Seelenroman, — „tun" es in Wahrheit überhaupt nicht, sondern es geschieht mit ihnen. Die Welle, die heiße, tragende Lebenswelle erfaßt sie und reißt sie fort.

Sie wußte oder ahnte einst, daß es „das" gäbe, das Wunderbare, eine große Liebe, dieses Erwähltwerden unter allen Frauen, die da sind, als Einzige von Einem. Dich suchte ich — nur dich will ich, du eine nur bist es, die für mich geschaffen wurde und für die ich leben will, immer und immer. Da verschleiert sich das Bild der bisherigen Heimat dichter und immer dichter. Hier hatte man gelebt, gewiß, — vielleicht aber auch nur gewohnt. Hier war es warm und friedlich gewesen, familienhaft, ähnlich wie zu Hause bei den Eltern. Dort aber, dort, wo nie gekannte Blumen ihre brünstigen Düfte entsenden, wo goldene Früchte durch das Laub glühen — dort ist das Wunderland, das märchenhafte, in das sie, die Frau, nun auf einmal soll eintreten dürfen. Keine Angst, keine Rücksicht, kein Bangen hemmt den Schritt — aufjauchzende Lebenslüste sprengen mit lachendem Jubelwillen alle Bande; traute Gemeinschaft, sicherer Boden des Heims, schöne rege Freiheit der unbescholtenen Existenz, frohe Gewähr der durch geschichtete Jahre gefesteten Vergangenheit, der stabilen Gegenwart und der unverhangenen Zukunft, ja selbst nicht rührendes Bedürfen des *Kindes* — nichts, nichts hält stand, wenn die Stunde der großen, kürenden — vermeintlichen — Liebe geschlagen hat. Denn es ist ja nicht ein „Seitensprung", nicht ein kleiner frivoler Ehebruch, nein, — *seine* Worte, seine Blicke, seine Reden und sein Schweigen, alle seine Taten sagen es ihr, daß es ein neues blühendes Leben ist, das sie erwartet. Die Tat geschieht. Bande der Vertrautheit werden Ketten genannt und gesprengt, angstvolle Besorgnis, letzte Versuche des treuen Haltens werden mit Unmut als lästig fortgewiesen, und ein andres Herz, jenes, auf dem bisher ihr Leben ruhte, wird zu Tode verwundet, von trotziger Abwehr, nicht selten von hartem Wort bis an den Lebensnerv gekränkt und — verlassen. Sie geht. Und ist es selbst *wahr* gewesen, wahr, was man ihr versprach, so ist es meist doch nicht das Paradies, das die beiden erwartet, es ist der Alltag, mit seinem Staub beladen, beschwert durch besonderen neuen Kampf um eine gewöhnlich durch nichts vorbereitete, nicht ehrlich errungene, sondern jäh — über die Trümmer der Zerstörung hinweg — ertrotzte Existenz. Und mit den ersten Enttäuschungen und Ernüchterungen — fangen leise die Glocken zu tönen an, die Glocken Vinetas, der versunkenen, verlassenen, ewig verlorenen Heimat ... Der größte Konflikt des Frauenlebens setzt ein. Nur die ganz Starken und Harten besiegen ihn leichthin, die andern aber erstehen daraus nur, — wie man aus schwerer Krankheit durch besondere Gnade zum Leben wiederfindet.

Nun aber ermeßt das Grauen, das in der Danteschen Hölle nicht zu finden ist, das vergessen wurde, das alle die Greuelqualen, die der Dichter dort ersann, kleinlich erscheinen läßt — hört das Unfaßbare: es ist *nicht* wahr gewesen. Und nicht nur in dem Sinne, daß die Liebe sich zu schwach erwies, daß vielleicht ein Aufflammen erotischer Leidenschaft irrtümlich für Liebe gehalten ward, nein, noch in einem andern Sinne: er, der ihr das Paradies versprach, — war der Mietling eines Büros, der für bestimmten Sold die Aufgabe auf sich nahm, die Frau zu „verführen", zu Fall zu bringen. Nicht immer muß es der Gatte gewesen sein, der diesen Auftrag gab. Jeder andre, vielleicht eine Nebenbuhlerin, die an seine Seite wollte, oder eine böse Schwägernschaft, kann das Unerhörte, die Verruchtheit, vor der selbst die Hölle erzittern würde, ausgesonnen haben, und fand zu ihrer Durchführung fix und fertige „Institute" mit „Beamten", die Liebhaber jeder Nuance darzustellen in der Lage waren ...

Du erwachst, Schwester, auf deinem neuen Brautbett, zu dem dich die Welle heißen Lebens über die Sünde trug — du erwachst von deiner Brautnacht, und du findest statt des Geliebten an deiner Seite — den fixen Angestellten eines Detektivinstituts, der sich über deinen „Fall" Notizen macht. Und der Hohn in seinem Gesicht ist nicht der des Teufels, sondern der aller satanischen Mächte, die es in einer Welt, von der sich deine Schulweisheit nichts träumen ließ, wohl geben mag. — Und es gibt auch — o Triumph der „Frauenbewegung" — es gibt auch *weibliche* Detektivs, *die solches Amt übernehmen*. Auch dieser „Beruf" ist ihnen — heil uns! — „erschlossen". Das Unheil, das sie anrichten, ist ja vielleicht mit dem, das die Frau in gleicher Lage durch den Herrn Beamten traf, nicht zu vergleichen. Denn sie brauchen nicht den Himmel einer seligen Gemeinschaft ihren Opfern vorzuspiegeln — hier handelt es sich tatsächlich meist nur um die Konstruktion eines „Seitensprunges", der freilich auch manchen Mann sein eheliches Glück kosten kann.

War es der Ehemann oder die Ehefrau selbst, die den „Auftrag" gaben, nun, so hat der andre Teil zwar etwas Unerhörtes, das es in dieser rätselvollen Welt gibt, erfahren, aber nicht viel verloren. Waren es aber Dritte, und es ist dennoch alles verloren, dann — Abgrund, tue dich auf, um das letzte Selbstgefühl eines Menschen zu verschlingen.

Und die Gesellschaft duldet diese Betriebe. In Tagesblättern dürfen sich weibliche Detektivs dieser Branche mit ihren Erfahrungen brüsten und dürfen ungeniert erzählen, daß sie für einen geglückten Ehebruch so etwa 150 Mark Honorar bekommen können. Es gibt also Frauen, die für dieses Honorar sich „hingeben", — amtlich!

Eine ähnliche furchtbare Tragik ergibt sich, wenn eine Frau Mißbrauch zwar nicht einem gemieteten Detektiv — aber sonst einem Menschen, der sie mißbraucht oder zu mißbrauchen sucht, — in dem Sinne zum Opfer fiel, daß sie für ihn ihre Ehe preisgab.

Sie hat dann die traurige „Wahl", sich in diesem Verhältnis, das sie *alles* kostete, was sie besaß, — demoralisieren und zermürben zu lassen, oder aber — es zu zerbrechen und dann völlig vereinsamt dazustehen. Dennoch liegt ihre mögliche Erhebung nur in diesem letzteren Schritt.

Die Tragödie des Mißbrauchs der Frauenliebe spielt sich sehr oft in *der* Art ab, daß der Verführer einer Frau sie zwar nicht direkt „verläßt" — um nicht vor der Welt dieses Odium auf sich zu laden, — aber durch ein schändliches Benehmen es ihr unmöglich macht, die Gemeinschaft mit ihm zu erhalten. Schließlich wandelt sich ihre ursprüngliche Liebe in einen solchen Abscheu vor seinem Charakter, daß sie endlich die Kraft findet, ihm die Tür zu weisen und den Gedanken einer Ehe mit ihm *mit Schauder ablehnt*, — trotzdem sie sich unter dieser Voraussetzung ihm gab, ja selbst dann, wenn sie um dieses Bundes willen noch größere Opfer gebracht — ja sogar, wenn sie ein Kind mit ihm hätte! Nur irgendwie sich wieder loslösen können — erscheint ihr schließlich in solcher Lage als das begehrenswerteste Ziel, und sie wird noch ihrem Schicksal gewissermaßen dankbar sein dafür, daß eine Intimität, die ihr die wahre Natur dieses Mannes offenbarte, vorher bestand, — bevor sie durch die Ehe in noch verhängnisvollerer Weise an ihn gekettet war. Sie wird Gott danken dafür, daß sie nicht erst die Gerichte und Behörden anrufen muß, um von ihm loszukommen — und daß sie nicht, außer ihrem Persönlichsten und Innersten, woran es wahrlich genug ist — auch noch ihre sozialen Verhältnisse mit ihm verknüpfte.

Derartige Erlebnisse sind geeignet, jeden weiteren Liebeswillen in einer Frau zu zerstören und ihr — gemessen an *solchen* Möglichkeiten — das Zölibat und ihre Ruhe als einen paradiesischen Zustand erscheinen zu lassen.

Eine Frau von selbständiger Persönlichkeit kann unmöglich auf dem Standpunkt eines kleinen Bürgermädchens stehen: ich geh' ins Wasser, wenn du mich verläßt, sondern, wenn sich ihr ein Mann *unerträglich* macht, wird ihr Standpunkt *der* werden —: ich geh' ins Wasser, wenn du mich *nicht* verläßt . . .

Daraus erklärt sich *alles*, was man von dem „häufigen Wechsel" auf diesem Gebiet im Leben mancher weiblichen Persönlichkeit von Bedeutung weiß. Eine Katharina die Große wird nicht gerade deshalb in den Tod gehen, weil ein elender Liebhaber wie Sergej Saltykow ihr ihre Hingabe übel lohnte. Ihr Brief an Potemkin, in dem sie von wahrhaft überlegener

Höhe und doch so frauenhaft warm und rührend — ihre verschiedenen erotischen Mißgriffe „beichtet", — ist ein unsterbliches Dokument. „Wenn du mich *auf ewig* an dich fesseln willst, dann zeige mir ebensoviel Freundschaft wie Liebe, und vor allem *liebe* — und sprich die Wahrheit!"[1]

So manche *Dirne* — die es ist, durch und durch — bleibt *äußerlich* bei *einem* Mann und betrügt ihn mit ungezählten andern.

Eine Frau, die ein ehrlicher Mensch ist, wird ein unerträgliches Band *lösen* und so vielleicht in die Lage kommen, mehr als *einmal* in ihrem Leben eine intime Verbindung — auch offiziell — einzugehen. Auf die Moralheuchelei, die z. B. über eine „dritte" Ehe einer Frau Kopf steht, habe ich schon in der „Sexuellen Krise" hingewiesen.

Ein Abbruch, ein Nacheinander bleibt immer *furchtbar* für einen tiefer empfindenden Menschen, besonders für eine Frau, — aber gemein und entwürdigend ist nur ein betrügerisches Nebeneinander und Durcheinander — der gleichzeitige Sexualverkehr nach mehreren Seiten.

So manche Frau, deren Leben in eine Kette von Unregelmäßigkeiten und Gefahren hineingeriet — kann mit Hamlets Worten sagen: „*Erkläre meine Sache den Unbefriedigten.*" Erkläre meine Sache

Goethe versuchte es, — diese ihre „Sache" zu erklären:

„Du verklagest das Weib, sie schwanke vom Einen zum Andern!
Tadle sie nicht; sie sucht — einen beständigen Mann."

Frauen von zwingenden monogamen Bedürfnissen kommen *am ehesten* in die Lage — auf diese Art — aus einem qualvollen Erleben ins andere zu geraten, — *wenn sie sich nicht dem strengsten Verzicht unterwerfen.* Und manche kann das Nietzschewort für sich in Anspruch nehmen:

„Und besser noch *Ehebrechen* als Ehebiegen, Ehe-lügen! —
So sprach mir ein Weib: ‚Wohl brach ich die Ehe, *aber zuerst* brach die Ehe — mich!'

---

[1] Vgl. die Denkwürdigkeiten der Kaiserin Katharina II. „Die deutsche Zarin", herausgegeben von Wilhelm Rath, Verlag Wilh. Langewiesche-Brandt, Ebenhausen bei München.

Schlimm Gepaarte fand ich immer als die schlimmsten Rachsüchtigen: sie lassen es aller Welt entgelten, daß sie nicht mehr einzeln laufen.

Deswillen will ich, daß Redliche zueinander reden: „Wir lieben uns: laßt uns zusehen, daß wir uns lieb behalten! Oder soll unser Versprechen ein Versehen sein?"

⁘

Disziplin **E**in *Heer* wird regiert durch das *Gesetz der Disziplin.* Auch das Heer der Triebe ist nur durch *dieses* Gesetz zu regieren.

Was vom *Krieg* gesagt wurde, gilt auch für die ungebändigte, disziplinlose Geschlechtlichkeit: Sie ist „ein *erbarmungsloser Vernichter,* zerstört nicht nur die materiell schwachen Existenzen, reißt auch die sittlich schwankenden nieder".

Maske der Geschlechtlichkeit Es gibt Menschen, Männer, die sich in der Brunst benehmen wie balzende Nachtigallen. Kaum haben sie gewonnen, was sie begehren, — entpuppen sie sich als Rowdies. Eine Frau müßte den Seherblick einer Kassandra haben, um hier die wahre Natur sofort zu erkennen. Es ist die *Maske der Geschlechtlichkeit,* die diese Menschen — gleichwie manche weibliche Viper — verkleidet und verzaubert.

Umgekehrt gibt es Männer, deren erotisches Empfinden so eigentümlich ist, daß sich ihre Liebe — hinter negativen, ja aggressiven Strömungen verbirgt.

Seherinnen Unter den *Seherinnen* früherer Zeiten haben wir uns, meines Erachtens, Frauen vorzustellen, die nur deshalb die Zukunft prophezeien konnten, weil sie die Gabe hatten, das Gegebene *in seiner wahren Gestalt und Bedeutung* zu erkennen. — Im Zeitalter der Décadence ist ein Männertypus, durch den in der „Liebe" immer nur *schweres Unheil,* maßlose Unbill, Schereien, Gezänke, Unruhen und Katastrophen entstehen, überraschend häufig. Diese Männer sind mit Aggressionen krankhafter Art, mit denen sie ihre Person gewaltsam steigern und decken wollen, förmlich geladen, sie haben meist schlechte Erbmassen in sich, ein verbildetes, labiles Nervensystem, es sind *Hysteriker,* und ihre Erotik ist begleitet von den *unheimlichsten*

Strömungen unguter, ja boshafter Art. Schon die *Möglichkeit* einer näheren Verbindung mit einem solchen Manne würde für eine Frau die vollständigste und zweckloseste *Aufreibung* bedeuten.

Eine junge Frau, die vollständig einsam war und blieb, erklärte mir ihr Zölibat mit den Worten: „Besser für die Würmer — als für die Lumpen."

Es gibt Menschen, Männer sowohl wie Weiber, auf die fast *jeder* Mensch, den sie noch nicht intim besaßen — einen magnetischen Zauber ausübt. Sie gravitieren und tendieren beständig nach jeder ihnen noch fremden Geschlechtlichkeit. Solche Männer brechen eine Ehe mit einer Frau, die sie sich eben erst erwarben, um irgendeiner Megäre willen. Sie sind allen *Vampiren* — wehrlos überliefert.

Im Mai 1917 versuchte ein 16jähriges Mädchen, auf Anstiften ihres Liebhabers, ihre Mutter mit Bromkali zu vergiften, weil ihr die über das demoralisierende Verhältnis Vorwürfe machte und sie davon abzubringen suchte. Entfesselte Geschlechtlichkeit geht über Leichen und verübt oder versucht Mord an der eigenen Mutter.

Liegt ein Mensch in solchen Banden, so kann er durch direkte Einwirkung dritter Personen kaum jemals befreit werden, — nur durch das, was ihm von jener Person, die ihn sexuell verknechtet hat, selbst zukommt. Wenn er gründlich von ihr geschunden, mißbraucht und enttäuscht wird, so gehen ihm eines Tages, — vorausgesetzt, daß er von gesunden, kräftigen und lebenstüchtigen Ahnen stammt, — sonst nicht, — von selbst die Augen auf. Es gibt Menschen, die man zwar erotisch betören kann, die aber, über eine gewisse Grenze hinaus, sich nicht entwürdigen lassen. Dann machen sie eben — Schluß.

Es ist ein furchtbarer, aber — ein rettender Prozeß. Handelt es sich um moralische Schwächlinge, ohne *ererbte* moralische Reserven, — so bleiben sie zeitlebens in der niedrigsten sexuellen Hörigkeit.

Eltern stehen verzweifelt, — weil sie eine Tochter in ihr

Unglück rennen sehen. Jeder gütliche und jeder gewaltsame Versuch, ihr über die schmutzige Dämonie, der sie verfiel, die Augen zu öffnen, — versagt.

Nur die Erbreserven, die ihr Kind empfing, werden sie eines Tages — befreien. Eine Andere, Schwächere wird freilich sich willenlos schleifen lassen.

Oder eine Frau sieht ihren Mann in den Banden einer bösen Dirne. Unter ihrem Zwang[1] wird er zum Verwüster und Verderber seiner Familie und seiner eigenen Lebensbahn. Alles — jeder Einfluß — gleitet an ihm ab, die Dirne sitzt wie ein Pfahl in ihm, der schwächliche Charakter hat überhaupt keinen eigenen Willen mehr, ein fremder Wille *wirkt aus ihm heraus*, inspiriert alle seine Handlungen, — beherrscht ihn ganz und gar.

Eines Tages bekommt er durch ein entscheidendes Ereignis — den Stoß. Von da an sieht er die Kette, — erkennt er allmählich — den Abgrund.

Menschen, die diesen fürchterlichen „Zauber'' — diesen faulen Zauber — einmal als solchen *erkannt* haben, — können ihm nicht ganz wehrlos mehr verfallen, obwohl dieses Gift immer gefährlich bleibt. Darum mußte dies *deutlich* gemacht werden, — zu Nutz und Frommen Andrer.

IV

Kriminalistisches Trotz vierfachen Mordes an ihrem Ehemann und ihren drei Kindern wurde in Gotha eine Frau (Paula Pfeifer) freigesprochen, „da sie *durch das ehebrecherische Verhalten ihres Mannes und die fortgesetzten Mißhandlungen ihrer Person und ihrer Kinder* die Tat in einem Zustande krankhafter Geistesstörung begangen hat, die ihre freie Willensbestimmung aufhob''.

Der Massenmörder Pfarrer Schmidt in Newyork ermordete von ihm geschwängerte Frauen, weil er sich „moralisch dazu verpflichtet fühlte, damit sie keine Bastarde zur Welt brächten''. Der deutsche Massenmörder Wagner machte in seinem Prozeß (in Stuttgart) die folgenden Aussagen:

---

[1] „Sexualhypnose'' nannte ich es im „Wesen der Geschlechtlichkeit''.

„Ich bin ein armer Todeskandidat. Ich will euch nur ein wenig die Meinung sagen. Es ist *des Volkes viel zu viel.* Die *Hälfte sollte man gleich totschlagen,* sie ist das Futter nicht wert, weil sie schlechten Leibes ist. Von allen Erzeugnissen des Menschen ist der Mensch das Schlechteste. Woher kommt das Unglück? Es kommt von der geschlechtlichen Unnatur. *Die heutige Gesellschaft leidet am Geschlecht.* Es ist eine billige Tat, mit dem Finger auf mich zu deuten. Ich habe viel leiden müssen, ich bin verleumdet und gehetzt worden, aber es ist keine *Kleinigkeit, Weib und Kind umzubringen.* Wenn ich das Geschlechtliche in meinem Leben abziehe, so bin ich von allen Menschen, die ich kenne, weitaus der Beste gewesen.“

Seinen Vater ermordete ein Soldat, der aus dem Krieg nach Hause kam und das Elternhaus durch ein Konkubinat des Vaters zerrüttet fand.

Gattenmorde häuften sich in dieser Zeit. Mit der Dienstmagd zusammen, mit der er ein Verhältnis unterhielt, ermordete ein Gutsbesitzer seine Frau. Sie gaben ihr Gift.

Unter dem Schlagwort vom „Weibsteufel“ wurde die Tat eines mährischen Landwehrmannes besprochen. Er erhielt „im Felde die Nachricht, daß seine Frau mit einem *kriegsgefangenen Serben* eine Liebschaft unterhalte, und daß dieses Verhältnis nicht ohne Folgen geblieben sei. Waliczek, ein tüchtiger Soldat und kräftiger, lebensfroher Mann, wurde durch diese Nachricht so erschüttert, *daß er zum Skelett abmagerte.* Er erbat und erhielt Urlaub. Zu Hause angekommen, traf er seine Mutter und seine beiden Kinder auf dem Acker arbeitend an. Die *Mutter und die beiden Kleinen erkannten ihn nicht.* Endlich sagte eines der Kinder noch zweifelnd: ‚Wenn du der Papi bist, dann sage der Mammi, sie soll uns zu essen geben. Dem Serben gibt sie Eierspeisen und lauter gute Sachen, und *uns läßt sie hungern.*‘ Waliczek lief nach Hause, traf seine Frau und stellte sie zur Rede. Die Frau erwiderte verstockt und trotzig: ‚Du wirst doch nicht für das Kind sorgen!‘ Diese Antwort versetzte den Mann in fürchterliche Wut. Er zog seinen Säbel und hieb auf die Frau ein, bis sie

tot am Boden lag. Dann stürzte er auf die Straßen, schlug auf
die Passanten los, warf sie mit Steinen und wälzte sich brül-
lend im Straßengraben." Er wurde zu drei Jahren schweren
Kerkers verurteilt, *aber ins Feld geschickt*, damit ihm, bei
guter Führung, die Strafe im Gnadenwege erlassen werde.

Das alles zeigt die Bedeutung, die Wirkung der monogamen
Tendenz, die als unabweisbare *Forderung jedem* Menschen
innewohnt.

•••
••

II

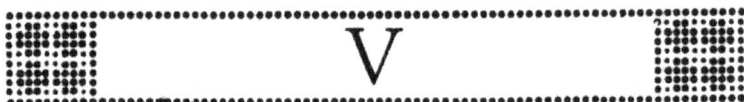

Ein Leben voll kurzer, flüchtiger Beziehungen erscheint als
sinnloser Wirrwarr, — während umgekehrt selbst eine anfänglich nicht notwendig oder sogar ungehörig, unpassend er-
scheinende Verbindung *Sinn und Bedeutung bekommt durch
Dauer*. Dieses Moment der Dauer bringt Ordnung und Ausgleich in die Beziehungen von Menschen, — es knüpft eine
Kette an, in der sich, Glied für Glied, immer neue Motive des
Zusammenhangs ergeben. Dies gilt nicht nur von geschlechtlichen, sondern von Beziehungen jeder Art.

In schweren Prüfungen des Lebens ist es immer der Dauer-
genosse, den man zur Seite hat, und er gewinnt durch diese
Gefährtenschaft eine Bedeutung, die alle andern ,,Herzens-
bündnisse", die sich als vergänglich erwiesen, *weit überragt*.

Das eminent Ethische, der hohe sittliche Gedanke, der der
von den Intellektuellen angerempelten bürgerlichen Ehe zugrunde liegt, ist der der Beschränkung, des Verzichts auf ein
wildes, ungeordnetes, sprunghaftes, verantwortungsloses
Triebleben. Zwei Menschen beschränken ihre Geschlechtsbefriedigung — aufeinander. In diesem streng gebundenen Rahmen allein kann jemals die Verantwortung für die Zeugung
als Norm getragen werden — hier liegt der Anbau von Generationen, die wachsen, gedeihen, sich entfalten können, weil

die Brot- und Existenzfrage für sie, relativ, von Anfang an geordnet war, weil zulänglicher elterlicher Schutz bestand, der Schutz eines *Vaters, der Brot schaffte*, und der Schutz einer *Mutter, die nicht notwendig hatte, Brot draußen zu erwerben.* Diesen Schutz für die Frau und für das Kind wird keine öffentliche Einrichtung auch nur annähernd jemals ersetzen können. Niemals wird ein „Mütterheim" einen Ersatz bieten für ein *Vaterhaus.* In der monogamen Ehe liegt zur Gemütsbeschränkung aber auch Gemütsschonung. Hier liegt mit einem Wort: Ökonomie. Und nicht nur in bezug auf die Zeugung, sondern auch in bezug auf Gemütserlebnisse kann man unter den gegebenen Daseinsbedingungen auf diese strenge *Ökonomie,* die die *Ordnung* der Sexualfrage bedeutet, nicht verzichten. Denn das Leben fordert heute unsere ganzen Kräfte für die Erhaltung des wirtschaftlichen Daseins und für die ständige Weiterentwicklung der Kultur. Nur dann, wenn man — populär gesprochen — „keine anderen Sorgen" hat, könnte man sich geschlechtlichen Abenteuern allenfalls hingeben, — daher die Libertinage auch am üppigsten in jenen Kreisen gedeiht, in denen man Kultur- und Wirtschaftssorgen nicht kennt.

Eine Frau, die sich „Freiheiten" außerhalb der Ehe verspricht, verliert nicht selten, außerhalb dieses Rahmens, nicht nur alle sozialen Güter, sondern — wenn sie nicht ins Bodenlose sinken will — die Möglichkeit jeden Geschlechtsverkehrs überhaupt.

Sexual-versorgung

Eine halbwegs regelmäßige Sexualversorgung garantiert *nur* — eine normale Ehe oder ein durchaus innerlich gefestigtes monogames Liebesverhältnis. Auch dem Mann bieten sich außerhalb dieser beiden Formen nur gefährliche Abenteuer oder — Verzicht.

Ehe — mit oder ohne Standesamt — das ist eine Bindung, eine freiwillige Beschränkung, eine Zustutzung der Triebe, ein Verzicht auf das wilde Geranke nach allen Seiten hin. In diesem Verzicht — liegt der höchste Gewinn. Denn diese Bescheidung und Beschneidung, diese

Bindung

Konzentrierung aller Lebenskraft auf die Ausgestaltung des Wichtigsten — ist das Wesen der Kultur überhaupt. Im Urwald wächst alles wild und geil durcheinander — gemäß aller Lebenstriebe, unbegrenzt von jedem Gesetz und von jedem Willen zur Form. Man nennt es: die Wildnis. Will man daraus einen Park machen, mit gangbaren Wegen, mit systematischen harmonischen Gruppen von Bäumen und Pflanzen — so muß verschiedenes weg: das überschüssige Geranke der geilen Triebe, es wird gefällt, gerodet und zugestutzt. Kultur heißt immer: Begrenzung auf das Wichtigste und Wertvollste — Bescheidung, Beschneidung, „Verzicht". Dieser Verzicht im Geschlechtlichen, diese Bescheidung auf geschlechtliches Leben mit *einem* Menschen, ist der höchste Gewinn aller Kulturinstinkte der Menschheit. Es ist der Gipfel und die Blüte der jahrtausendealten Versuche, das Chaos zu überwinden.

Heute, wo nicht nur der Mann, sondern sehr oft auch die Frau im Daseinskampf mit allen Kräften wirken muß, — kann man weniger denn jemals sich auf Verbindungen einlassen, die zu derartig schweren Nervenkatastrophen führen, wie sie sich aus dem Bruch des monogamen Prinzips oder aus schweren Unstimmigkeiten ergeben und muß jeden Menschen *warnen*, eine Verbindung einzugehen, in der er statt des Glücks innigster Harmonie solchen Attacken, die den ganzen Menschen zerbrechen können, die nicht selten die Existenz zum Einsturz bringen und eine Gefahr für Leib und Leben bilden, ausgesetzt ist.

Es fragt sich ja natürlich, was man will. Es wird Menschen genug geben, deren ganzes Begehren auf jenes bunte *Vielerlei* gerade im Geschlechtlichen gerichtet ist, welche ich hier mit einem Schlagwort benennen möchte. Ich nenne es kurz und richtunggebend — *Montmartre*. Und dann gibt es wieder andere Menschen, deren Sehnsucht auf ein Bündnis gerichtet ist, welches man mit einem anderen Schlagwort — *Montsalvatsch* benennen möchte.

Was den höheren Menschen vom andersgearteten am sichersten unterscheidet, ist, — daß er nicht leben kann in Verrat und Betrug; daß er sich lieber *der größten Gefahr* aussetzt — nur um redlich bleiben zu können.

Iphigenie entsühnt ihr fluchbeladenes Haus nur dadurch, daß sie die Versuchung, verräterisch zu werden, Güte mit einem schnöden Vertrauensbruch zu beantworten, — einem Menschen, dem König, der an sie als an etwas Hohes glaubte, — diesen Glauben und mit ihm den an die Menschheit zu nehmen, — überwindet und dem König den Fluchtplan enthüllt. Hätte sie es *nicht* getan, so war sie mit den Ihren *verloren*, — denn dem König war die Wahrheit schon bekannt. Nicht für die höchsten Güter der Welt würde eine reine Seele einen solchen Verrat, — der einem Mord an einer anderen Seele gleichkommt, — durchführen können.

Und wenn eine Frau — für die Bedeutung der Monogamie eintritt, so darf sie vielleicht — Iphigeniens Worte für sich und ihre Tat in Anspruch nehmen:

„Hat denn zur unerhörten Tat der Mann
Allein das Recht?
Was nennt man groß? Was hebt die Seele schaudernd
Als was *mit unwahrscheinlichem Erfolg*
Der Mutigste begann . . ."[1]

VI

Die Geschlechtsgier verblendet völlig über den *Unwert* des Objektes.

Da gibt es aber *ein Mittel* — um zur Besinnung zu kommen: es müßte sich jeder, der solchen Einflüssen verfiel, *fragen*, — *wie* sein Heim und seine Ehe aussehen würde, wenn anstatt seiner Frau (oder des Mannes) jene andre Person, mit der er seine Ehe bricht — oder in Gefahr ist, es zu tun — darin als Gattin (bzw. wenn es sich um den Liebhaber einer Frau handelt — als Gatte) herumgehen und schalten und walten würde . . . Er müßte sich vorstellen, daß sein Leben zu dieser Person in einer *solchen* intimen, häuslichen und sozialen Verknüpfung stände. — Dann wird es ihm nicht

---

[1] Goethe, Iphigenie, 5. Aufzug, 3. Auftritt.

schwer fallen, die richtige *Abschätzung* für diesen meist sehr faulen „Zauber" zu finden. Mit einem Schlag wird sich — in den meisten Fällen — dieser Vorstellung gegenüber das ganze Bild verändern.

Ehe heißt: sich gebunden fühlen und sich mit gutem Willen bemühen, daß man sich gegenseitig aufeinander einstelle. Und *gute* Ehen sind solche, in denen die „Dämonen" keine Stätte finden und abziehen müssen, ohne ihre Beute gefaßt zu haben.

Zwei Arten von Ehen Es gibt im Grunde nur zwei Arten von Ehen. Die einen sind die, in denen beiderseits die Treue willig und froh gehalten wird — und das sind die glücklichen oder zumindest die guten; die andern sind die, in denen sie beiderseits oder einerseits *nicht* gehalten wird, die gebrochenen Ehen, und das sind die offen unglücklichen, wenn es „herauskommt", oder die versteckt unglücklichen, die unbefriedigten, wenn es *nicht* herauskommt.

Zwei Arten von Frauen Es gibt, ihrer metaphysischen Bestimmung nach, im Grunde auch nur zwei Arten von Frauen — trotz aller Grenz- und Übergangstypen. Die einen sind als Verderberinnen und die andern als — Helferinnen anzusehen.

Das Ziel des Frauenlebens ist das Leben mit dem Mann. Ihn auf seiner Bahn zu begleiten, im Dunkel und Halbdunkel die Leuchte hochzuhalten, mehr zu wissen und stärker zu *sein*, als er selbst, — durch das bloße Dasein, den bloßen bildnishaften Anblick des eigenen Wesens richtungweisend zu wirken, — eine Atmosphäre zu schaffen und *ein Niveau zu erhalten*, — eine Hemmung zu sein gegen das immer wieder hervorbrechende Atavistische — ist Sinn und Zweck des Frauenlebens und der Ehe.

Trotz aller ihrer „Bewegungen" muß die Frau erkennen, daß *nicht so sehr ihre persönliche Expansion*, als vielmehr ihre metaphysische Mission ihr vor Augen stehen muß, wenn sie in der natürlichsten Verbindung lebt — in der Verbindung mit einem Mann.

Amazonen Die stärkste Erscheinungsform dieser andern Tendenz —

auf *sich* beruhen zu wollen — findet sich im Amazonentum, in dem antiken und sagenhaften ganz ebenso wie in dem modernen. Und nicht Penthesilea ist pervers — und muß darum so gespielt werden — sondern umgekehrt: der Amazonenstaat ist pervers, und die Hingabe der Penthesilea ist ein gewaltiges Hervorbrechen der Urnatur des Weibes, allen Satzungen zum Trotz — und muß daher als gewaltiger Naturtriumph gespielt werden.

Ebenso natürlich ist das Hervorbrechen ihres Liebeshasses — ihre Raserei — als sie ihre Hingabe mißbraucht, verhöhnt, verraten glaubt.

Es scheint, als ob die Ungeheuerlichkeiten männlicher Geschlechtsentartung, die vor dem Krieg die wirkliche Kultur bedrohte, — die Reaktion wären gegen die Befreiung der höchsten weiblichen Seelenkräfte; nur die erste Reaktion — nicht die endgültige, die *nur in der Synthese liegt*. Diese ganze sexuelle Krise — ist ein ungeheurer Gärungsprozeß. Das Erwachen und Erstarken der weiblichen Seele rief zuerst eine Art Furcht, ja Panik — eine Revolution aller bösen Instinkte auf der anderen Seite hervor. Diese andere Seite besteht in der chaotisch-höllischen Vermischung männlicher Triebkraft mit dem dirnenhaften Element der Welt. Hier entsteht dann eine Art Liga — Verbündelung gegen den „gemeinsamen Feind" — die geläuterte Weiblichkeit. Das Männliche als Masse ist wie ein erdhaftes, von magischen Kräften in Bewegung zu setzendes und dann reißendes Gebilde, welches gewaltige Taten zu vollbringen vermag, wie jetzt in diesem Krieg, wenn ihm, wie dem Golem,[1] das Gotteswort mitgegeben ist; das aber zu rasen anfängt, wenn diese Kraft den Sabbat entweiht. Das eindämmende, ordnende, die Welt durchglühende und sie reinigende Element ist das Ewig-Weibliche an sich. Die verdorbene und verjauchte Triebkraft brüllt auf gegen diesen Prozeß der Bewußtwerdung, der sich durch das Erwachen der Frau anbahnt. Was·aus dem Gärungs- und

---

[1] Gemeint ist der Golem der jüdischen Legende, mit der der Roman gleichen Titels keinen Zusammenhang zeigt.

Umschmelzungsprozeß an Edelstoffen hervorgeht, das wird sich mit dem Logos zu neuem Leben verbünden, — in dem gereinigten, wiedergeborenen Geschlechterverhältnis.

Geheimnis

Geheimnis[1]

Hier sprach Natur aus ihrem tiefsten Schacht:
Dein Mann, o hohe Frau, hat dich entehrt,
Verriet dich an die Tiefe, brach den Schwur.
Doch aus den Höllendämpfen, unversehrt,
Bist du gefeit emporgestiegen
Und siehst in Kreuzesstellung nun den Büßer liegen.

Bezähme deinen Zorn: hier sprach Natur.
Du warst das Höchste, was sein Herz erkannte,
Und als ihn deine Nähe fesselnd bannte,
Da fühlte er — sich immer schwächer nur.
In scheuer Ehrfurcht wandt' er sich dir zu,
Und seiner Liebe Heiligtum warst *du*.

Ein einfach Mädchen, mütterlich geschaffen,
Sie hätte seine Mannheit stark gemacht,
Nach schlichter Frauenart ihr Glück bewacht.
Von Größern sah er dich bewundert nur,
Um dich zu kämpfen, fehlten ihm die Waffen.
Sei stille, Frau: hier sprach Natur.

Nun fühltet ihr die Ketten eurer Liebe,
Bedrückend nur, in tiefster Seelennacht.
Urwille der Natur hat euch dahin gebracht,
Die Geißel dunkel-rätselvoller Triebe.
Sei stille, stille, unfruchtbare Frau,
Hier sprach Natur aus ihrem tiefsten Schacht.

Die „Idee" der Ehe

Was eine Ehe zwischen gleichgestimmten Menschen sein kann, das zeigen uns die wenigen vollendeten Bündnisse, deren Geschichte uns erhalten blieb.

Von Karoline hat Humboldt gesagt: „Ich fühle, was sie mir jetzt ist, ist doch nur erst ein Schatten von dem, was sie mir sein wird. Ihre Seele ist zu groß und reich, als daß die meine sie schon jetzt ganz zu fassen vermöchte. Es ist zu viel in ihr, als daß jedes Schöne in ihr Etwas in mir finden könnte,

---

[1] Von der Verfasserin, Original, bisher noch ungedruckt, gewidmet Frau C. P.

womit es sich gattete. Ich bin nicht unruhig darüber; die
Liebe gibt allen Dingen die Farbe des eigenen Gefühls; und verliert einmal, wenn wir beide alt werden, diese Liebe bei ihr die
Glut, die den Genuß jetzt so schwärmerisch entzückend macht,
so bleibt es ihr, mich durch sie glücklicher zu sehen. Doch immer werde ich mehr durch sie als sie durch mich genießen."[1]

⁘

Ehe (von Otto Grund)[2]

An der Weser war's, an einem heißen Sommernachmittag.
Ich stieg mit einer fröhlichen Gesellschaft den Berg hinauf
zu einem der schönsten Aussichtspunkte. Unter den schattigen
Bäumen der Höhe genossen viele Menschen das entzückende
Landschaftsbild ringsumher. Auch meine Gesellschaft suchte
nach dem ersten Ausguck ein Ruheplätzchen. Es ging lustig
zu an unserem Tische, offenbar zur Freude der ganzen Umgebung.

Da fiel mein Blick auf das wundersamste Bild dieses an
Bildern reichen Tages.

In einer grottenähnlich ausgebauten Nische saß ein Ehepaar.
Beide Menschen waren über den Mittag ihres Lebens hinaus.
Grau schimmerte das Haar auf ihren Köpfen und im Bart
des Mannes. Aber beide Gesichter, auf die des Lebens Hand
geschrieben hatte, sahen frisch und gerötet in die Welt.

Das alles sah ich mit einem Blick. Und zugleich sah ich
das andere: die *Frau* saß in einem Wagen und war *gelähmt*.
Ihre Hände ruhten still auf der schwarzen Decke. Aber ein
leuchtendes Glück lag in ihren Augen. Denn neben ihr saß der
Mann, der gesund und kräftig war, aber keinen Augenblick von
ihrer Seite wich. Und immer wieder strich er seinem Weibe
mit einem Tuch übers Gesicht und nahm der Gelähmten die
Schweißperlen von der Stirn. Seine Sorge ließ ihn nicht ruhen,
und beim leisesten Anzeichen ging sein Eifer in dieser Be-

---

[1] Aus dem Briefwechsel Wilhelms von Humboldt. [2] Erschienen im
„Zeitgeist" des Berliner Tageblattes, Herausgeber Fritz Engel. In ähn-
lichem Geiste soll die Ehe Oskar Blumenthals bestanden haben. Die
Welt ist immer dankbar, wenn ihr etwas derartiges vorgelebt wird.

wegung auf. Es war eine Bewegung von letzter Zärtlichkeit. Und so war auch der Dank des Weibes. Es lag in dem Anschmiegen an die dienende Hand des Gatten, kaum sichtbar nur im Gefühl zu erfassen.

Ich saß und sah wie auf ein Wunder.

Ist das die Ehe, in der heiße Glut zwei Menschen zueinander reißt auf Tage, auf Monde, auf Jahre? In der das Verlangen regiert, und einer vom andern nur nimmt und bitter klagt, wenn nicht genug gegeben wird?

Oder ist das die Ehe, wenn über solchen Opfern, wie ich sie sah, das Glück nicht stirbt?

Stürme verrauschen. Aber weiter leuchten seh' ich jenes Sonnenbild auf dem Berge an der Weser.

Ein Heiligenbild. . .

⁘

Über die Ehe, wie sie sein soll, äußert sich Paul de Lagarde in seinen „Deutschen Schriften“:

„Wodurch ist die Ehe die Wurzel der Geschichte? *Dadurch, daß in ihr zwei Menschen unbedingt wahr gegeneinander sind...* Wodurch *wirkt* die Ehe: dadurch, daß sie ein *ausschließliches* Verhältnis ist und darum den Ernst der Verbannung in sich trägt, welcher als das sicherste Zeichen der einzigartigen Ausschließlichkeit gelten darf: Eheleute gehören nur einander.“

Dazu schreibt Otto Conrad in der „Tat“: „Es ist eine charakteristische Erscheinung für unsere Zeit, daß vor dem eine große Zeitung eine Umfrage über die Ehe veranstaltete, welchen Wert sie für den modernen Menschen habe, *ob sie beibehalten werden solle oder nicht.*“

Solche „Umfragen“ — ob die Ehe „beibehalten“ werden soll — *oder nicht* — geben über den Stand der *innern Dinge* in Deutschland vor dem Krieg — bezeichnende Auskunft.

Doppelte Moral und doppelte Unmoral   Auch gegen die „doppelte Moral“ wurde von der falschen Flanke aus der Kampf geführt. Taugt schon diese doppelte Moral nichts, so taugt die *doppelte Unmoral* noch weniger. Wenn der eine ein schwankendes Rohr ist — darf der andre

nicht auch schwanken, sondern muß umso fester sein, — und
Efeu und Winde ergeben zusammen — ein Dickicht.

Es ist noch eines, was ich der Zeit in Erinnerung rufen Ansprüche einst
möchte: Ansprüche subjektivster Art an Ehe und Erotik sind und jetzt
heute unmöglicher denn je zu erfüllen. Der Daseinskampf ist
grauenhaft schwer geworden. Wer eine Ehe gefunden hat, in
der auch nur die Fundamente einer Existenz mit gutem Willen
geboten sind und einige Anhänglichkeit da ist, — kann Gott
danken und trachte, den Platz, auf den ihn das Schicksal
hingestellt hat, auszufüllen und das Beste daraus zu machen.

So dachten noch — unsere Eltern. Sie wußten, daß die Erhaltung einer Ehe und die einer Familienexistenz nahezu
identisch sind. Und dabei war damals das Leben — gegen den
Kampf von heute — ein Paradies. Die jüngere Generation
wurde immer anspruchsvoller, immer subjektiver in ihren
persönlichen Glücksbedürfnissen, immer leichter bereit,
Bande zu lösen und nach neuen „Möglichkeiten" — wie nach
Abenteuern — auszusehen — während das Leben selbst
immer schwieriger und gefahrvoller wurde und die Chancen
auf *allen* Gebieten sich immer mehr einengten. Mehr denn je
muß man heute den Menschen zurufen: Halte, was du hast,
— auf daß man dir nicht deine Krone raube ... Halte es hoch
in Ehren und wisse, was du hast, zu schätzen.

Die Belgier haben einen seltsamen Wahlspruch: „Je meurs, où „Je meurs, où
je m'attache" (Ich sterbe, wo ich mich anlehne). Manche Frau je m'attache"
der letzten Epoche kam durch die Erfahrungen, die sie machen
mußte, in die Lage — diesen Wahlspruch als den ihren anzunehmen. Wo immer sie sich anlehnen wollte, wurde sie verraten, tötlich verwundet. Je meurs, où je m'attache. Nur aus
dieser Erfahrung ist jene *Absage* an jedwedes Geschlechts-
glück zu verstehen, die Millionen Frauen schon auf sich genommen haben und von der ich an früherer Stelle als von
ihrem *Sexualverzicht* sprach. Die stolzesten Frauen aller Zeiten
waren die Amazonen, die es in den Sagen aller alten Völker
gibt. Sie „attachierten" sich nicht — um nicht zu sterben...

⁘

199

Liebe Verschiedene Forscher „betonen die Individualität der Liebeswahl und mit ihr die geistige Assimilation der Liebespartner, den monogamen Charakter der Liebe, im Gegensatz zu dem polygamen des Geschlechtstriebes — den grundsätzlichen Unterschied psychischer Krisen von organischen — trotz ihrer Nähe."[1]

Die Liebe ist durchaus *individuell*, positiv, hingebend, gütevoll und zärtlich bejahend auf *einen* Menschen gerichtet — der Geschlechtstrieb, dem die Sublimierung durch die individuelle Liebe fehlt, ist seiner Natur nach *generell* gerichtet, von negativen und aggressiven Strömungen begleitet und heftet sich nur wie zufällig auf ein bestimmtes Objekt, das mühelos von der Phantasie und der Begierde gegen ein andres „umgetauscht" und „verneint" werden kann.

Die Liebe empfindet so, daß sie sich selbst zum Opfer bringen möchte, zum Heil des andern. „Ich möchte dir einen Altar errichten, und wäre es aus meinen Gebeinen", schreibt Alfred de Musset an George Sand — noch nach dem Bruch.

Der generell und aggressiv gerichtete Geschlechtstrieb liegt in der gefährlichen Nachbarschaft des *Hasses, der bei der geringsten Verneinung seiner Vorstellungsziele hervorbricht.*

Eine sublime Neigung, die *dem* gilt, was das Innerste eines Menschen ist — dem letzten ens, das ihn beseelt — braucht niemandem — auch wenn ihr aus bestimmten Gründen keine Erfüllung gewährt werden kann — auch nur *eine* Stunde der Trübsal oder der Beunruhigung zuzufügen: wenn sie die Grenzen einer platonischen Verehrung einerseits und eines herzlichen menschlichen Wohlwollens andrerseits niemals zu überschreiten sucht, wenn das *Gute* — und nicht das *Böse* — ihr Leitmotiv ist.

Die Hingabe des edleren Weibes ist nur dann das, was sie sein soll, ja nur dann eine Möglichkeit, wenn sie die allerallertiefste Liebe auf der andern Seite zu fühlen glaubt — und selbst liebt. Und auch dann ergeben sich noch Hemmungen schwerwiegender und berechtigter Art, die sich am ehe-

---

[1] Dr. E. Hurwitz in einem einschlägigen Artikel.

sten im Rahmen der Ehe lösen, obwohl das defensive Sexual-
gefühl mancher Frau (für das ich, im Hauptwerk, im Mythos
von der wabernden Lohe und in der Dornenhecke des Mär-
chens ein Symbol sah) — auch *in* der Ehe noch Karenzfristen
braucht, besonders, wenn es sich um ein Mädchen handelt.

Jeder Gedanke an irgendeine intime Berührung ist ihr ein
Entsetzen, das alle Abwehrinstinkte heraufruft, wenn sie nur
die männliche Begierde, aber nicht die alleserlösende — Liebe
fühlt.

Durch das grauenhafte Sexualleben des Durchschnitts-
mannes ist ihm gerade das verlorengegangen, was allein die
tiefsten Gefühle einer Frau erwecken und bewahren kann, —
seine Fähigkeit zu lieben. *Was* haben sie aus dem, was der
Himmel auf Erden sein kann, — gemacht!

Liebe — das ist die vollkommene und zärtliche Durchdringung und Bejahung einer Natur durch eine andre, bei gleichzeitiger sinnlicher Hingezogenheit. Das Metaphysische und
das Physische im Einklang — das ist die Liebe.

Die Tragik des modernen Menschen besteht darin, daß er Dilemma
nach fast unbegrenzten Freiheiten strebt und alle die
Bindungen, denen man sich in früheren Zeiten gern und willig
unterwarf, als unerträgliches Joch empfindet — *ohne* dabei,
in gleichem Maße, in seinem Gefühlsleben *robuster* geworden
zu sein. Im Gegenteil. Die Freiheiten, die sein Wille oft her-
risch begehrt, — zermalmen ihn unter ihrem Gewicht.

Man vergesse nicht, daß man die Freiheiten, die man sich
selbst nimmt, — auch den andern gibt — und daß sie dann
gegen uns ausgespielt werden. Jedes Über-Leichen-Schreiten,
jedes „Übermenschtum" in diesem Sinne straft sich — durch
Reziprozität. Und da—Treue zu empfangen das zwingendste
Bedürfnis des menschlichen Herzens ist—so wird wohl nichts
andres übrig bleiben — als auch Treue zu geben.

Vor allem sollen sich Gatten, die einander nicht wirklich Gatten
gänzlich aus ihrem Leben ausstreichen und vergessen
können, — niemals zu einer endgültigen Loslösung entschließen. *Können* sie sich überhaupt voneinander lösen — so

waren sie niemals — Gatten, sondern sie hatten nur ein lega-
lisiertes „Verhältnis", dessen Frist von Anfang an gesetzt
war. Ob die Beziehung innerlich lösbar ist, kann nur durch
die Trennung von Jahren erprobt werden.

Das Gattenband — ist Geheimnis. Dort wo es unzerstörbar
ist, wirkt eine Scheidung, die notwendig wird, wie eine Gewalttat an der Natur — an der Bestimmung — am Karma — und
macht sich als ein Akt der Selbstvernichtung fühlbar. Sie ist
gewöhnlich von ungeheuern — weitgreifenden Katastrophen
begleitet.

„Kulturen stürzen ebenso gesetzmäßig ein, wie ein Haus
einstürzt, *dessen Schwerpunkt nicht mehr über seiner Unterstützungsfläche liegt.*"[1]

Ebenso muß das Haus der Ehe einstürzen, „dessen Schwerpunkt nicht mehr über seiner Unterstützungsfläche liegt", —
dessen heimlicher Schwerpunkt ein andrer geworden ist.

Schlußakkord Vor einer „Überschätzung hirnlicher Kräfte"[2] müssen wir
uns hüten. Vielmehr tut uns not, — „eine tiefe Demut
gegenüber letzten Übermächten der Intuition offen zu bekennen und im Metaphysischen die restlose Verwurzelung
schöpferischer Gewalten zu verehren"[2].

Und wenn ich in diesem Bande — ebenso wie in den vorher-
gehenden von der „Sexuellen Krise" und vom „Wesen der
Geschlechtlichkeit" — ein ungeheueres Elend ausbreiten
mußte, so habe ich nur getan — was hier meines Amtes war,
und ich glaube — daß man den Regenbogen über der Sint-
flut schon sehen kann . . .

„Wir" — wir Dichter und Forscher — so sagt Flaubert —
„wir ziehen aus der Fäulnis der Menschen Ergötzung für
sie selber auf, *lassen Blumenkörbe wachsen* aus dem aus-
gebreiteten Elend. Die Tatsache destilliert sich in die
Form und steigt in die Höhe auf, wie reiner *Weihrauch*

---

[1] Eva Dorn in einem Aufsatz „Männliche und weibliche Wesens-
erfüllung" in der „Tat", September 1916. [2] Franz Grätzer in einem
tiefschürfenden Essay über „Das Wesen der Geschlechtlichkeit" unter
dem Titel: „Ein Hoheslied des erotischen Gewissens", Hamburgischer
Korrespondent, 18. Februar 1917.

des Geistes — zum Ewigen, Unbeweglichen, Absoluten, dem Ideal."

Und über Strindbergs Wanderung durch das Inferno der Geschlechtlichkeit nach — Damaskus — hat ein Schriftsteller[1] die treffenden Worte gesprochen: „Wo andre nur die unglückliche Ehe sehen, ringt der vom Geist Gezeichnete um jene letzten Erkenntnisse im Elementarverhältnis des Lebens, dem zwischen Mann und Weib."

Jede Möglichkeit der innern *Wiedergeburt* eines Menschen ist *bedingt* von seinem Verhältnis zur Geschlechtlichkeit. Und Erlösung und Erneuerung wird ihm nur, wenn der Brodem des Triebhaften zurückweicht und das helle, weiße Licht der Bewußtheit dorthin strömt — wo es schwül, dunkel und gespenstig war.

Und hier allein liegt die große, die scheinbar *neue* und doch uralte, — die ewige Aufgabe der Frau: durch eigene Läuterung — Vermittlerin zu werden und schließlich: Erlöserin. Dieses ist es, was Goethe unter dem Ewig-Weiblichen verstand. Die Büßerin, in Gretchens Gestalt, am Ende von Fausts zweitem Teil, erfleht die Gnade der Gottesmutter für den einst Geliebten:

„Vergönne mir, ihn zu *belehren,*
Noch *blendet* ihn der neue Tag."
Mater gloriosa. „Komm! hebe *dich* zu höheren Sphären!
Wenn er dich ahnet, folgt er nach."

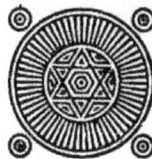

---

[1] Dr. Joachim Friedenthal.

NAMENVERZEICHNIS

REGISTER BESONDERER EIGENNAMEN

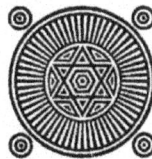

EINBANDZEICHNUNG VON F. H. EHMCKE / MÜNCHEN
DRUCK DER SPAMERSCHEN BUCHDRUCKEREI / LEIPZIG

Eugen Diederichs Verlag in Jena

Grete Meisel-Heß
Das Wesen der Geschlechtlichkeit

5. Tausend. 2 Bde. 700 Seiten. br. M 10.—, in Lwd. geb. M 13.—

Das neue Deutschland:

Ich habe noch selten ein wissenschaftliches Werk mit einem so tiefen Gefühl der Dankbarkeit für den Verfasser aus der Hand gelegt. Ich möchte nur wünschen, daß unsern jungen Männern, vornehmlich den Studierenden an unseren Hochschulen, gerade dieses Buch mit auf den Weg gegeben wird.   (*Dr. Justus Schönthal-München*)

Dr. Ilse Reicke:

Dies Werk ist in seinem spezifischen Gehalt eine Angelegenheit von hohem allgemeinen Interesse und wird um manche seiner Qualitäten willen von der gegenwärtigen und der künftigen Sexualforschung, sei sie nun medizinisch, sei sie philosophisch gerichtet, immer wieder herangezogen werden müssen. Das Buch ist in vielen Teilen eine danteske Wanderung, eine Führung durch das Inferno. Es sollte darum nicht jeder und nicht jede es lesen dürfen, — den anderen aber wird dieses reiche und leidenschaftliche Werk, wird diese kompakte Leistung in vielem etwas zu bedeuten haben.   (*Berliner Börsen-Courier*)

Bremer Tagblatt:

Wer wußte noch ein und aus in dem entstandenen Dickicht des sexuellen Lebens der verflossenen Jahrzehnte, wer war noch berufen, die strauchelnden jungen Geschlechter zu lenken und zu leiten! Aus diesem Ermessen griff Grete Meisel-Heß vor Jahren in ihrer „sexuellen Krise" die hundert Krebsschäden moralischer Verrottung beim Schopfe und schüttelte sie, daß vielen Duckmäusern die Augen aufgingen. Das war ihr Vorspiel. In leidenschaftlicher Verfechtungsglut widmete sie sich von da an ihrem wahrsten Lebenswerk, sammelte in unermüdlichem Eifer Erfahrungen und Tatsachen, wie sie der fanatischste Forscher kaum spürsinniger auf seinem Betätigungsfelde zusammentragen kann. Schon vor diesem Reichtum an wertvollstem Material aus der Wirklichkeit (die Predigten von Frau Meisel-Heß fußen nicht auf haltlosen Theorienkomplexen) muß ein jeder ehrliche Mann sich beugen. Und nun die Art und Weise der Vermittlung! Hier spricht nicht mehr die beharrliche Verfechterin menschlicher Fragen, es offenbaren sich Zeile um Zeile hellseherische und doch mit klarer Sachlichkeit ausgedrückte Intuitionen einer aus ihrem grundnatürlichen Wesensbezirk heraus dichtenden, vollkommen dazu berufenen Frau. Kein Punkt im Leben zwischen Mann und Weib, wovor sie haltmachen müßte, da sie Zartheit und wiederum Strenge genug besitzt, vorm Forum reiner Menschlichkeit zu bestehen. Und deshalb keine deutsche Ehe, in der dies einzigartige Werk eines unerschrockenen Weibes unter den häuslichen Evangelienbüchern fehlen darf!   (*Rolf C. Cunz*)

Tägliche Rundschau, Berlin:

Wir finden nun hier den Abgrund, der ungeahnt viele unserer Brüder und Schwestern angezogen hat, finden schauerliche Tiefe und begreifen Sumpf als Sumpf und Schmutz als Schmutz. ——— In allem Aufbauenden, die Genesung, das Glück Bejahenden wirkt die Verfasserin befreiend und erhebend.   (*Hanna Gräfin von Pestalozza*)

Doris Wittner:

In Grete Meisel-Heß steckt eine geistige Doppelnatur. Sie ist Künstlerin und Wissenschaftlerin, Schöpferin und Kritikerin zugleich ... Aus der Erkennerin wird die Bekennerin; und mit mächtiger Klangfülle rauscht uns die „Sonate pathétique" der ihrem Kopf und ihrem Herzen gewordenen Offenbarungen entgegen.

(*„Der Falke", Darmstadt*)

Fränkischer Kurier, Nürnberg:

Das Buch einer Frau, die mitten im Leben steht, die das Leben von Grund auf kennt. Besonders anzuerkennen ist der vollendete Takt, mit dem alle die heiklen Fragen des Liebeslebens unserer Zeit behandelt sind, einem Takt, den nur wenige Autoren aufbringen, wenn es sich darum handelt, dieses Gebiet zu besprechen. (*H. R.*)

Der Arbeiter:

Für mich ist während des Lesens der Krieg zum fahlen Schein am Horizont geworden, zum leisen Gepolter in der Ferne. Hier werden Fragen aufgeworfen und beleuchtet, die nicht nur die Zukunft unseres Volkes, sondern die Zukunft der Rasse beanspruchen. Die flammende Frage des sexuellen Lebens hat noch nie eine größere Bedeutung gewonnen wie zu dieser Zeit. Jetzt und nach dem Kriege wird diese Frage eine mächtige Rolle spielen. Grete Meisel-Heß schreibt über diese Themen mit einer hinreißenden Begeisterung, einer tiefblickenden Intuition und mit wissenschaftlicher Genauigkeit und Objektivität, und mit einer Unerschrockenheit, die mich oft in Erstaunen setzt. Furchtlos greift sie in die dunkelsten Tiefen der menschlichen Leidenschaften und Laster, teils wie eine Prophetin, teils wie eine Dichterin, teils wie eine Mutter, die nicht mehr das endlose Weh ansehen kann. Das Buch glüht und leuchtet. Als das Ideal hält sie die weiße Flamme der Monogamie, der reinen Monogamie hoch. Fürwahr, hier ist die monumentale Arbeit einer deutschen Frau, auf die die Frauen der ganzen Welt stolz sein können.   (*M. B. v. L.*)

Dr. phil. Helene Stöcker:

Sowohl der Stoff, wie die geistreiche, plastische, tiefschürfende Behandlung durch die unsern Lesern wohlvertraute Verfasserin der „Sexuellen Krise" werden zweifellos das lebhafteste Interesse wecken.

(*Die neue Generation*)

Hamburgischer Korrespondent:

Ein Hoheslied des erotischen Gewissens! Grete Meisel-Heß mußte in die tiefsten Schächte vieler Wissensdisziplinen eindringen, um dieses Buch zu schreiben, und die Art seiner ersten Aufnahme bei allerlei Beurteilern bezeugt die Gründlichkeit ihrer allseitigen Forschungen: Nun reklamieren Philosophen, Ethiker, Soziologen, Hygieniker und Vertreter aller möglichen Sonderwissenschaften Werk und Verfasserin einzig für ihre Willensziele, und es grenzt, angesichts der Universalität des Buches und deren unverhüllter Bewußtheit, fast ans Lächerliche, wenn man versucht, die zwei Bände einseitig zu prüfen. Es ist doch nichts als selbstverständlich, daß ein Werk, um einen Gegenstand von gewichtigster sozialer Bedeutung erschöpfend zu behandeln, eines breiten soziologischen Unterbaus bedarf; und ebenso erhellt — ohne weiteres — die Notwendigkeit, erst auf dem Weg über alle physiologischen Grundbedingungen zum ethisch-kritizistischen Versuch zu gelangen. Daß das Werk durchaus streng aufgebaut und daß seine „makroskopische" Systematik ständig die einer Künstlerin bleibt, ist ja nicht der geringste seiner Vorzüge. Und höchst bemerkenswert ist die Tatsache, daß, bei aller möglichen und nötigen Auswertung rein geistigen Besitzes, die Dichterin der „Intellektuellen" nirgends einer Überschätzung hirnlicher Kräfte sich überläßt, sondern von jeglichem Rationalismus hartnäckig sich freihält, um immer wieder eine tiefe Demut gegenüber letzten Übermächten der Intuition offen zu bekennen und im Metaphysischen die restlose Verwurzelung der schöpferischen Gewalten zu verehren. Wiederum aber waltet auch keinerlei Vordringlichkeit theosophischer Übel und mystischer Dünste vor, sondern ein tüchtiger, erdhafter, naturverhafteter Realismus beherrscht den ganzen Willen der Frau, die ein Gelände voll aufdringlicher Papierblumen zur Wüstenei rodet und dann, mitten in Wüste, zu predigen anhebt.

Heinrich Glücksmann:

Ein monumentales Werk, bezeichnend für die Kräfte und tiefen Weisheiten, die im Wesen der Frau lebendig sind. Freilich, schon als Zwanzigjährige hat Grete Meisel-Heß gewagt, zu den bewegenden Fragen der Zeit mitzusprechen, „Generationen und ihre Bildner" kritisch zu beleuchten, „in der modernen Weltanschauung" das Fruchtbare und das Öde aufzuzeigen und Otto Weiningers „Weiberhaß und Weiberverachtung" scharf und kräftig abzukanzeln. Aber wie ist sie seither gereift, wie reich geworden an Wissen und Kunstkönnen! Sie darf es wagen, an die kühnsten, schwierigsten Probleme heranzutreten. Ihre Gedankenwelt ist weit und tief genug, um sie aufzunehmen, zu verarbeiten, eigenartig und erlösend zu erhellen. Und es gibt wohl nichts Kühneres, nichts Schwierigeres, aber auch nichts für die Gesellschaft Bedeutsameres als die Forschungswege, die sie in diesem mächtigen Doppelbuche beschreitet. Wir müssen unsere Leser auffordern, dieser großen Frau und Führerin das Geleite zu geben, die mit der Gotteskraft einer Prophetin, aber bewehrt mit dem Rüstzeug solidester und gründlichster Wissenschaftlichkeit das Hohelied der Ehereinheit singt. *("Der Zirkel", Wien)*

Grete Meisel-Heß, Die sexuelle Krise
Eine sozialpsychologische Untersuchung.
5. Tausend. br. M 5.50, geb. M 6.50

Die Zeit (Wien):

Schon dieser erste Teil ist ein großartiges Werk. Großartig durch die erschöpfende Darstellung aller erdenkbaren und wirklich vorkommenden Seelenzustände, die das Geschlechtsleben verursacht. (Die Verfasserin kennt auch die Psyche des Mannes auf·das genaueste und wird ihr gerecht, was sie mehrfach in Gegensatz zu bekannten Forderungen der Frauenrechtlerinnen bringt.) Großartig auch durch die naive Kühnheit oder kühne Naivität, mit der sie das Intimste ausspricht, die aber, eben als Naivität einer edlen und reinen Seele, nichts Anstößiges hat und jeden Versuch einer Verdächtigung entwaffnen muß. *(Karl Jentsch)*

Neues Leben:

Eines der bedeutendsten Bücher, das über diese Frage geschrieben wurde, von einer geistigen Klarheit, Objektivität und — Phrasenlosigkeit, die bei Frauen selten ist. Für diejenigen, denen Ellen Keys Stil oftmals, trotz aller unbestreitbaren Schönheit, zu phrasenreich schien, wirkt dieses Buch wie eine Erlösung.

Die neue Generation:

Grete Meisel-Heß nimmt vor allen Dingen durch ihre geistvolle Schilderung der Menschen und der gegenwärtigen Gesellschaftszustände gefangen. Ihr psychologischer Spürsinn und ihre daraus folgende Auffassung zeittypischer Handlungen ist durchaus neu und eigenartig. Es ist ein kühnes, großes und schönes Unternehmen, nicht mehr und nicht weniger als eine Enzyklopädie der heutigen Sexualmoral, die dabei das Schicksal der kommenden Geschlechter mit in Betracht zieht. Dieses schonungslos wahre Bild zeigt uns, daß der Mensch nach jahrhundertlangem Freiheitsstreben nur einen sehr geringen Grad von geistiger und sinnlicher Harmonie mit der Umwelt, mit sich selbst und mit seinen eigenen Trieben erreicht hat *(Frieda Stéenhoff)*

Die Gegenwart:

In diesem Buche wird an eine der brennendsten Wunden der Gegenwart Hand angelegt. Die schleichende, durch die Zwangsehe einesteils und die sexuelle Anarchie andernteils hervorgerufene sexuelle Krise der Gegenwart wird hier in ihren Ursachen und Folgeerscheinungen unverhüllt bloßgelegt und zugleich Heilmittel zu ihrer allmählichen Behebung zu geben versucht. Die Psyche des Mannes wie des Weibes ist wahr erschaut. Hier werden keine leeren Schreibtischphantasien und unreife, himmelstürmende Phrasen vorgebracht, sondern ein reich erfahrener, von sittlichem Gehalt erfüllter, die Not und das noch ungeklärte Verlangen der Zeit bis in seine innersten Keime erfassender Mensch zeigt sich am Werke.